La promotion de la santé aujourd'hui

Logiques sociales

En réunissant des chercheurs, des praticiens et des essayistes, même si la dominante reste universitaire, la collection « Logiques Sociales » entend favoriser les liens entre la recherche non finalisée et l'action sociale.

En laissant toute liberté théorique aux auteurs, elle cherche à promouvoir les recherches qui partent d'un terrain, d'une enquête ou d'une expérience qui augmentent la connaissance empirique des phénomènes sociaux ou qui proposent une innovation méthodologique ou théorique, voire une réévaluation de méthodes ou de systèmes conceptuels classiques.

Dernières parutions

Roland GUILLON, *La Politique et l'Art. Entre globalisation et pandémie,* 2020.
Philomène-Nicole EYENE, *Souffrance au travail :la sphère privée en appui du combat des salariés*, 2020
Juan-Luis KLEIN et Bernard PECQUEUR (dir.), *Les Living Labs, Une perspective territoriale,* 2020.
Georges JOURDAM, *Au croisement du travail et du politique : l'emploi salarié. Le cas français : mutations et transformations,* 2020.
Jacqueline FELDMAN, *Françoise Laborie (1938-2016), Histoire d'une femme en science*, 2020.
Mathieu SORDET, *La demande d'asile en France, La pénitence civilisée,* 2020.
Lionel CLARIANA, *Laïcité, radicalisation et protection de l'enfant. Articulations et enjeux sociopolitiques*, 2020.
Eguzki URTEAGA, *L'essor du vote nationaliste basque*, 2020.
Alexander María LEROY, *Penser la sexualité des personnes âgées. De Disney à l'EHPAD du XXI*e *siècle*, 2020.
Mélody JAN-RÉ (dir.), *L'œuvre du genre*, 2019.
Gilles VIEILLE-MARCHISET, *La conversion des corps*, 2019.
Aurélie NETZ, *Les Cercles de Femmes, Ritualiser l'identité de genre dans les spiritualités alternatives,* 2019.
Roland GUILLON, *La question sociale face à la globalisation*, 2019.

Sous la direction de Didier Jourdan, Carole Faucher
et Valérie Ivassenko

La promotion de la santé aujourd'hui

Pratiques sociales et partages de savoirs

L'Harmattan

5-7, rue de l'École-Polytechnique - 75005 Paris
www.editions-harmattan.fr
ISBN : 978-2-336-56208-7
EAN : 9782336562087

SOMMAIRE

INTRODUCTION

Explorer les enjeux épistémologiques, éthiques et méthodologiques liés aux pratiques visant la création des conditions de la santé de tous

Carole Faucher[1], Didier Jourdan[2]
1)Socio-anthropologue affiliée au laboratoire ACTé, Université Clermont Auvergne, Professeure associée à la Chaire UNESCO Éducations & Santé, Paris, France
2)Titulaire de la Chaire UNESCO Éducations & Santé, Professeur des Universités, Université Clermont Auvergne.

Mots clés : Promotion de la santé, écologie des savoirs, hiérarchie des savoirs, co-production des savoirs, justice sociale, complexité, données probantes, traduction interculturelle

La promotion de la santé renvoie à des enjeux sociaux, politiques et culturels majeurs. Elle se déploie dans un contexte d'intensification de la demande sociale en matière de santé au cours des dernières décennies et ce tant de la part des populations, des acteurs sociaux-économiques que des institutions de santé publique. Le lien entre santé et pratiques sociales, par exemple, s'est révélé comme une évidence au cours des années Covid, où la question sanitaire s'est soudainement trouvée imposée dans tous nos espaces de vie, qu'ils soient publics ou privés. La pandémie de la Covid-19 nous a ainsi permis de confirmer ce que nous savions déjà : que la promotion de la santé ne peut s'avérer efficace que lorsqu'engagée dans un perpétuel processus de reconstruction et de réarrangement.

La promotion de la santé contemporaine, c'est-à-dire des politiques et des pratiques visant à créer les conditions de la santé de tous, se caractérise par son approche intégrée : elle a cette spécificité de constituer un champ frontière et donc de mobiliser plusieurs types de savoirs (savoirs communautaires, savoirs des professionnels, savoirs des institutions et des politiques, savoirs des universitaires…), différentes disciplines (anthropologie, médecine, éducation, sociologie, psychologie...) et une grande pluralité d'acteurs (individus, professionnels, politiques, universitaires). Il va de soi que cette démarche doit de plus s'attaquer, sur les bases d'une perspective globale, aux disparités en matière de partage et de reconnaissance de savoirs, par exemple en posant un regard critique sur les nombreux écarts existants à cet égard entre les Nords et les Suds. Afin de dépasser l'écueil de n'être qu'un agrégat sans cohérence de pratiques hétéroclites, la promotion de la santé se trouve dans la nécessité de penser l'articulation de ces différentes composantes et de mettre en lien la pluralité de ces références (Jourdan & Potvin, 2023).

Il apparait par ailleurs que le champ demeure encore relativement mal défini et nécessite une structuration qui permette, d'une part, de créer et maintenir une synergie forte entre acteurs, incluant les professionnels, les chercheurs et les populations ciblées, et d'autre part, d'assurer une approche systémique et équilibrée qui prenne en compte la complexité des écosystèmes des individus (Potvin & Jourdan, 2021). Il ne s'agit pas de proposer une perspective normative qui aurait pour but de définir une fois pour toutes ce que serait la promotion de la santé, mais plutôt de dessiner les bases d'une culture commune en identifiant, explicitant, problématisant les tensions et les articulations qui animent ce champ. Force est de constater que la promotion de la santé tend à être sous-financée ou mal interprétée par les instances publiques, où que nous soyons sur la planète. Le mode opératoire prédominant de validation des financements publics pour les projets dans les secteurs de la santé favorise à ce jour l'utilisation des données probantes, lesquelles sont, en grande partie, issues de la recherche quantitative. Comme nous le verrons plus loin dans ce chapitre, une telle approche peut parfois se révéler inadaptée lorsqu'il est question de stratégies visant les pratiques sociales, car elle risque selon les cas d'entraver la réflexivité, le travail critique nécessaire et de limiter la compréhension du contexte d'intervention et de sa complexité (cf. dans ce volume : Vandoorne et al ; Kamgno et al ; Faucher). Il est communément admis parmi les acteurs de la promotion de la santé que les données scientifiques, bien qu'indispensables, ne peuvent à elles seules mener à l'action (Potvin, Jones, 2011 ; Jourdan, 2012). Les approches classiques d'évaluation de stratégies, généralement utilisées dans d'autres secteurs de la santé, s'avèrent, à notre avis, insuffisantes lorsqu'il s'agit de comprendre en profondeur les modalités de mise en place de programmes de promotion de la santé dans des micro-contextes complexes, tels que les établissements scolaires ou les entreprises

(Darlington, McNamara, Jourdan, 2020). La promotion de la santé, à la différence d'autres champs liés à la santé, repose, par ses fondements, sur l'intégration de savoirs divers et sur la justice épistémique. La Charte d'Ottawa (1986) avait d'ailleurs déjà judicieusement positionné la problématique en soulignant l'équité et la justice sociale comme conditions indispensables à la santé, et le plaidoyer et la médiation comme moyens pour y parvenir.

L'origine de cet ouvrage : un séminaire sur le cadre épistémologique de la promotion de la santé

Une réflexion critique sur la production des savoirs en promotion de la santé ne peut se concevoir sans un travail collectif approfondi et une diversification des perspectives. Cette approche plurielle est essentielle pour appréhender la complexité des enjeux contemporains dans ce domaine. C'est dans cette optique qu'en juin 2019, la Chaire UNESCO et centre collaborateur OMS Éducations & Santé, en collaboration avec les principales organisations internationales du champ (l'IUHPE[1], l'IAAH[2] et l'EUPHA[3]), a organisé un séminaire francophone de deux jours à l'Université Clermont-Auvergne. Intitulé « Contribuer au renouvellement du cadre épistémologique et éthique en promotion de la santé », cet événement marquant a rassemblé une vingtaine de professionnels et d'universitaires issus d'Europe, d'Afrique et d'Amérique du Nord, parmi lesquels figurait la plupart des contributeurs de cet ouvrage.

Ce séminaire avait pour ambition de répondre à deux objectifs majeurs. D'une part, il s'agissait de questionner le cadre épistémologique et éthique actuellement dominant dans le champ de la promotion de la santé, en identifiant ses limites et ses zones d'ombre. D'autre part, il visait à poser les bases d'une initiative collaborative visant à renouveler ce cadre en s'appuyant sur le concept d'écologie des savoirs. Ce dernier propose une approche inclusive et non hiérarchique des savoirs, valorisant autant les savoirs scientifiques que les savoirs expérientiels, culturels ou locaux. Cette initiative s'est donc inscrite

[1] International Union for Health Promotion and Education : https://iuhpe.org/
[2] International Association for Adolescent Health : https://iaah.org/
[3] European Public Health Association : https://eupha.org/

dans le cadre d'une démarche de mise à jour, de transformation et d'équilibrage des fondements de la promotion de la santé. Le caractère participatif de l'événement a encouragé un dialogue interdisciplinaire et interculturel riche, essentiel pour aborder les défis liés à la contextualisation des interventions en santé publique. En réunissant des acteurs venus de contextes géographiques diversifiés, le séminaire a permis de mettre en exergue l'importance d'une co-production des savoirs qui soit adaptée aux réalités locales tout en s'inscrivant dans une dynamique globale.[1]

L'exercice a porté, entre autres, sur l'exploration d'une diversité de paradigmes et de visions afin de s'attaquer, avec une posture d'humilité, aux disparités en matière de production de savoirs en promotion de la santé. Cette démarche a ainsi permis d'enclencher le développement d'un cadre épistémologique pluriel, visant à la fois à être juste, tolérant et émancipateur, ouvert à l'expérientiel ainsi qu'à tout savoir susceptible de nourrir des pratiques sociales bénéfiques pour la santé de tous. Il n'a jamais été question ici de faire voler en éclats les positions dominantes, mais plutôt de s'ouvrir à une posture d'horizontalité des savoirs intégrant une large variété de pratiques sociales visant à créer les conditions de la santé de tous. Le séminaire fut pour chaque participant l'opportunité d'affirmer, d'articuler ou de développer une posture critique constructive face au cadre épistémologique du champ, avec une emphase sur la promotion de la santé chez les enfants et les adolescents. Les thématiques abordées ont permis d'examiner les aspects sociaux, politiques et culturels de la production et de la diffusion des savoirs au sein des domaines d'action respectifs des participants, qu'il s'agisse de la recherche, de la pratique ou des politiques publiques. Ce chapitre se veut une synthèse des discussions qui ont eu lieu au cours de ces deux jours et en fait émerger les thèmes clés et les deux axes de ce livre : les caractéristiques des pratiques de promotion de la santé et les modes de partage des savoirs.

[1] Pour plus d'informations sur cet événement, vous pouvez consulter la page dédiée sur le site internet de la chaire UNESCO Éducations & Santé : [https://chaireunesco-es.org].

Méthode

L'événement, étalé sur deux jours, a inclus une présentation sur le cadrage structurant du champ, laquelle a été suivie des commentaires de discutants. Le programme s'est poursuivi avec quatre ateliers consécutifs : « Les approches actuelles », « Le champ de la prévention, de l'éducation à la santé et de la promotion de la santé », « Articuler les savoirs des communautés, des professionnels et des scientifiques » et « Produire et partager les savoirs : les questions de la recherche ». Au partage initial du programme et des arguments des ateliers, les participants ont été invités à soumettre en amont des réflexions sur les différentes thématiques. Ces réflexions ont été partagées avec tous au début du séminaire et ont contribué à alimenter les discussions. Les techniques d'animation choisies par les animateurs de chaque atelier ont favorisé l'exploration des thèmes proposés dans un esprit de partage et de convivialité. À l'issue de chaque atelier, une présentation des comptes-rendus de discussion a été effectuée par chaque groupe. Ces derniers ont ensuite été synthétisés. Chaque période de discussion a fait émerger différents points de tension sur lesquels nous devions nous pencher afin que notre travail collectif soit solidement ancré dans le réel. Ces points de tension incluent les modes de production de la santé ; les différents savoirs impliqués ; l'expérientiel ; les hiérarchies de savoirs et les asymétries de pouvoir politique ; le positionnement du chercheur et le rapport à l'environnement de recherche. À ces énoncés s'ajoutent le langage et les définitions et donc la nécessité de s'entendre sur le vocabulaire et les concepts.

Le séminaire s'est conclu avec une plénière lors de laquelle les éléments structurants ont été énoncés. Tout au long du séminaire trois participants ont été assignés à prendre des notes en relais. Ces notes ont été méticuleusement organisées par la suite, et ont servi de base, avec les réflexions envoyées en amont du séminaire, à la rédaction de la première ébauche de cette introduction. Il est à noter que le séminaire s'est tenu en français et en anglais.

Définir le champ de la promotion de la santé

La promotion de la santé, en tant que pratique sociale, se présente comme un domaine complexe et multidimensionnel nécessitant une clarification. Nous avons collectivement reconnu que ce champ s'inspire de diverses disciplines et se manifeste par des actions intersectorielles coordonnées, visant à favoriser le changement social pour améliorer la santé et réduire les inégalités (Pedersen et al, 2016 ; Ndumbe-Eyoh et Moffatt, 2013).

La description proposée par Bernard Charlot pour les sciences de l'éducation s'applique parfaitement à notre vision de la promotion de la santé. Il la définit comme « un champ de savoir fondamentalement métissé où se croisent, s'interpellent et parfois se fécondent, d'une part des connaissances, concepts et méthodes issus de disciplines multiples, d'autre part des savoirs, des pratiques, des finalités éthiques et politiques » (Charlot, 2008). Cette définition souligne le caractère interdisciplinaire et la circulation des savoirs qui caractérisent le domaine de la promotion de la santé.

Ainsi, le champ de la promotion de la santé englobe un ensemble de pratiques sociales, qu'elles soient étiquetées comme promotion de la santé, prévention des maladies ou éducation à la santé. Ces pratiques sont alimentées par des savoirs divers et de sources variées. Elles se concrétisent par des actions multiples, intégrant des interventions au sein des écosystèmes de vie et visant le développement des capacités individuelles.

Ces pratiques sociales, que nous regroupons sous le terme générique de *promotion de la santé*, s'appuient sur des connaissances qui à la fois influencent et sont influencées par les comportements quotidiens des individus et des collectivités dans leur rapport à la santé et à ses déterminants. Cette approche holistique souligne l'interaction constante entre théorie et pratique dans le domaine de la promotion de la santé.

Les pratiques sociales génératrices de savoir

La promotion de la santé se doit idéalement d'être articulée autour de la reconnaissance de la multiplicité des savoirs, lesquels peuvent être regroupés en trois catégories : 1) les savoirs des individus, des populations, des communautés ; 2) les savoirs des institutions (exemple : gouvernement, écoles, organismes internationaux) et 3) les savoirs scientifiques (Potvin & Jourdan, 2022). Tous ces savoirs, inévitablement appelés à se recouper, sont ancrés dans des pratiques culturelles et sociales particulières et connectés à des parcours historiques distincts ainsi qu'à des conceptions de la santé et du bien-être de l'individu parfois très éloignées des modèles occidentaux. La valeur accordée à ces différentes catégories est actuellement inégale et donc, pour qu'un réel arrimage de savoirs s'effectue, il faut d'abord sortir des schémas dominants. Prenons comme exemple la première catégorie mentionnée ci-haut : les savoirs des individus, des populations, des communautés. Celle-ci nous amène à explorer comment les gens, les familles, les communautés produisent de la santé au quotidien. Les pratiques des individus et des collectifs en matière de santé et de ses déterminants sont des « faire » ancrés dans des cultures et des contextes sociaux s'appuyant sur une diversité de savoirs (qui souvent inclut les savoirs scientifiques). Ces savoirs impliquent des structures relationnelles particulières et des représentations de l'individu et de la santé extrêmement variées. Les expériences des individus et le sens qu'ils donnent à la santé peuvent de plus informer les stratégies à favoriser en promotion de la santé dans un contexte donné. Citons comme exemple le cas de l'éducation à la santé en milieu scolaire : considérer le point de vue de l'enfant ou de l'adolescent comme valide est un préliminaire nécessaire. Il ne s'agit pas ici seulement de comprendre le sens de la maladie pour l'enfant, mais bien les facteurs sociaux qui valident à ses yeux tel ou tel comportement à risque, comme le désir d'appartenance à un groupe et la construction identitaire. Cette « imprégnation » de l'Autre met en jeu la nécessité de repenser, comme nous en discuterons plus loin, les conditions et modes opératoires de recherche afin de faire interagir les différents savoirs mobilisés.

Des pratiques mises en œuvre par quatre types d'acteurs

De prime abord, les acteurs-clé des pratiques de promotion de la santé sont les professionnels qui mettent en œuvre les politiques et les programmes. Un examen plus fin des pratiques montre que la réalité est plus complexe. D'abord, les professionnels impliqués sont de deux types.

Les professionnels dédiés à la prévention des maladies, l'action communautaire en santé, la santé de l'environnement et la promotion de la santé ont des fonctions d'animation auprès des populations, de formation, de documentation, d'accompagnement méthodologique, de conduite de projet, d'encadrement de structures. Les intitulés des emplois sont : chargé de prévention et de formation, chargé de projet, chargé d'ingénierie, chef de projet, documentaliste, coordinateur etc. Ces professionnels sont maintenant fréquemment issus de filières de formation universitaires dans le domaine de la santé publique et de la prévention (licences professionnelles, master). Des référentiels de compétences ont été réalisés pour structurer l'activité professionnelle dans le domaine.

Le second type comprend les professionnels pour lesquels il s'agit de l'une des dimensions de leur activité : professionnels de l'éducation, du social et de la santé. Peuvent également être intégrés ici les cadres en charge des ressources humaines ou des conditions de travail, les urbanistes, les architectes etc. Autrement dit, tous ceux qui, par leur activité, sont susceptibles d'agir sur les déterminants de la santé. Ces professionnels bénéficient de plus en plus d'unités de formation initiale et continue dédiées.

Au-delà des professionnels, d'autres acteurs clés interviennent. D'abord les populations et les individus eux-mêmes. Ce sont eux qui par leurs choix, leurs actions rendent possible la promotion de la santé. Ce sont également les décideurs qui développent et portent les nombreuses politiques qui interagissent avec les déterminants de la santé. Ce sont enfin les acteurs qui produisent les données et les recommandations. Ces pratiques sont ainsi mises en œuvre par une large variété d'acteurs. Elles renvoient à quatre « faire » qui, ensemble, constituent la promotion de la santé :

1. Le faire des individus et des populations : il s'agit des pratiques des individus et des collectifs en relation avec la santé et ses déterminants. Ce faire est ancré dans des cultures et des contextes sociaux ; il s'appuie sur une diversité de savoirs.

2. Le faire des intervenants : il s'agit de l'action des professionnels des différents secteurs intervenant auprès des populations. Ce faire est aussi celui des militants, des organisations associatives, forums, coordinations, communautés engagés dans la transformation sociale.

3. Le faire des politiques et des institutions : il s'agit de l'action de plaidoyer et de développement des politiques publiques aux échelons national, régional et local dans le domaine de la santé et de l'ensemble des secteurs ayant une action sur les déterminants de la santé.

4. Le faire des « innovateurs » : il s'agit notamment de l'action des chercheurs, des agences des états et des Nations Unies via la recherche et la production de recommandations et de protocoles.

Ce sont en fait ces « faire » qui constituent les pratiques de promotion de la santé dans toute leur diversité. Ces pratiques sociales qui visent les déterminants de la santé sont mises en œuvre par une large variété d'acteurs. Elles relèvent à la fois d'interventions spécifiques identifiées comme relevant de la prévention (et référées à l'une ou l'autre des approches de la prévention) et du champ des pratiques quotidiennes qu'elles soient professionnelles ou privées.

Prendre conscience du lien entre la hiérarchie des savoirs, le politique et les inégalités de santé

La question des inégalités en matière de santé constitue un enjeu central et incontournable dans toute initiative de promotion de la santé. Ainsi, chacune de nos actions, qu'il s'agisse de pratiques professionnelles ou de travaux de recherche, doit impérativement intégrer les multiples dimensions sociales qui influencent ces inégalités. Ces dimensions incluent notamment les spécificités des milieux ruraux, les particularités régionales, les affiliations religieuses et ethniques, ainsi que les structures politiques et sociales qui leur sont associées. Il est essentiel d'envisager la promotion de la santé comme une véritable stratégie de transformation sociale, orientée vers le renforcement du vivre-ensemble. Cette approche repose à la fois sur une compréhension approfondie des déterminants sociaux, économiques et environnementaux de la santé, et sur la valorisation et l'intégration des pratiques sociales et culturelles propres à chaque communauté. En ce sens, promouvoir la santé ne se limite pas à des interventions médicales ou éducatives : il s'agit d'un processus global qui vise à réduire les inégalités tout en favorisant une société plus inclusive et solidaire. Il convient de mentionner que l'exercice en question engendre des répercussions sociales considérables, dont il est essentiel de prendre conscience. Toute intervention, aussi effective soit-elle, a pour effet de modifier le contexte social et de reconfigurer les interactions. En retour, ces dernières transforment à leur tour l'intervention initiale (Rod et al 2014 ; Minary et al, 2018).

Prendre en compte l'existence de savoirs locaux lors de terrains de recherche en promotion de la santé ou dans le processus de mise en œuvre de programmes socio-sanitaires ne suggère pas pour autant l'existence d'un pluralisme épistémologique à l'échelle globale (voir à cet égard Suarez, 2008 ; Massé, 2012 ; Koop et al, 2006 ; Godard et al, 2014 ; Dutta, 2017 ; Sarr, 2016 ; Santos, 2009, 2011, 2014 ; Beauclair, 2015). La hiérarchie entre savoirs scientifiques et savoirs des individus et des populations est particulièrement marquée à l'échelle globale entre les pays du Nord et ceux du Sud. Elle se retrouve tout autant sur tous les continents à l'échelle nationale (par exemple, savoirs autochtones ou savoirs ruraux), alimentant le plus souvent des dynamiques identitaires polarisantes. L'écologie des savoirs, telle que développée par Boaventura de Sousa Santos (2011 ; 2014 ; 2016) représente sans doute actuellement l'approche la plus saine puisqu'elle est fondée sur la nécessité d'évoluer dans un espace d'interconnaissance et fait référence à une notion de savoir suffisamment flexible pour faire place à d'autres modes de connaître (Garcia, 2018). Selon Santos, il n'existe ni connaissance, ni ignorance dans l'absolu : « Toute ignorance est ignorance d'un savoir particulier, et toute connaissance triomphe d'une ignorance particulière. Acquérir certains savoirs peut en faire oublier d'autres et, par conséquent, peut rendre ignorant de ces autres savoirs » (Santos, 2011). Santos parle ainsi de « monoculture des savoirs » (Santos, 2011).

Il est nécessaire de bien saisir les enjeux épistémologiques et éthiques dérivant des rapports de pouvoir à l'échelle globale. Par exemple, toute action de développement durable basée sur une perspective européenne ou nord-américaine doit être entendue comme un projet émanant d'un contexte culturel particulier et structuré autour d'un système de valeurs qui n'est absolument pas universel (Sarr, 2016, p. 25). L'asymétrie Nords-Suds dans la production de savoirs, laquelle a pris racine avec le colonialisme et se poursuit avec le processus de globalisation, est un problème qui relève indéniablement de la justice sociale (Godard et al, 2014) puisqu'elle génère et accentue les disparités sociales tant à l'échelle nationale que locale. Santos (2016) parle d'injustice cognitive, d'un clivage en miroitant un autre, celui du pouvoir (Santos, 2009), qui ne cesse de s'approfondir entre les populations des Nords et celle des Suds, impactant notamment l'ensemble des pratiques reliées au développement durable. Il s'agit ici d'épistémicide, c'est-à-dire de l'élimination systématique de tout système de savoirs considéré, parfois à tort, comme minoritaire ou alternatif (Santos, 2011).

Comme nous l'avons mentionné plus haut, la dichotomie Nords/Suds ne se limite pas à décrire une hiérarchie géopolitique mondiale et fait tout autant référence aux hiérarchies existantes à l'intérieur d'un même pays (les Suds des Nords et les Nords des Suds). Toutefois, même si tous les participants du séminaire étaient d'accord avec les principes de base évoqués par Santos, plusieurs ont souligné qu'il serait beaucoup plus effectif de formuler cette dichotomie autrement (comme exemple : vulnérables/dominants) pour une représentation globale plus juste de cet épistémicide dont parle Santos, en incluant, par exemple, les populations rurales, les classes ouvrières, les minorités ethniques et religieuses, les autochtones, et tout autre groupe situé en marge d'une société donnée. Il convient de noter que cette perspective ne saurait se départir totalement de la notion de « Nord global/Sud global », mais qu'elle cherche plutôt à la mettre en perspective afin de rendre compte de la complexité des contextes.

Retravailler la notion de données probantes

La question des données probantes se situe au cœur même des transformations que nous devons opérer pour permettre une plus grande reconnaissance et intégration de la diversité des savoirs. Durant le premier atelier, nous nous sommes attardés à discuter de leur véritable opérationnalité dans des contextes donnés ainsi que des modes de validation actuels. Les données probantes dans le champ de la promotion de la santé visent souvent à repérer les inégalités. Pourtant, elles peuvent produire l'effet contraire à celui escompté. En effet, le processus de validation, risque d'engendrer ou d'exacerber les inégalités du fait de sa nature même qui renvoie principalement à des critères propres aux savoirs scientifiques. On doit se demander, par exemple, si les données probantes sélectionnées en politiques publiques sont suffisamment inclusives, à l'heure actuelle, pour répondre à différents environnements de vie, et ce, indépendamment du pays ou de la région. A cette question s'ajoute celle tout aussi inquiétante des conditions de transpositions en savoirs d'action de ces savoirs construits dans le cadre de la recherche (Jourdan, 2012, p. 60). A cet effet, Biesta leur identifie trois déficits particuliers : en matière de savoir, en termes d'efficacité et dans l'application (Biesta, 2010, p. 500). Dans le langage actuel, les données probantes sont souvent associées aux savoirs scientifiques quoiqu'elles fassent référence à une approche particulière de recherche favorisant le quantitatif (Biesta, 2010, p. 494). Les données probantes utilisées dans le secteur santé sont pour la plupart du temps issues de la recherche biomédicale. Par son statut dominant, l'approche biomédicale contribue à occulter des savoirs locaux qui pourtant ont un impact réel sur les comportements préventifs socio-sanitaires des personnes. Nous devons aussi par le fait même reconnaître les limites du cadre épistémologique et éthique de la biomédecine et poursuivre le questionnement sur sa réelle universalité (Kopp et al, 2006).

La tendance à la quantification des comportements socio-sanitaires, bien qu'elle permette une standardisation (réelle) et une objectivité (apparente), engendre des limites notables en négligeant les dimensions non quantifiables telles que les émotions, les valeurs ou encore les expériences individuelles. Ces éléments, essentiels pour une compréhension holistique de la santé, sont souvent marginalisés lors des processus de validation scientifique. Deux scénarios se présentent généralement : soit ces aspects sont écartés car jugés incompatibles avec des approches strictement quantitatives, soit ils sont artificiellement transformés en indicateurs mesurables, ce qui peut en altérer la richesse et la complexité.

Dans une perspective mondiale, cette démarche soulève des interrogations quant à la transférabilité des interventions fondées sur des données probantes. En effet, la réplication de telles interventions dans des contextes éloignés de leur contexte d'origine est souvent perçue avec scepticisme. Cela met en lumière les défis liés au transfert des connaissances et à la contextualisation des projets de santé publique et de promotion de la santé. Les spécificités culturelles, sociales et économiques d'un milieu donné rendent difficile l'application universelle de solutions standardisées. Cependant, il serait réducteur de discréditer les données probantes issues de la biomédecine ou d'autres disciplines scientifiques. Ces dernières apportent une contribution incontournable et nécessaire à l'amélioration de la santé publique. L'objectif ici n'est pas de sous-estimer ces savoirs mais plutôt de les intégrer dans une perspective plus large et inclusive. Il s'agit d'adopter une approche épistémologique plurielle et non hiérarchique, où les savoirs scientifiques cohabitent avec les savoirs expérientiels, culturels et sociaux. Cette vision écologique de la connaissance invite à valoriser davantage les expériences vécues par les individus ainsi que les représentations culturelles et sociales de la santé et de la maladie. En favorisant cette pluralité des savoirs, il devient possible d'élaborer des interventions plus adaptées aux réalités locales tout en respectant la diversité humaine (Jourdan et Potvin, 2023). Ainsi, l'enjeu réside dans l'équilibre entre rigueur scientifique et reconnaissance des dimensions qualitatives qui enrichissent notre compréhension du bien-être et de la santé.

La piste à favoriser serait sans aucun doute de travailler la notion de données probantes en acceptant le principe qu'elle représente avant tout une construction sociale qu'il faut ajuster au travail d'« horizontalisation » en la juxtaposant à d'autres types de savoirs. En ce sens, tous les participants se sont accordés pour dire que la notion d'évidence demeure absolument nécessaire. Toutefois, il est possible de retravailler l'empan et sa définition en développant une conception plus large de ce que constitue une évidence pour y inclure l'expérientiel et un plus grand apport du qualitatif. Par exemple, on peut parler de co-production de savoirs scientifiques entre chercheurs académiques et détenteurs de savoirs locaux en assurant une synergie de recherche impliquant un haut degré de responsabilité locale, que ce soit dans un rapport Nord-Sud, urbain-rural ou autre. Il s'agit en d'autres mots de penser en amont des outils de recherche qui nourrissent une co-production de savoirs enrichis et complexifiés.

L'interdépendance des savoirs et la traduction interculturelle

Nous nous sommes entendus pour dire que la promotion de la santé représente un espace d'interdépendance des savoirs scientifiques et profanes, un espace où la traduction interculturelle est un élément clé de l'action. La traduction interculturelle, selon Santos, est ce qui rend possible l'écologie des savoirs. La traduction interculturelle implique une herméneutique diatopique, c'est-à-dire l'identification des préoccupations isomorphes d'au moins deux cultures et des réponses qui y sont apportées (Santos, 2011, p. 41). Il s'agit de mettre en correspondance et traduire des conceptions du monde, des savoirs et des pratiques (*ibid*, p. 43). Nous pouvons penser, par exemple, aux différentes conceptions culturelles se rapportant à l'enfant, comment son lien à l'environnement est compris et géré dans un contexte culturel donné, comment il se construit en tant que personne, quel est le degré de responsabilisation, d'autonomie qui lui est accordé.

L'écologie des savoirs est fondée sur le postulat qu'il existe une interdépendance entre savoirs scientifiques et profanes (Santos, 2014). La recherche en promotion de la santé se doit d'être basée sur la reconnaissance de la pluralité des savoirs et des conceptions du monde et sur une posture juste, éloignée d'un universalisme péremptoire tout autant que d'un relativisme extrême et divisif. Pour qu'émergent des savoirs identifiés comme propre au champ de la promotion de la santé, il faut faire interagir le « réel », c'est à dire ce qui est vécu, l'expérientiel, et le « vrai », c'est à dire tout ce qui provient de la recherche, incluant les données probantes traditionnelles. Il s'agit de se doter des outils qui nous permettront de crédibiliser et pérenniser les savoirs des individus et des communautés tels que les savoir-faire (pratique des acteurs), les savoir-être (santé et nutrition), les savoir-devenir (religion, immigration) et les savoirs écologiques.

Prendre en compte la complexité

Le cadre épistémologique et éthique ne peut être réellement cohérent que lorsqu'il permet de faire des liens entre les concepts fédérateurs. Il suffit de prendre comme exemple le fait que le rapport aux produits et aux comportements diffère fortement d'une région à l'autre du monde (Jourdan 2010, p. 79) pour comprendre l'importance de la prise en compte de la complexité dans toute démarche de la promotion de la santé. Il ne s'agit pas tant ici de vouloir changer les comportements des gens, mais de se rapprocher le plus possible du réel en visant en premier lieu leur rapport à la santé. Les programmes et interventions qui s'inscrivent dans un paradigme strictement biomédical sont souvent voués à l'échec, parce qu'ils se limitent à une logique linéaire réductrice de cause à effet qui réduit la santé à l'absence de maladie (El Hage et Reynaud, 2014). Lorsque nous parlons de complexité, nous faisons référence à la possibilité de créer des liens entre différents environnements liés à l'écosystème de l'individu ou de la population cible. Nous devons ainsi prendre en compte, en plus des dimensions physique et émotionnelle, les dimensions sociale, environnementale, culturelle et spirituelle de la santé, s'intéresser aux ancrages culturels et sociaux, aux enjeux de pouvoir, aux parcours de vie, à l'éducation, l'accès aux soins et interroger les mécanismes de domination sociale, culturelle et politique, leurs histoires ainsi que leurs modes opératoires. Il ne s'agit donc pas ici de se limiter à la description des individus et des populations ciblés par les stratégies d'interventions. Il s'agit de réellement comprendre le contexte, incluant les conjonctions spatiales et temporelles d'évènements sociaux, les interactions entre groupes et individus, en fait tout ce qui peut interagir causalement avec les interventions jusqu'à potentiellement en modifier les effets (Minary et al, 2018).

L'arrimage des savoirs à la recherche

La recherche en promotion de la santé est avant tout une pratique, un « faire » qui s'appuie sur un cadre épistémologique et éthique (Potvin & Jourdan, 2021). Sa visée est double : d'un côté elle sert à produire des connaissances, donc épistémique, et de l'autre, elle prend part aux changements sociaux, donc elle est transformative (Jourdan, 2019b). Tout comme les sciences de l'éducation et les sciences politiques, la recherche en promotion de la santé se définit avant tout en référence à des pratiques sociales et non pas en termes de théories ou en un ensemble établi de paradigmes et méthodes de recherches. Nous sommes de plus tous d'accord qu'elle doit en tout temps impliquer des équipes interdisciplinaires, et ce, afin de prendre en compte la complexité pour arriver à faire une synthèse reliant le « vrai » et le « réel ». Cependant, l'apport asymétrique des savoirs scientifiques aux stratégies d'intervention en promotion de la santé, en prévention et en éducation à la santé fait en sorte que les savoirs des individus et des communautés sont souvent marginalisés par les institutions de recherche et de financement.

La santé étant une préoccupation universelle qui touche l'ensemble des individus, il est impératif de concevoir des cadres et des méthodologies permettant de construire la recherche en collaboration avec ces derniers. Cela implique non seulement de respecter leurs perceptions et représentations en matière d'environnement et de santé, mais aussi, lorsque cela est possible, de les intégrer activement au processus scientifique. La recherche doit être envisagée avant tout comme une activité ayant une finalité sociale, visant à répondre aux besoins réels des populations. Il ne suffit pas de se limiter à des « bonnes intentions » ou à des déclarations d'engagement. Il est crucial d'innover en développant des outils concrets capables de valoriser, mobiliser et opérationnaliser les savoirs locaux et communautaires. Ces savoirs, souvent riches et ancrés dans l'expérience quotidienne, doivent être pris en compte pour élaborer des stratégies d'intervention efficaces et adaptées.

Pour parvenir à une véritable intégration de savoirs issus des individus et des communautés, il est nécessaire de repenser en profondeur les structures et les approches de la recherche. Cela passe par une transformation systémique permettant à la recherche scientifique de s'ouvrir davantage aux savoirs dits « profanes », tout en créant des passerelles entre ces connaissances locales et les savoirs académiques. Une telle restructuration doit viser à établir un dialogue équilibré entre chercheurs et communautés, où chaque partie contribue activement à la co-production des savoirs. Ainsi, la recherche pourra non seulement mieux répondre aux enjeux contemporains liés à la santé et à l'environnement, mais aussi renforcer son rôle en tant qu'outil au service du bien-être collectif.

Repenser les critères pour définir les acteurs impliqués dans la recherche

Durant le dernier atelier, nous avons exploré une autre problématique saillante de la recherche : le positionnement du chercheur dans son environnement. A cette dernière s'est ajoutée l'intégration en tant que chercheur des différents acteurs impliqués à une ou plusieurs étape(s) de la recherche. Nous sommes d'avis que les tensions entre le/la chercheure-e et son environnement de recherche sont bien réels, qu'il soit question de l'environnement institutionnel ou de l'environnement dans lequel s'inscrit la production de savoirs. Il va de soi qu'une recherche axée sur la médiation entre des savoirs tant scientifiques que profanes et issus de contextes sociaux et culturels variés exige une structure solide permettant, non seulement un dialogue soutenu, mais l'articulation conséquente de savoirs qui ne sont pas toujours, du moins au départ, en concordance les uns avec les autres. Cette structuration doit, d'une part, permettre d'éliminer le plus possible les tensions et dualités qui peuvent exister entre le chercheur et son environnement de recherche, et, d'autre part, soutenir la reconnaissance et la médiation de savoirs entre chercheurs et tous les acteurs impliqués dans la recherche. La co-production de savoirs se doit donc d'être comprise comme un processus participatif inclusif, axé à la fois sur la collaboration intersectorielle et interdisciplinaire et sur la participation active de collaborateurs autres selon les particularités du terrain de recherche. Cela est possible en créant des espaces d'échanges pour valoriser et intégrer des savoirs autres que scientifiques, tels les savoirs expérientiels, en formant les chercheurs à la complexité, la réflexivité critique, au développement d'une vision horizontale et aux fondements de l'écologie des savoirs. La richesse de la recherche réside précisément dans sa capacité à mobiliser une pluralité d'acteurs – qu'ils soient académiques ou non – autour d'une dynamique collaborative et horizontale. Dès lors, il devient impératif de repenser les structures et pratiques actuelles pour encourager une approche plus inclusive et décloisonnée. Cela implique non seulement de valoriser des contributions extérieures au monde académique, mais aussi de reconnaître que le savoir se construit dans l'interaction entre différents types d'expertises et dans le dialogue entre des acteurs aux statuts variés.

L'écologie des savoirs exige un changement du paradigme en vigueur. Cette démarche implique la mise en œuvre de mécanismes visant à faire sortir de l'ombre les « invisibles », c'est à dire les acteurs hors champ. Nous devons dépasser les cloisonnements scientifique et professionnel et reconnaître que tous ceux et celles qui participent activement à la co-production de savoirs, au « faire » de la recherche peuvent avoir accès au titre de chercheur.

Structurer la recherche en promotion de la santé sous forme d'écosystèmes de production et de partage de connaissances

Sans doute est-il possible de proposer d'organiser la recherche dans le champ qui nous préoccupe sous forme d'écosystèmes de production et de partage de connaissances (Jourdan, 2019). Ces écosystèmes sont ancrés dans des habitats hybrides qui font le pont entre les environnements institutionnels de recherche (universités, laboratoires) et les contextes réels où se déploient les pratiques de promotion de la santé. Dans ces écosystèmes, les savoirs circulent donc sous trois formes principales : scientifiques, expérientielles et professionnelles. Ils sont constitués de réseaux en interaction constante comprenant des acteurs humains et non-humains. Les acteurs humains endossent une panoplie de rôles : chercheurs, participants, utilisateurs de savoirs, courtiers de savoirs et facilitateurs/régulateurs de la recherche. Les acteurs non-humains, représentés par les technologies, quant à eux jouent un rôle crucial dans le soutien à trois fonctions : la production/co-production de savoirs, la diffusion des savoirs et la traduction/échange des savoirs. Cette diversité d'acteurs permet d'enrichir les perspectives, d'assurer la pertinence des recherches et de faciliter le transfert des connaissances vers la pratique. Ainsi, ces écosystèmes facilitent la collaboration entre divers acteurs : chercheurs, participants, utilisateurs de savoirs, courtiers de savoirs et facilitateurs/régulateurs de la recherche.

Cette approche est particulièrement adaptée à la nature multidisciplinaire et orientée vers l'action de la promotion de la santé. Elle permet de mobiliser des méthodes et des outils issus de diverses disciplines tout en restant focalisée sur les objectifs pratiques d'amélioration de la santé des populations. Les écosystèmes de savoirs décrits ci-haut intègrent dès le départ les préoccupations liées à la diffusion et à l'utilisation des résultats de recherche. Ils favorisent ainsi un arrimage plus efficient entre la production de connaissances et leur application dans les politiques et pratiques de santé. Ils permettent également de générer et de reconnaître différents types de valeurs intrinsèques à la recherche en promotion de la santé. Ces valeurs comprennent l'avancement des savoirs, le renforcement des capacités de recherche, l'amélioration des processus décisionnels, l'amélioration de la santé des populations et la génération d'activité économique.

Cette structuration sous forme d'écosystèmes se caractérise par une flexibilité qui lui permet de s'adapter aux spécificités de chaque projet de recherche et de son contexte. Elle favorise également la collaboration entre les acteurs concernés tout en maintenant un cadre conceptuel cohérent pour l'ensemble du domaine. Elle promeut une vision systémique de la recherche en promotion de la santé, prenant en compte les interactions complexes entre les différents acteurs, technologies et formes de savoirs qui sont parties prenantes dans le processus de recherche.

La structure du présent ouvrage

C'est sur la base des réflexions étayées dans les sections précédentes qu'a été construit le présent ouvrage. Il propose un regard approfondi sur les enjeux contemporains de la promotion de la santé, en s'appuyant sur une diversité de perspectives disciplinaires, épistémologiques et culturelles. La structure de cet ouvrage est le reflet de cette ambition, en articulant deux parties qui explorent les multiples dimensions de ce champ complexe.

La première partie intitulée « La promotion de la santé, un ensemble diversifié de pratiques sociales » établit les bases conceptuelles nécessaires pour appréhender les pratiques en prévention santé. Elle met l'accent sur la création d'environnements favorables à la santé, le développement des compétences des individus, ainsi que la prise en compte des priorités locales, qu'elles soient sociales, politiques ou environnementales. Les contributions ici visent à clarifier les fondements théoriques tout en abordant les enjeux éthiques, contextuels et structurels inhérents à ces pratiques. Elle examine les pratiques professionnelles, institutionnelles et éducatives au sein de différents contextes culturels et géographiques. Cette partie met également en lumière les tensions entre les approches normatives et participatives, soulignant l'importance d'un ancrage local et contextuel.

La deuxième partie « La promotion de la santé, espace d'échanges de savoirs » se concentre sur le rôle central des échanges entre différents types de savoirs – scientifiques, communautaires, institutionnels – dans la promotion de la santé. Elle interroge notamment les modes traditionnels de production des savoirs pour proposer une redéfinition plus inclusive et horizontale. Cette partie insiste sur l'importance d'une justice cognitive pour réduire les inégalités épistémiques entre les Nords et les Suds ou entre différents groupes sociaux.

Ce plan reflète une volonté claire : dépasser les cloisonnements disciplinaires et épistémologiques pour construire un cadre inclusif, critique et émancipateur. Il s'agit non seulement d'identifier les tensions existantes – entre savoirs scientifiques et savoirs profanes, entre contextes locaux et globaux – mais aussi d'y répondre par une articulation cohérente des savoirs. En ce sens, cet ouvrage s'inscrit pleinement dans une perspective d'écologie des savoirs transformatrice et émancipatrice, telle que définie par Boaventura de Sousa Santos, où chaque type de savoir trouve sa place dans un dialogue respectueux et constructif.

Conclusion

Les chapitres de cet ouvrage ont en commun d'articuler la réflexion sur les pratiques et ambitions de changement social. Ils sont « orientés solution ». En effet, plutôt que de la science des problèmes (la connaissance de ce qui affecte la santé des gens), ils relèvent de la science des solutions. Cette dernière fait appel à des pratiques collaboratives et intersectorielles, à des connaissances issues de différents domaines scientifiques (santé publique, éducation, sociologie, anthropologie, sciences politiques, épidémiologie…), à des méthodes innovantes de prise en compte des contextes sociaux, politiques, culturels, et économiques, ainsi qu'à des approches renouvelées de mise en synergie des savoirs (Jourdan, 2019a). Le séminaire qui s'est tenu à Clermont-Ferrand en 2019 représentait en ce sens non pas l'aboutissement d'un travail de réflexion mais bien son amorce. Plus que jamais, nous sommes conscients que la santé relève avant tout de facteurs externes au système de soins, étant pour l'essentiel déterminée par des facteurs personnels, sociaux, économiques et environnementaux. Les contributions présentées dans cet ouvrage reflètent la complexité inhérente à toute approche visant les enjeux de santé. Elles proposent, de manière directe ou indirecte, des pistes permettant de remédier aux asymétries de pouvoir dans la production des savoirs.

Ainsi, la prise en compte active des transformations sociales s'avère capitale pour questionner la pertinence et l'efficacité des approches dominantes actuelles en matière de production des savoirs relatifs à la promotion de la santé. Reconnaître la diversité et la valeur intrinsèque de chacun des savoirs mobilisés en promotion de la santé, c'est tout d'abord abandonner la posture accordant la suprématie des savoirs scientifiques (spécifiquement des savoirs relevant de la biomédecine) sur les savoirs des individus et des populations pour adopter une perspective horizontale et s'ouvrir à une écologie des savoirs. Il s'agit là d'une condition nécessaire à la formulation d'une éthique globale des interventions en santé, respectueuse des différents ancrages culturels et sociaux des savoirs et de la complexité des écosystèmes des individus. Elle représente de plus une démarche indispensable pour assurer la pertinence et l'effectivité des stratégies et dispositifs. Connecter les savoirs s'avère tout aussi crucial à l'échelle des institutions. Il s'agit de créer des connections entre les acteurs de terrain (professionnels, bénévoles), les chercheurs universitaires et autres, les politiques et les populations. C'est également penser l'articulation des différentes pratiques, discours et langages en promotion de la santé. Notre objectif étant avant tout le développement d'un cadre épistémologique et éthique pluriel et juste, il nous faut sortir d'un mode opératoire favorisant la monoculture des savoirs tout en évitant le piège d'une posture prônant la différence et le relativisme radical. Le renouvellement du cadre épistémologique et éthique de la recherche en promotion de la santé représente donc un travail en profondeur pour lequel l'apport pluriel est essentiel.

Bibliographie

Beauclair, N. (2015). Épistémologies autochtones et décolonialité : Réflexions autour de la philosophie interculturelle latino-américaine. Recherches amérindiennes au Québec, Vol. XIV, Nos 2-3, pp 67-76.

Biesta, G.J.J. (2010). Why 'What Works' Still Won't Work: From Evidence-Based Education to Value-Based Education. Studies in Philosophies and Education, Vol 29, pp. 491-503.

Darlington, E, McNamara, Mannix, P., Jourdan, D. Enhancing the efficacy of health promotion interventions : A focus on the context. Public Health in Practice, Vol 1. https://doi.org/10.1016/j.puhip.2020.100002

Dutta, M. (2017). Content Effects : Personal and Public Health. Rossler, P., Hofner, C.A., van Zoonen, L. The international Encyclopedia of Media Effects. John Wiley & Son, New York.

El Hage, F., Reynaud, C. (2014) L'approche écologique dans les théories de l'apprentissage : une perspective de recherche concernant le "sujet-apprenant". Éducation et socialisation. Les Cahiers du CERFEE, vol. 36.

Garcia. C., Fellipe, L. (2018). De la monoculture de la Raison à l'écologie des Savoirs – Boaventura de Sousa Santos et la lutte contre l'épistémicide. *L'art du comprendre – herméneutique générale, anthropologie philosophique, anthropologie phénoménologique. Daseinanalyse, Vol. La situation de l'homme dans la pensée ibérique*, X. http://hdl.handle.net/2078.1/193671

Godard, B., Hunt, M., Moube, Z. (2014) Éthique de la recherche en santé mondiale ; la relation Nord-Sud, quel partenariat pour quelle justice sociale ? Global Health Promotion, Vo. 21 (2), pp. 80-87.

IUHPE. (2019). Déclaration de Rotorua. Waiora : Promouvoir la santé planétaire et le développement durable pour tous. 23rd IUHPE World Conference on Health Promotion.

Jourdan, D. (2019a). « De la science des problèmes à la science des solutions ». Newsletter de L'Onaps. https://chaireunesco-es.org/2019/10/11/607/

Jourdan, D. (2019b). Réinterroger et approfondir les fondements épistémologiques de la recherche en promotion de la santé : Un enjeu de structuration du champ de recherche. Conférence magistrale organisée par l'École de santé publique de l'Université de Montréal.

https://it-it.facebook.com/espumudem/videos/conf%C3%A9rence-magistrale-de-didier-jourdan/358804024712326/
Jourdan, D., & Potvin, L. (Éds.). (2023). Global Handbook of Health Promotion Research, Vol. 3 : Doing Health Promotion Research. Springer International Publishing. https://doi.org/10.1007/978-3-031-20401-2
Jourdan, D. (2012). La santé publique au service du bien commun ? Politiques et pratiques de prévention à l'épreuve du discernement éthique. Balises, Paris.
Jourdan, D., Christensen, H., Darlington, E., Hostgaard, B., Bloch, P., Bjarne, B.J., Bentsen, P. (2016). The Involvement of young people in school and community based noncommunicable disease prevention interventions: a scoping review of designs and outcomes. BMC Public Health, Vol.16(1), pp.1-14
Jourdan, D. (2010). Éducation à la santé. Quelle formation pour les enseignants ? Éditions INPES, St-Denis.
Kopp, N., Réthy, M.P., Chapuis, F. (2006) Éthique médicale et interculturelle. Éthique Interculturelle, vol. 3, pp. 115-129.
Massé, R. (2012). Expertises éthiques savantes et profanes en santé publique : Défis et enjeux pour une éthique de la discussion. Santé Publique, Vol. 24, pp. 49-61.
Minary, L., Alla, F., Cambon, L., Kivits, J., Potvin, L. (2018). Addressing complexity in population health intervention research: the context/intervention interface. Epidemio Community Health. Vol 72, pp. 319-323.
Moore, G., Cambon, L., Michie, S., Arwidson, P., Ninot, G., Ferron, C., Potvin, L., Kellou, N., Charlesworth, J., Alla, F., and Discussion Panel (2019). Population health intervention research: the place of theories. Trials, vol 20 (285).
OMS. (2014). Rapport sur la santé mondiale des maladies non transmissibles. https://apps.who.int/iris/bitstream/handle/10665/149294/WHO_NMH_NVI_15.1_fre.pdf?sequence=1. Consulté le 6 septembre 2019.
Pedersen, P.V., Hjelmar, U., Hoybye, M.T., Rod, M.H. (2017). Can inequality be tamed through boundary work? A qualitative study of health promotion aimed at reducing health inequalities. Social Science & Medicine. Vol 183, pp. 1-8. https://doi.org/10.1016/j.socscimed.2017.05.025
Ndumbe-Eyo, S., Moffatt, H. (2013). Intersectoral action for health equity: a rapid systematic review. BMC Public Health, 13:1056.

http://www.biomedcentral.com/1471-2458/13/1056 (accédé 25.07.09)
Potvin, L., & Jourdan, D. (2021). Health promotion research has come of age ! Structuring the field based on the practices of health promotion researchers. Global Health Promotion, 17579759211044077. https://doi.org/10.1177/17579759211044077
Potvin, L., & Jourdan, D. (Éds.). (2022). Global Handbook of Health Promotion Research, Vol. 1 : Mapping Health Promotion Research. Springer International Publishing. https://doi.org/10.1007/978-3-030-97212-7
Potvin, L., Jones, C.M. (2011). Twenty-five Years After the Ottawa Charter: The Critical Role of Health Promotion for Public Health. Canadian Journal of Public Health, Vol. 102 (4), pp. 244-248
Santos, B.S. (2014). Epistemologies of the South: Justice against epistemicide. Londres : Routledge.
Santos, B.S. (2011). Épistémologies du Sud. Études rurales, 187, pp. 21-49. http://journals.openedition.org/etudesrurales/9351.
Santos, B.S. (2009). A Non-Occidentalist West ? Learned ignorance and Ecology Knowledge. Theory, Culture, Society. Vol. 26, pp. 103-125.
Sicard, D. (2010). « L'éthique » dans D. Fassin et B. Hauray (sous la direction de) Santé publique : L'état des savoirs. Paris, INSERM – La découverte, pp. 490-502.
Suarez, J.C. (2008). L'importance des communautés épistémiques participatives pour la création de réseaux transnationaux de recherche comparative dans la santé publique contemporaine. Dans V. Ridde et K.S Mohindra (sous la direction de) La santé mondiale : Recherche et enseignement au Québec. Montréal, Acfas, pp. 39-54.

PARTIE 1

LA PROMOTION DE LA SANTÉ, UN ENSEMBLE DIVERSIFIÉ DE PRATIQUES SOCIALES

La promotion de la santé s'est imposée au cours des dernières décennies comme une approche novatrice et multidimensionnelle pour améliorer la santé et le bien-être des populations. Comme le souligne le cadre éthique et épistémologique présenté en introduction, elle repose sur une démarche intégrée, mobilisant une diversité de savoirs et d'acteurs afin de créer les conditions de la santé pour tous. Cette première partie explore la richesse et la diversité des pratiques sociales qui constituent le champ de la promotion de la santé, en mettant en lumière ses fondements historiques, ses évolutions conceptuelles et ses applications concrètes dans différents contextes.

La Charte d'Ottawa en 1986 a marqué un changement de paradigme par rapport aux approches traditionnelles de santé publique, inscrivant la promotion de la santé dans une perspective socio-écologique. Malgré le fait qu'elle ait 40 ans, nous considérons que la Charte d'Ottawa conserve une pertinence et une actualité indéniable. Ainsi, elle reconnaît le rôle déterminant des environnements sociaux, économiques et physiques sur la santé des individus et des communautés. Elle implique des interventions allant au-delà du système de soins pour agir sur l'ensemble des facteurs influençant la santé.

Les chapitres de cette partie illustrent comment la promotion de la santé s'est développée comme un ensemble de pratiques sociales ancrées dans des réalités locales, tout en s'appuyant sur des principes universels tels que l'équité, la participation communautaire et l'autonomisation. Ces pratiques reflètent la nécessité de penser l'articulation entre différentes composantes et de mettre en lien une pluralité de références pour dépasser une simple juxtaposition d'interventions hétéroclites.

Le premier chapitre, « De Alma-Ata à Genève : Le chemin tortueux de la promotion de la santé » d'Éric Breton, offre une perspective historique essentielle pour comprendre l'émergence et l'évolution de ce champ. En retraçant le chemin parcouru depuis la Déclaration d'Alma-Ata jusqu'aux développements récents, il met en lumière les mutations épidémiologiques, scientifiques et sociétales qui ont façonné la promotion de la santé. Il souligne notamment le passage d'une approche centrée sur la prévention des maladies à une vision plus globale, axée sur le renforcement des capacités des individus et des communautés à agir sur leur propre santé. Cette évolution, en lien avec le cadre éthique et épistémologique de l'ouvrage, interroge la manière dont les savoirs en promotion de la santé sont produits et mobilisés pour répondre aux défis contemporains.

Les chapitres suivants explorent diverses applications concrètes de la promotion de la santé dans différents milieux et contextes. Le chapitre consacré à la promotion de la santé des élèves au Sénégal, par exemple, illustre comment les principes de la promotion de la santé peuvent être appliqués dans le contexte scolaire pour lutter contre les violences basées sur le genre. Cette étude de cas met en évidence l'importance d'une approche intersectorielle et participative, impliquant non seulement le secteur de l'éducation, mais aussi l'ensemble de la communauté.

D'autres chapitres analysent la mise en œuvre de la promotion de la santé dans les écoles, en insistant sur la nécessité de modèles d'intervention qui prennent en compte les multiples facteurs influençant la santé des élèves. Ces contributions explicitent les enjeux d'une approche systémique et contextualisée, reconnaissant que la santé est le produit d'interactions complexes entre individus et environnements. La question de la promotion de la santé à l'école sera également abordée sous l'angle des pratiques professionnelles, mettant en lumière les défis et les leviers pour soutenir le développement de pratiques efficaces et éthiques. Cette réflexion sur les compétences et les rôles des professionnels fait écho à la nécessité de repenser les modes de production et de partage des savoirs en promotion de la santé.

Enfin, une analyse critique de cette approche permet d'interroger ses fondements théoriques et ses défis pratiques, en lien avec les impératifs de justice sociale et d'équité en santé. Elle examine les aspects concrets de cette démarche en tant que projet global, multidimensionnel et évolutif, visant à s'intégrer dans toutes les politiques pour mieux répondre aux transformations contemporaines.

À travers ces différents chapitres, cette première partie offre un panorama riche et nuancé des pratiques sociales en promotion de la santé. Elle met en évidence la diversité des approches et des contextes d'application, tout en soulignant les principes communs qui les sous-tendent. Cette exploration reflète la complexité inhérente à la promotion de la santé, et la nécessité d'une perspective écologique des savoirs pour répondre aux défis contemporains de santé publique.

En exposant ces différentes facettes de la promotion de la santé, cette partie invite à une réflexion approfondie sur les moyens de renforcer et d'améliorer ces pratiques. Elle souligne l'importance d'une approche critique et réflexive, intégrant différents savoirs – scientifiques, professionnels, expérientiels – pour développer des interventions plus justes et adaptées aux contextes locaux. Ce faisant, elle pose les bases d'une compréhension renouvelée de la promotion de la santé comme champ d'action et de recherche dynamique, en constante adaptation aux besoins des populations et des communautés.

Cette première partie ouvre ainsi la voie à une exploration plus approfondie des enjeux liés au partage et à la co-production des savoirs en promotion de la santé, thématiques qui seront abordées dans les parties suivantes de l'ouvrage. Elle invite les lecteurs – qu'ils soient chercheurs, praticiens, décideurs ou citoyens engagés – à interroger leurs propres pratiques et à envisager de nouvelles façons de concevoir et de mettre en œuvre des actions de promotion de la santé à la fois efficaces, équitables et ancrées dans les réalités locales.

Introduction au chapitre : De Alma-Ata à Genève – Le chemin tortueux de la promotion de la santé, rédigé par Éric Breton

Ce chapitre retrace l'évolution historique et conceptuelle de la promotion de la santé, depuis la Déclaration d'Alma-Ata en 1978 jusqu'à la conférence de Genève en 2021. Il met en lumière les mutations épidémiologiques, scientifiques et sociétales qui ont conduit à l'émergence de ce champ, en réponse aux limites des approches biomédicales traditionnelles face aux défis de santé contemporains.

Le chapitre éclaire les pratiques sociales en montrant comment la promotion de la santé s'est développée comme une approche intégrée visant à agir sur les déterminants sociaux, économiques et environnementaux de la santé. Il souligne le passage d'une vision centrée sur la prévention des maladies à une perspective plus large, axée sur le renforcement des capacités des individus et des communautés à prendre en charge leur santé. Cette évolution reflète une transformation profonde des pratiques en santé publique, passant d'interventions descendantes à des approches participatives et émancipatrices.

L'auteur met en évidence l'importance accordée à la justice sociale et à la réduction des inégalités de santé dans le développement de la promotion de la santé. Il montre comment cette approche a cherché à dépasser les limites de l'éducation à la santé traditionnelle, en reconnaissant l'influence des environnements sociaux et physiques sur les comportements de santé. Des initiatives telles que les villes ou écoles promotrices de santé illustrent cette vision écologique et intersectorielle.

En termes de partage des savoirs, le chapitre souligne l'apport de la promotion de la santé dans l'intégration de différents types de connaissances. Il montre comment ce champ s'est construit à l'interface entre savoirs scientifiques, expériences communautaires et expertises professionnelles. La promotion de la santé a ainsi contribué à valoriser les savoirs expérientiels et à promouvoir une co-construction des connaissances entre chercheurs, praticiens et populations.

Le texte aborde également les défis liés à l'institutionnalisation de la promotion de la santé dans les systèmes de santé publique. Il met en lumière les tensions entre une vision large et transformatrice de la santé et les contraintes institutionnelles et politiques. La difficulté à définir clairement le champ et à le distinguer d'autres approches comme la prévention est présentée comme un obstacle à son plein déploiement.

Enfin, le chapitre propose une réflexion sur l'avenir de la promotion de la santé, en soulignant l'importance de maintenir une perspective salutogénique et émancipatrice. Il plaide pour une définition plus précise des actions relevant de ce champ, afin de mieux évaluer et valoriser les investissements dans ces approches novatrices.

Didier Jourdan, Carole Faucher et Valérie Ivassenko

De Alma-Ata à Genève : le chemin tortueux de la promotion de la santé

Éric Breton[1]

1) Enseignant-chercheur à l'EHESP, chercheur à Arènes (UMR CNRS 6051 : équipe RSMS INSERM U1309). Professeur associé à la Chaire UNESCO Éducations & Santé. Président de la section "Promotion de la santé" de l'EUPHA

Mots clés : promotion de la santé, prévention, justice sociale, éducation à la santé

Introduction

Souvent évoquée de manière interchangeable avec les termes prévention, éducation à la santé voire santé publique, la promotion de la santé semble toujours aussi mal comprise comme l'est tout autant la qualité révolutionnaire et le caractère unique de sa contribution. Ce qui fait qu'aujourd'hui nombreuses [1] sont celles qui disent faire de la promotion de la santé sans qu'on puisse voir dans leurs pratiques les éléments qui fondent ce champ alors que d'autres, qui s'abstiennent de se positionner ainsi, s'inscrivent clairement dans celui-ci.

Dans ce chapitre, je compte donc revenir sur les fondements historiques de la promotion de la santé ce qui permettra de comprendre les principales transformations qui ont rendu nécessaire l'entrée de ce terme dans le lexique et les pratiques de la santé publique. Je défendrai ensuite l'importance de revenir vers une conception plus restreinte de la promotion de la santé que celle adoptée récemment dans la typologie de l'OMS pour catégoriser l'action en santé publique pour enfin suggérer des éléments de définition de la promotion de la santé qui permettront de mieux monitorer l'investissement réel des institutions de santé publique dans les stratégies qui en relèvent.

---

[1] Dans ce chapitre, par souci d'allégement du texte, j'alterne entre le genre féminin et masculin. Ceci se justifie autant par ce que l'on sait aujourd'hui de l'influence des mots dans le maintien et la reproduction des rapports de dominations patriarcaux que par le fait que le monde de la promotion de la santé en est un où les femmes sont majoritaires.

La promotion de la santé : une réponse aux défis d'un monde en mutation

La promotion de la santé ne saurait être réduite à un aléa de l'histoire puisque son émergence est largement en phase avec plusieurs mutations sociétales et scientifiques. Elle est principalement la réponse à une série d'évolutions qui ont rendu inadéquates les perspectives et pratiques en santé héritées de la révolution pasteurienne. Ces évolutions sont d'ordre épidémiologique, scientifique, sociétal.

Depuis le tournant de la seconde guerre mondiale, les sociétés industrialisées ont vu le portrait épidémiologique de leurs populations se transformer de manière substantielle. Cette transformation, désignée transition épidémiologique, s'est ainsi traduite par des tables de mortalité des populations où la majorité des causes étaient attribuables aux maladies transmissibles et infections qui sont passées à un portrait des causes de mortalités essentiellement associées aux maladies chroniques tels les cancers, maladies cardio-vasculaires, métaboliques, etc. (Breton & Brochard, 2020). Cette évolution des causes de mortalités s'est opérée de pair avec un accroissement substantiel de l'espérance de vie de la population qui avait pour principal moteur l'amélioration générale des conditions de vie des populations et les progrès des sciences biomédicales (CDSS, 2009 ; Kyu et al., 2018). Outre les retombées sociétales importantes pour la population de cette transition épidémiologique, elle a aussi suscité une forte remise en question des stratégies pour protéger et améliorer la santé. Si la vaccination et les antibiotiques permettaient d'agir sur un certain nombre de grands tueurs, les maladies chroniques qui depuis notamment l'étude Framingham (Puska, 2010) étaient de plus en plus reliées à une série de comportements regroupés sous la vocable styles/ habitudes de vie, demandaient d'autres stratégies mettant de l'avant l'éducation pour la santé.

Mais les actions d'éducation à la santé sur ces habitudes de vie vont rapidement montrer leurs limites. D'une part parce que la conception initiale des actions d'éducation à la santé ne faisait que transposer la vision pasteurienne de l'action en santé publique à cet âge des maladies chroniques. Ainsi plutôt que d'inoculer un vaccin, les éducateurs eux inoculaient de la connaissance ; connaissance dont la carence une fois remédiée devaient conduire les individus à adopter les bonnes pratiques ou abandonner les mauvaises. D'autre part, cette limite des actions d'éducation à la santé s'expliquait par la non prise en compte de l'écologie des comportements. C'est-à-dire que la connaissance d'un risque/ danger n'est pas en soi une condition suffisante pour donner lieu à un changement de comportement[1]. Il faut aussi des normes sociales et des ressources pour traduire ces connaissances en actions ; des ressources que peuvent rendre disponibles les environnements interpersonnels, physiques, communicationnels et autres. Ainsi la reconnaissance des risques pour la santé de la sédentarité se traduira dans bien des cas par un changement de comportement si cette connaissance s'inscrit dans un environnement qui rend possible les mobilités douces (marche, cyclisme, etc.) et des normes sociales qui ne conçoivent pas la marche ou le vélo comme le triste lot des personnes privées de voiture.

Cette reconnaissance de la nécessité d'adopter une perspective socio-écologique de l'action en santé publique va s'appuyer sur les échecs, disons-le fracassants, des programmes de prévention des maladies cardio-vasculaires expérimentées aux Etats-Unis dans les années 70 et 80 (Breton & Brochard, 2020; Carleton et al., 1995). Derrière l'échec de ces programmes, centrés pour une large part sur des stratégies d'éducation à la santé, va se dessiner une meilleure compréhension du poids relatif des facteurs individuels dans ce qui permet à un individu et à un groupe d'adopter des comportements plus susceptibles de retarder, voire éliminer, la survenue de certaines maladies chroniques. Mais la preuve la plus solide des bénéfices d'une perspective socio-écologique de l'action sera donnée initialement par la province finlandaise de Carélie du Nord à travers un programme qui fera histoire en démontrant qu'il est possible d'améliorer la santé des populations en déployant de manière simultanée des actions d'éducation à la santé, de changement de représentations notamment sur l'alimentation, et des modifications dans les environnements où s'exercent les choix en matière d'alimentation, de tabagisme et autre (Puska, 2010; Puska et al., 2009). L'expérience de la Carélie du Nord a contribué à démontrer qu'une large part des efforts investis à travers ces programmes doit l'être pour réduire les obstacles à ces comportements ; une idée que la Charte d'Ottawa résume par l'expression « rendre les

[1] En fait, on sait aujourd'hui qu'un changement de comportement peut même s'opérer sans que la personne ne dispose des éléments de connaissance qui le justifient.

choix sains les plus faciles » (*to make the healthier choice the easier choice*) ; une formule dont on attribue la maternité à Milio[1].

La perspective socio-écologique en est une systémique qui reconnait que la cible des efforts ne doit pas être uniquement l'individu mais aussi son groupe. La santé est donc le produit des interactions et transactions qui prennent place dans une série de systèmes imbriqués et composés d'individus et d'objets. Une implication de cette perspective est qu'elle remet en question la conception dominante de la santé comme absence de maladie qui, même si elle est contestée depuis plus de 70 ans (en fait foi la définition de la santé inscrite dans le préambule de la constitution de l'OMS de 1948), n'en demeure pas moins fortement prégnante dans nos systèmes de santé.

Mais le problème du recours à l'éducation à la santé comme réponse centrale à l'accroissement de la mortalité par maladies chroniques n'en était pas qu'un d'efficacité, mais soulevait bien aussi des enjeux éthiques. Car pour une éducatrice de santé se retrouvant à formuler des injonctions sur une série de comportements à des personnes en situation de précarité, dont les conditions de vie et niveaux de ressources rendaient difficile d'appliquer les injonctions, ceci ne représentait rien de moins que de faire de la culpabilisation des victimes (victim blaming), un terme qui sera évoqué dans de nombreux débats des années 70 et 80 (Breton, 2013; Green et al., 2015).

La transition épidémiologique, avec l'accroissement de l'espérance de vie qui l'accompagne, va aussi remettre au-devant de la scène les questions de justice sociale qui ont accompagné le développement de la santé publique depuis l'émergence de sa forme moderne au 19ème siècle. Ainsi, et contrairement à ce que laissait envisager pour l'avenir l'amélioration des indicateurs de santé, on va commencer à voir se

---

[1] Ilona Kickbusch attribue effectivement cette expression à Nancy Milio. Même si je n'ai pas trouvé la source de cette formule, Milio a fait effectivement référence à cette idée que les politiques publiques devraient rendre les choix sains aisés à faire tout en rendant ceux défavorables difficiles. Elle explique ainsi son idée : "*Public policy then becomes a prime approach to creating the conditions and relations that can nurture health. The new public health thus asserts that all public policies should take into account the health interests of the public. It advocates that policies should make healthful choices easy (less costly in various ways) and damaging choices difficult (high in monetary or other costs) to the chooser, whether a corporate body or individual*" (Milio, 1987, p. 264).

creuser de fortes inégalités de santé sur lesquelles le rapport Black de 1980 va jeter une lumière crue (Black, 1980; Macintyre, 1997). Cette prise de conscience de l'existence d'un gradient social de la santé au sein des populations va également s'accompagner d'études épidémiologiques qui permettront d'identifier toute une série de nouveaux déterminants de la santé des populations (par ex. la cohésion sociale) tout en réévaluant le poids de certains (ex. le système de soins). Ce développement scientifique participa à faire davantage sortir l'action en santé publique des limites de la sphère des systèmes de soin et aussi à démontrer le lien étroit entre la santé physique et psychique (Antonovsky, 1996) ; un lien des plus pertinents lorsqu'on considère par exemple l'impact de la solitude sur la santé (Breton, 2020; Valtorta et al., 2016).

Enfin, la plateforme portée par le mouvement de promotion de la santé ne peut se comprendre sans tenir compte de la montée des mouvements pour les droits civiques des années 60, et celle des mouvements pacifistes dynamisés par la guerre du Vietnam et la période de la guerre froide avec la menace de l'annihilation nucléaire qu'elle faisait planer sur les pays occidentaux. Les mouvements de droits civiques vont également se traduire par une volonté de donner aux habitants une place centrale dans la prise de décision (Campagné et al., 2020). Au même titre que la déontologie médicale évoluait vers davantage de prise en compte des préférences et choix des patientes dans les actes médicaux qui les concernent, on verra en santé publique émerger l'idée que les actions de protection et de promotion de la santé doivent davantage faire place aux membres de la population.

La promotion de la santé : de Alma-Ata à Genève

Toutes les mutations que nous venons de voir concourront à l'émergence de la promotion de la santé. C'est la conférence d'Alma-Ata et la déclaration qui en émanera (OMS, 1978) qui poseront ses premières fondations ; fondations depuis renforcées par la tenue de 9 autres conférences dont la dernière à Genève en 2021. La déclaration d'Alma-Ata porte sur les soins de santé primaires et va poser un certain nombre d'éléments essentiels qui aujourd'hui constituent l'ADN de la promotion de la santé. Soulignons en trois. Un premier qui est le positionnement de l'action pour la santé dans une perspective de justice sociale et de réduction des inégalités intra et inter pays. Un deuxième tient en la vision de l'action en santé qui déborde le cadre des soins pour intervenir sur le cadre de vie et implique de nombreux secteurs socioéconomiques reconnaissant par le fait même les nombreux déterminants de la santé des populations. Enfin un troisième élément, mis en exergue par la Charte, est l'importance de la participation de la population à « la planification, à l'organisation, au fonctionnement et au contrôle des soins de santé primaires ». Ajoutons que la déclaration d'Alma-Ata fait également référence au terme « promotion de la santé » en le désignant comme service ou comme intervention lorsqu'il est par exemple question de « promotion de bonnes conditions alimentaires et nutritionnelles ».

La déclaration d'Alma-Ata a en quelque sorte inauguré ce que l'on désigne aujourd'hui dans plusieurs pays la santé communautaire ; une action locale en santé s'appuyant sur une conception large de la santé des populations. Un peu partout dans le monde, de nombreux dispensaires, cliniques communautaires vont ainsi s'inspirer de cette déclaration et regrouperont sous un même toit des professionnelles du soin, des travailleuses sociales et organisatrices communautaires. Par ailleurs, la déclaration impulsera un important travail de traduction des éléments qu'elle porte en des termes opérationnels. Au bureau de l'OMS Europe, le concept de promotion de la santé entrera initialement par la porte de l'éducation à la santé. Mais comme en témoigna Ilona Kickbusch, alors chargée du dossier à Copenhague, cette vision restreinte n'apparaissait pas satisfaisante : « Il est apparu évident que l'éducation à la santé ne pouvait développer son plein potentiel que si elle s'appuyait sur des mesures structurelles (légales, environnementales, réglementaires, etc.). L'enjeu était – et comme le formule Nancy Milio – comment faire de ces choix les plus favorables à la santé les choix les plus faciles à faire[1]. » (Kickbusch, 1986)

Partant des travaux réalisés dans le cadre de la conférence d'Alma-Ata, l'équipe de l'OMS Europe s'attellera donc à développer un cadre pour mieux exprimer cette idée de promotion de la santé. Pour cela, elle mettra sur pied un groupe d'experts internationaux qui en 1984 rendra un rapport définissant les bases de ce concept (WHO Regional Office for Europe, 1984). Ce document comportera à peu de chose près tous

[1] La traduction des citations tirées de documents en anglais est de l'auteur.

les éléments qui figureront deux ans plus tard dans la Charte d'Ottawa (OMS, 1986).

A l'examen on peut voir que la Charte d'Ottawa se présente comme une stratégie pour parvenir à la *santé pour tous en l'an 2000* comme le posait la stratégie mondiale de la santé adoptée en 1979 (WHO, 1984). Elle incorpore une série de principes d'action et une vision large des déterminants de la santé qu'elle inscrit dans une perspective socio-écologique. Les cinq domaines d'actions qui y sont décrits (élaboration de politiques pour la santé ; création d'environnements favorables à la santé ; renforcement de l'action communautaire ; acquisition d'aptitudes individuelles ; réorientation des services de santé) constituent autant de catégories de déterminants sur lesquels agir pour promouvoir la santé (Breton, 2016). Mais là où l'on peut voir le mieux le caractère novateur du projet qu'elle porte est dans le fait qu'elle confère aux actions des praticiens une visée émancipatrice. La définition même de la promotion de la santé porte cette visée :

« la promotion de la santé est le processus qui confère aux populations les moyens d'assurer un plus grand contrôle sur leur propre santé, et d'améliorer celle-ci » (OMS, 1986).

La promotion de la santé : d'une grande ambition à une opération essentielle de santé publique

La Charte d'Ottawa va générer une vague d'enthousiasme chez un très grand nombre de praticiens et chercheurs en santé publique. Pour beaucoup, la promotion de la santé conjuguait en un seul projet les principaux éléments de ce qui devait constituer cette réforme nécessaire de l'action contemporaine en santé publique. La promotion de la santé était ainsi mise de l'avant comme cette nouvelle santé publique qui devait en quelque sorte constituer une nouvelle phase de son histoire. Un symbole important de cette avancée vers une nouvelle conception de la santé publique est le déploiement des initiatives s'inscrivant dans des approches par milieu de vie. Notons, par exemple, les projets d'écoles ou de villes promotrices de santé qui vont se diffuser à travers le monde grâce entre autres aux réseaux nationaux et internationaux qui les soutiennent (OMS, 1991).

Pourtant, cette ambition de faire de la promotion de la santé cette nouvelle boussole qui guiderait l'action pour protéger et promouvoir la santé des populations ne se réalisera qu'en partie. A titre d'exemple, au Canada dans les années 90, alors que le ministère fédéral de la santé s'était doté, dès 1978, d'une *Direction de la promotion de la santé*, un changement de doctrine le conduira à rebaptiser cette direction en *Direction générale de la santé et de la population* (Pinder, 2006) reflétant une conception plus épidémiologique de la santé publique (Raphael & Bryant, 2002).

La prédominance du modèle biomédical de la santé publique constitue certainement un frein important à la traduction dans les programmes et politiques publiques des ambitions du mouvement de promotion de santé. Même si ces dernières années on a assisté à une émancipation des institutions d'enseignement et de recherche de santé publique des facultés de médecine en se constituant en école, il n'en demeure pas moins que l'entrée de l'action publique par la porte des pathologies/ traumatismes fait que prédomine l'intervention sur les facteurs de risque. Par ailleurs, et comme l'observent Popay et ses collègues (2010), on remarque constamment ce phénomène de « dérive vers les habitudes de vie » (*lifestyle drift*) ; phénomène que ces auteurs définissent comme une « *tendance pour les énoncés de politique de débuter par une reconnaissance des besoins pour des actions en amont sur les déterminants des inégalités de santé pour finalement dériver en aval vers des efforts largement centrés sur les facteurs comportementaux individuels* ».

Outre ces barrières aux déploiements dans les communautés des principes et domaines d'action de la Charte d'Ottawa, il y en a une de nature lexicale (Breton, 2016). Drapée dans les termes « promotion de la santé », la Charte d'Ottawa a du mal à être comprise par les non-initiés. John Catford qui siégeait sur le groupe d'experts de l'OMS de 1984 souligne que ce problème était déjà bien réel dans les années 80.

« Dans le courant du début des années 1980, le terme "promotion de la santé" a été de plus en plus utilisé par une nouvelle vague de militants de la santé publique désillusionnés par les approches traditionnelles et descendantes de l'éducation à la santé et de la prévention. Son usage signalait une approche positive, inventive et centrée sur les résultats. Cependant, dans certains contextes et discours, le terme "promotion de la santé" était considéré synonyme

de marketing et vente plutôt que d'amélioration et d'empowerment. Ceci a incité l'OMS à convoquer une réunion spéciale à Copenhague au Danemark pour offrir quelques clarifications et orientations, ce qui s'est traduit par un premier document substantiel sur la promotion de la santé. » (Catford, 2011, p. ii64)

La promotion de la santé : une contribution à clarifier (ou peut-être pas)

Le positionnement de la promotion de la santé dans les systèmes de santé a donc représenté un enjeu constant qui perdure aujourd'hui. Si la promotion de la santé est décrite comme processus dans la Charte d'Ottawa, elle va, au gré des chartes et déclarations qui vont émaner des conférences internationales qui suivront, être aussi dépeinte comme approche (OMS, 1997) puis comme opération essentielle de santé publique (OMS, 2005). Et chez les professionnels et décideurs, on constate régulièrement que « promotion de la santé » est un terme interchangeable avec ceux de « prévention » et « d'éducation à la santé ». On est donc loin de cette ambition initiale de faire de la promotion de la santé la nouvelle santé publique.

Outre la définition et les repères qu'a conférés à la pratique la Charte d'Ottawa – document qui continue d'être évoqué par les professionnelles, chercheuses et décideuses, on constate deux autres cadres (il y en a d'autres) qui en dessinent les contours. Examinons donc ici comment la promotion de la santé est aujourd'hui décrite.

La promotion de la santé selon l'OMS Europe

En réponse aux requêtes d'assistance technique en matière de système de santé publique des pays qui ont retrouvé leur indépendance après la chute de l'URSS, l'OMS s'est interrogée sur ce que devait comporter comme fonction un tel système. La typologie de ces fonctions (OMS Europe, 2012), aujourd'hui désignée opérations essentielles de santé publique, a ceci d'intéressant qu'elle pose la promotion de la santé comme l'un des trois leviers d'action pour favoriser la santé de la population. Les deux autres leviers sont la prévention et la protection.

Aussi utile que soit cette typologie pour identifier les différents champs d'action de la santé publique, la nature de la contribution de la promotion de la santé n'y apparait pas clairement. Même si on y reprend la définition de la Charte d'Ottawa, on constate que nombre d'actions préventives sont également regroupées dans cette opération. De l'aveu même des auteurs de la typologie, la distinction entre la prévention et la promotion de la santé relève d'un choix non dénué d'un certain arbitraire :

« Les frontières conceptuelles entre la « promotion de la santé » et la « prévention des maladies » sont parfois ambiguës et sujettes à discussion. En fait, les activités de promotion de la santé exercent une influence positive sur les comportements affectant la santé et les environnements favorables à la santé qui, certes, permettent de prévenir les maladies. En rédigeant ce Plan d'action, on a choisi d'inclure des actions préventives axées sur les facteurs de risque comportementaux dans le cadre de la promotion de la santé. Il s'agit d'une décision pragmatique, visant à éviter les répétitions, même si nous sommes pleinement conscients du fait que les concepts de prévention primaire des maladies et de promotion de la santé sont intimement liés. *» (OMS Europe, 2012, p. 12)*

Et c'est dans une note en bas de page que l'on comprend que pour cette typologie la promotion de la santé comporte des actions de prévention primaire :

« La prévention primaire portant sur les facteurs de mode de vie et les déterminants socioéconomiques de la santé entre dans le cadre de l'EPHO 4 (promotion de la santé), notamment les mesures visant à agir sur les déterminants sociaux et le manque d'équité en santé. » (OMS Europe, 2012, p. 37)

Mais outre la difficulté toujours présente de distinguer la contribution de la promotion de la santé à l'amélioration de la santé des populations, il faut reconnaitre que cette typologie de l'OMS fait fortement écho aux éléments de la Charte d'Ottawa et des autres déclarations et chartes qui ont suivi. On note par exemple, des actions s'inscrivant dans un volet « Susciter et renforcer la résilience des communautés » qui suggèrent entres autres une perspective de l'action, qui sans être explicitement participative, fait écho à l'approche centrée sur les atouts (asset-based approach) qui se distingue de celle, largement dominante, s'inscrivant dans des objectifs de réponse aux lacunes et déficits observés au sein d'une communauté (Cassetti et al., 2019).

Dans un autre volet intitulé « Action intersectorielle » on distingue clairement l'axe des politiques de promotion de la santé de la charte d'Ottawa qui aujourd'hui s'envisage plutôt dans une perspective de santé dans toutes les politiques (Breton & Bodo, 2023; Guglielmin et al., 2018). Enfin la réduction des inégalités de santé est évoquée comme nécessitant des stratégies intersectorielles sur les déterminants sociaux de la santé dans un volet d'action qui lui est dédié (volet « Action sur les déterminants sociaux de la santé »). Enfin, le dernier volet est celui intitulé « Activités de promotion de la santé pour la communauté au sens large ou pour des populations présentant un risque accru de résultats négatifs en matière de santé » lequel énumère une série de comportements à risque (alcool, tabac, nutrition, sédentarité, etc.) qui sont généralement associés aux activités de prévention.

La caractérisation de la promotion de la santé de l'OMS apparaît suivre une logique hybride prenant appui sur les axes et principes de la Charte d'Ottawa et cherchant à la détacher du cadre clinique. Mais il existe aussi une autre façon de catégoriser le champ d'action de la promotion de la santé et c'est ce que nous allons voir dans ce qui suit.

La promotion de la santé selon le modèle de développement de la santé

La spécificité de la contribution de la promotion de la santé demeure donc une question en suspens à laquelle Bauer et ses collègues (2006) ont tenté d'apporter réponse en la prenant par l'angle des déterminants de la santé et en y intégrant la perspective salutogénique d'Antonovsky (1996) qui constitue sans doute l'une des contributions théoriques les plus notables pour la promotion de la santé de ces dernières décennies (Mittelmark et al., 2017).

Pour Antonovsky, la santé humaine ne peut être comprise uniquement en termes de défaillance du corps par des perturbations à son fonctionnement. Il propose donc de compléter la perspective pathogénique, c'est-à-dire une perspective expliquant l'émergence des maladies, par une perspective (ou orientation) salutogénique qui elle explique plutôt ce qui fait la santé. Bauer et ses collègues intègrent dans leur modèle du développement de la santé (*health development model*) ces deux perspectives (voir *figure 1*).

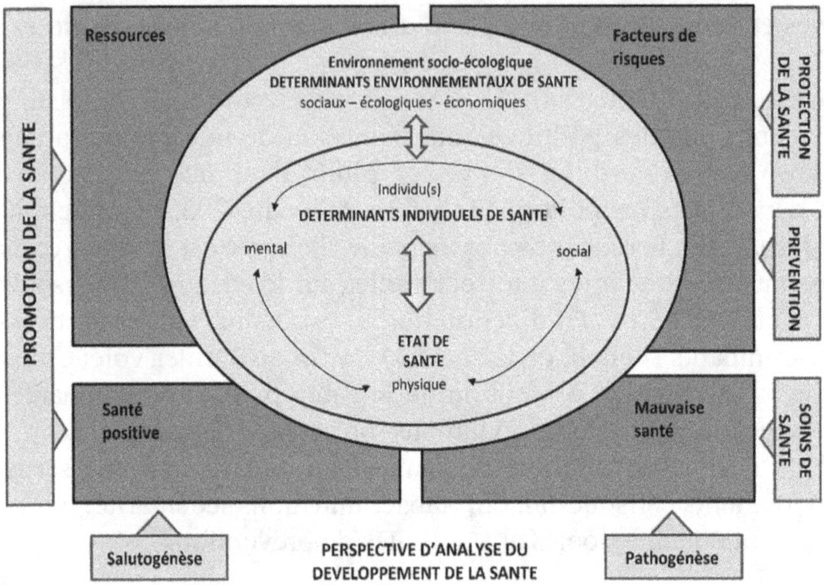

Figure 1 : Le modèle de développement de la santé. Traduction libre de Mittelmark, Bull, & Bouwman. (2017)

A droite de la *figure 1*, on voit que les soins, la prévention et la protection portent sur ce qui entrave ou dérègle le bon fonctionnement du corps et de l'esprit humain, ce qui conduit à la mauvaise santé. A l'image de la métaphore de la machine, le travail vise ici à réparer celle-ci ou encore à prévenir qu'elle ne s'enraye. La prévention devient alors un travail par lequel on prévient l'entrée du sable ou encore par lequel on retire les grains de sable avant qu'ils n'endommagent la machine.

Pour sa part, la nature de la contribution de la promotion de la santé est qu'elle « soutient principalement le développement salutogénique de la santé en augmentant les ressources qui permettent un meilleur maintien et l'amélioration de la santé positive. » (Bauer et al., 2006, p. 156) Ainsi la ressource « accès à des espaces verts » permet d'offrir un espace de relaxation, de relations sociales, de loisirs, d'activités physiques, etc. susceptibles de générer de multiples bénéfices. La promotion de la santé en agissant sur les ressources s'inscrit véritablement dans ce « processus qui confère aux populations les moyens d'assurer un plus grand contrôle sur leur propre santé, et d'améliorer celle-ci » (OMS, 1986). Mais si l'intégration de la perspective salutogénique éclaire et même enrichit la contribution de la promotion de la santé, l'action sur les ressources n'est qu'un ingrédient de l'équation.

Prenons par exemple, une action d'éducation à la santé visant à éduquer aux conséquences du tabagisme sur la santé. La transmission de la « ressource » connaissance ne peut suffire à détourner les jeunes de la consommation et une longue histoire de programmes ne faisant recours qu'à cette stratégie a démontré que la capacité de traduire cette ressource en comportement et en indicateurs de santé est inéquitablement distribuée au sein des populations. Une action de promotion de la santé ne peut donc simplement se résumer à un travail sur les ressources. Cette action doit à tout le moins s'inscrire dans un objectif d'autonomisation (empowerment) de l'individu ou de son groupe. Autonomisation qui doit passer par la participation réelle de l'individu et de son groupe. Pour ce qui est de l'éducation, les approches de littératie en santé permettent de réduire les inégalités de santé (Kendir & Breton, 2020).

Défis actuels et futurs

Comme on vient de le voir, la promotion de la santé demeure donc un champ difficile à définir. Un premier problème est la désignation même de ce champ (Breton, 2016) trop connoté éducation à la santé et marketing social. Peut-être que pour en favoriser son institutionnalisation dans les systèmes de santé, on aurait mieux fait de parler de génération, stimulation ou encore de renforcement de la santé plutôt que de « promotion de la santé ». Chose certaine, avec l'éclairage apportée par la perspective salutogénique d'Antonovsky (1996) et la reconnaissance des propriétés des systèmes complexes d'acteurs, on comprend aujourd'hui beaucoup mieux la contribution de la promotion de la santé vis-à-vis de la santé des individus, des familles et des collectivités.

La biomédicalisation de la santé publique pose un réel défi à l'intégration des enseignements de la pratique et de la recherche en promotion de la santé. La réponse donnée à la pandémie du coronavirus illustre bien ce défi alors que dans de nombreux pays celle-ci s'est limitée à considérer la menace uniquement sous l'angle des soins et en appliquant des mesures pour ralentir la propagation du virus très peu en phase avec une conception socio-écologique, participative et émancipatrice de l'action. Le résultat est qu'aujourd'hui on rapporte dans de nombreux pays non seulement des mouvements de contestations aux mesures adoptées pour ralentir la transmission du coronavirus mais, plus tragique encore, de fortes inégalités sociales de mortalité au Covid-19, les personnes des classes sociales les plus modestes étant plus impactées que celles des classes aisées (McGowan & Bambra, 2022; Vandentorren et al., 2022; Khlat et al., 2022). Les systèmes de santé ont encore une forte propension à envisager l'action en santé publique comme un domaine intervenant sur des potentiels ou futurs malades, d'une manière descendante et sans tenir compte de la réalité de leurs conditions quotidiennes d'existence.

Pour que la promotion de la santé devienne un véritable objet d'investissement par les pouvoirs publics, celle-ci doit être plus visible et définie d'une manière qui permet de la distinguer des autres leviers d'amélioration de la santé des populations que sont la prévention et la protection. Si l'on regroupe sous un même terme des actions de prévention s'inscrivant dans une conception traditionnelle de la pathogénèse avec d'autres reflétant une perspective salutogénique, on aura alors des systèmes de santé dont l'évaluation des cibles d'investissement des ressources publiques conclura aisément qu'il y a investissement de l'action publique en promotion de la santé.

Pour inciter l'investissement vers des actions qui n'ont pas pour point de départ un risque ou une pathologie, il est donc important de mieux circonscrire ce que l'on entend par action en promotion de la santé. Je propose que cette action réfère à un travail visant à conférer des ressources aux individus, groupes leurs permettant d'accroitre leur contrôle sur les déterminants de leur santé. Ce travail doit s'ancrer dans une perspective salutogénique des déterminants de la santé, avoir un caractère émancipateur passant par la participation réelle de la population.

Bibliographie

Antonovsky, A. (1996). The salutogenic model as a theory to guide health promotion. *Health Promotion International*, *11*(1), 11-18. https://doi.org/10.1093/heapro/11.1.11

Bauer, G., Davies, J. K., & Pelikan, J. M. (2006). The EUHPID Health Development Model for the classification of public health indicators. *Health Promotion International*, *21*(2), 153-159. https://doi.org/10.1093/heapro/dak002

Black, S. D. (1980). *Inequalities in Health. Report of a research working group.* Department of Health and Social Services. http://www.sochealth.co.uk/history/blackforeword.htm

Breton, E. (2013). Du changement de comportement à l'action sur les conditions de vie. *Santé publique*, *25*(2 supplément), 119-123. https://doi.org/10.3917/spub.133.0119

Breton, E. (2016). La Charte d'Ottawa : 30 ans sans plan d'action ? *Santé Publique*, *28*(6), 721-727.

Breton, E. (2020). Les déterminants de la santé des populations. In E. Breton, F. Jabot, J. Pommier, & W. Sherlaw (Éds.), *La promotion de la santé. Comprendre pour agir dans le monde francophone* (2e éd., p. 91-116). Presses de l'EHESP.

Breton, E., & Bodo, Y. L. (2023). In Centralized Health Systems, Much Is Left Out When Analyses of Local HiAP Strategies Are Limited to Public Administration; A Commentary on « A Realist Explanatory Case Study Investigating How Common Goals, Leadership, and Committed Staff Facilitate Health in All Policies Implementation in the Municipality of Kuopio, Finland ». *International Journal of Health Policy and Management*, *12*, 7646. https://doi.org/10.34172/ijhpm.2022.7646

Breton, E., & Brochard, A. (2020). Histoire de la promotion de la santé. In E. Breton, F. Jabot, J. Pommier, & W. Sherlaw (Éds.), *La promotion de la santé. Comprendre pour agir dans le monde francophone* (2e éd., p. 21-43). Presses de l'EHESP. www.presses.ehesp.fr

Campagné, G., Houéto, D., & Douiller, A. (2020). Enjeu démocratique de la participation en promotion de la santé. In E. Breton, F. Jabot, J. Pommier, & W. Sherlaw (Éds.), *La promotion de la santé. Comprendre pour agir dans le monde francophone* (2e éd., p. 369-400). Presses de l'EHESP. www.presses.ehesp.fr/produit/promotion-de-sante/

Carleton, R. A., Lasater, T. M., Assaf, A. R., Feldman, H. A., & McKinlay, S. (1995). The Pawtucket Heart Health Program : Community changes in cardiovascular risk factors and projected disease risk. *American Journal of Public Health*, *85*(6), 777-785.

Cassetti, V., Powell, K., Barnes, A., & Sanders, T. (2019). A systematic scoping review of asset-based approaches to promote health in communities : Development of a framework. *Global Health Promotion*, 175797591984892. https://doi.org/10.1177/1757975919848925

Catford, J. (2011). Ottawa 1986 : Back to the future. *Health Promotion International*, *26*(suppl 2), ii163-ii167. https://doi.org/10.1093/heapro/dar081

CDSS. (2009). *Combler le fossé en une génération : Instaurer l'équité en santé en agissant sur les déterminants sociaux de la santé : Rapport final de la Commission des Déterminants Sociaux de la Santé*. Organisation mondiale de la Santé. www.who.int/social_determinants/thecommission/finalreport/fr/

Green, J., Tones, K., Cross, R., & Woodall, J. (2015). *Health promotion : Planning and strategies* (3rd ed). Sage.

Guglielmin, M., Muntaner, C., O'Campo, P., & Shankardass, K. (2018). A scoping review of the implementation of health in all policies at the local level. *Health Policy*, *122*(3), 284-292. https://doi.org/10.1016/j.healthpol.2017.12.005

Khlat, M., Ghosn, W., Guillot, M., Vandentorren, S., Delpierre, C., Desgrées du Loû, A., Fouillet, A., Ghosn, W., Guillot, M., Lefèvre, T., Khlat, M., Rican, S., & Vandentorren, S. (2022). Impact of the COVID-19 crisis on the mortality profiles of the foreign-born in France during the first pandemic wave. Social Science & Medicine, 313, 115160. https://doi.org/10.1016/j.socscimed.2022.115160

Kendir, C., & Breton, E. (2020). Health Literacy : From a Property of Individuals to One of Communities. *International Journal of Environmental Research and Public Health*, *17*(5), 1601. https://doi.org/10.3390/ijerph17051601

Kickbusch, I. (1986). Health Promotion : A Global Perspective. *Canadian Journal Of Public Health. Revue Canadienne De Santé Publique*, *77*(5), 321-326.

Kyu, H. H., Abate, D., Abate, K. H., Abay, S. M., Abbafati, C., Abbasi, N., Abbastabar, H., Abd-Allah, F., Abdela, J., Abdelalim, A., Abdollahpour, I., Abdulkader, R. S., Abebe, M., Abebe, Z., Abil, O. Z., Aboyans, V., Abrham, A. R., Abu-Raddad, L. J., Abu-Rmeileh,

N. M. E., … Murray, C. J. L. (2018). Global, regional, and national disability-adjusted life-years (DALYs) for 359 diseases and injuries and healthy life expectancy (HALE) for 195 countries and territories, 1990–2017 : A systematic analysis for the Global Burden of Disease Study 2017. *The Lancet*, *392*(10159), 1859-1922. https://doi.org/10.1016/S0140-6736(18)32335-3

Macintyre, S. (1997). The black report and beyond what are the issues? *Social Science & Medicine*, *44*(6), 723-745. https://doi.org/10.1016/s0277-9536(96)00183-9

McGowan, V. J., & Bambra, C. (2022). COVID-19 mortality and deprivation : Pandemic, syndemic, and endemic health inequalities. *The Lancet Public Health*, *7*(11), e966-e975. https://doi.org/10.1016/S2468-2667(22)00223-7

Milio, N. (1987). Making healthy public policy; developing the science by learning the art : An ecological framework for policy studies. *Health Promotion*, *2*(3), 263-274.

Mittelmark, M. B., Sagy, S., Eriksson, M., Bauer, G. F., Pelikan, J. M., Lindström, B., & Espnes, G. A. (Éds.). (2017). *The Handbook of Salutogenesis*. Springer International Publishing. http://link.springer.com/10.1007/978-3-319-04600-6

Mittelmark, M. B., Bull, T., & Bouwman, L. (2017). Emerging Ideas Relevant to the Salutogenic Model of Health. In M. B. Mittelmark, S. Sagy, M. Eriksson, G. F. Bauer, J. M. Pelikan, B. Lindström, & G. A. Espnes (Éds.), *The Handbook of Salutogenesis* (p. 45-56). Springer International Publishing. http://link.springer.com/10.1007/978-3-319-04600-6

OMS. (1978). *Déclaration d'Alma-Ata sur les soins de santé primaires*. Organisation mondiale de la santé. C:\Users\ebreton\Documents\EHESP\Enseignements & formations\Certificat en promotion de la sante\Module 1\CD Module 1 2017\Documents en Francais\Chartes\1978 Déclaration Alma Ata.doc

OMS. (1986). *Charte d'Ottawa pour la promotion de la santé*. Organisation mondiale de la santé.

OMS. (1991). *Déclaration de Sundsvall sur les milieux favorables à la santé*. Organisation Mondiale de la Sante.

OMS. (1997). *Déclaration de Jakarta sur la promotion de la santé au XXIème siècle, 4ème Conférence Internationale sur la Promotion de la Santé*. Organisation mondiale de la santé.

OMS. (2005). *La Charte de Bangkok pour la promotion de la santé à l'heure de la mondialisation.* Organisation mondiale de la santé. http://www.who.int/healthpromotion/conferences/6gchp/bangkok_charter/en/

OMS Europe. (2012). *Plan d'action européen pour le renforcement des capacités et services de santé publique* (EuR/RC62/12 Rev. 1 ; p. 44). Bureau régional de l'OMS pour l'Europe. http://www.euro.who.int/__data/assets/pdf_file/0006/171771/RC62wd12rev1-Fre.pdf

Pinder, L. (2006). Le rôle du gouvernement fédéral en promotion de la santé : Une éclipse partielle ? In M. O'Neill, S. Dupéré, A. Pederson, & I. Rootman (Éds.), *Promotion de la santé au Canada et au Québec : Perspectives critiques.* Presses de l'Université Laval.

Popay, J., Whitehead, M., & Hunter, D. J. (2010). Injustice is killing people on a large scale—But what is to be done about it? *Journal of Public Health*, *32*(2), 148-149. https://doi.org/10.1093/pubmed/fdq029

Puska, P. (2010). From Framingham to North Karelia. *Progress in Cardiovascular Diseases*, *53*(1), 15-20. https://doi.org/10.1016/j.pcad.2010.01.003

Puska, P., Vartiainen, E., Laatikainen, T., Jousilahti, P., & Paavola, M. (Éds.). (2009). *The North Karelia project : From North Karelia to national action.* National Institute for Health and Welfare.

Raphael, D., & Bryant, T. (2002). The limitations of population health as a model for a new public health. *Health Promotion International*, *17*(2), 189-199.

Valtorta, N. K., Kanaan, M., Gilbody, S., Ronzi, S., & Hanratty, B. (2016). Loneliness and social isolation as risk factors for coronary heart disease and stroke : Systematic review and meta-analysis of longitudinal observational studies. *Heart*, *102*(13), 1009-1016. https://doi.org/10.1136/heartjnl-2015-308790

Vandentorren, S., Smaïli, S., Chatignoux, E., Maurel, M., Alleaume, C., Neufcourt, L., Kelly-Irving, M., & Delpierre, C. (2022). The effect of social deprivation on the dynamic of SARS-CoV-2 infection in France : A population-based analysis. The Lancet Public Health, 7(3), e240-e249. https://doi.org/10.1016/S2468-2667(22)00007-X

WHO. (1984). *Global strategy for health for all by the year 2000* (Reprinted). World Health Organization.

WHO Regional Office for Europe. (1984). *Health promotion : A discussion document on the concept and principles : Summary report of the Working Group on Concept and Principles of Health Promotion, Copenhagen, 9-13 July 1984*. WHO Regional Office for Europe. http://www.who.int/iris/handle/10665/107835

Introduction au chapitre : Promotion de la santé des élèves : la part de l'école dans la lutte contre les violences de genre en milieu scolaire au Sénégal, rédigé par Rosalie Aduayi-Diop et Fatou Diagne

Ce chapitre analyse le rôle de l'école dans la prévention et la prise en charge des violences de genre en milieu scolaire (VGMS) au Sénégal. Il souligne les liens étroits entre les pratiques de promotion de la santé et les réalités socioculturelles locales, et montre que les réponses efficaces ne peuvent être élaborées qu'au travers d'une approche collective et intersectorielle.

En s'appuyant sur une analyse documentaire, les auteurs révèlent que les jeunes filles sont particulièrement vulnérables en raison de facteurs sociaux et structurels tels que la pauvreté, les stéréotypes de genre et les normes socioculturelles qui compromettent leur scolarisation et leur bien-être. Malgré les politiques et réformes mises en place par l'État sénégalais pour lutter contre ces violences, les inégalités persistent, nécessitant une meilleure compréhension des déterminants de ces violences et des stratégies adaptées de promotion de la santé.

L'étude souligne que la violence de genre en milieu scolaire est un phénomène social systémique, enraciné dans des dynamiques culturelles, politiques et économiques. Les écoles, censées être des espaces de protection et d'émancipation, peuvent paradoxalement devenir des lieux de reproduction des inégalités et de violences, impactant négativement la santé physique, mentale et éducative des élèves. La persistance de ces violences montre la nécessité d'une approche globale intégrant les dimensions légales, éducatives et communautaires pour apporter des réponses efficaces et durables.

Face à ces constats, le chapitre insiste sur l'importance de stratégies intersectorielles pour prévenir et lutter contre les VGMS, notamment à travers l'éducation à la santé et à la sexualité, la formation des enseignants, l'intégration de la prévention des violences dans les curricula scolaires et le renforcement des mécanismes de suivi et d'évaluation. Il met en avant le rôle central de l'école comme levier de transformation sociale, en créant des conditions favorables à une éducation inclusive et égalitaire. Cependant, l'efficacité de ces actions repose sur une concertation entre les acteurs éducatifs, les familles, les institutions politiques et les organisations de la société civile.

Enfin, en adoptant une perspective de promotion de la santé, ce chapitre invite à repenser la lutte contre les violences de genre dans une logique de co-construction des savoirs et d'intervention adaptée aux réalités locales. Il démontre que seule une mobilisation collective, tenant compte des spécificités socioculturelles et politiques, peut permettre d'élaborer des réponses pertinentes et durables pour protéger les élèves et garantir leur droit à une éducation et à une santé de qualité.

Ce chapitre illustre ainsi combien la promotion de la santé ne peut se penser indépendamment des enjeux sociaux et politiques qui façonnent les conditions de vie et d'apprentissage des élèves. Il met en évidence la nécessité d'une approche globale et intersectorielle pour lutter contre les violences de genre en milieu scolaire, en intégrant la promotion de la santé comme un outil de transformation sociale au service de l'équité et du bien-être des élèves.

Didier Jourdan, Carole Faucher et Valérie Ivassenko

Promotion de la santé des élèves : la part de l'école dans la lutte contre les violences de genre en milieu scolaire au Sénégal

Rosalie Aduayi-Diop[1], Fatou Diagne[2]
1)Enseignante/Chercheure, Laboratoire de Recherche en Population, Société, Droit et Éthique (LPSDE) (ETHOS), Institut de Population Développement et Santé de la Reproduction / Université Cheikh Anta Diop de Dakar
2)Enseignante/Chercheure, École Normale supérieure d'Enseignement Technique et Professionnel (ENSETP), Université Cheikh Anta Diop de Dakar

Mots-clés : école, violences basées sur le genre, élève, promotion de la santé, jeunes filles

Introduction

La promotion de la santé en milieu scolaire peut se définir comme toute activité entreprise dans le but d'améliorer et/ou de protéger la santé au sens large et le bien-être de l'ensemble de la communauté scolaire. Il s'agit d'un concept plus large que celui de l'éducation à la santé et qui concerne : les politiques de santé à l'école, l'environnement physique et social des établissements, les programmes d'enseignement et les liens avec les partenaires (municipalités, associations, services de santé...) »[1]. En effet, la notion d'éducation pour la santé existe dans toutes les cultures et a comme fonction essentielle d'assurer l'intégration des enfants et des jeunes en devenir au sein de leur communauté. Assimiler l'éducation à la santé à la biologie ou aux sciences de la vie et de la Terre s'avère très restrictif. Il n'en demeure pas moins que c'est encore trop souvent le cas, peu importe où on se trouve dans le monde. Pourtant, l'éducation à la santé renvoie, non pas tant à un contenu pédagogique précis qu'au développement de compétences nécessaires pour faire des choix responsables et éclairés en matière de santé pour l'individu et pour la population (Jourdan, 2010 ; 2021). Nous parlons donc ici de l'appartenance à un même champ que celui de la prévention et la promotion de la santé. Ceci est important à saisir car c'est dans ce cadre conceptuel que notre vision de

[1] IUHPE. Promouvoir la santé à l'école : des preuves à l'action.

la pratique de l'éducation à la santé dans ce chapitre s'inscrit, et ce, malgré la persistance de certaines résistances au sein d'établissements scolaires. Par conséquent, la lutte et/ou la prévention des violences de genre en milieu scolaire doit prendre en compte la promotion de la santé des élèves et vice versa, principalement leur condition en matière de droits et de santé reproductive. Autrement dit, il s'agit de promouvoir une société composée d'individus éduqués certes, mais aussi en bonne santé physique, morale et psychologique. Dans ce cadre, la promotion de la santé en milieu scolaire, ainsi que l'éducation à la santé, ont un rôle essentiel à jouer dans la transformation des causes profondes des inégalités et des violences de genre.

Il est important de souligner que la violence de genre en milieu scolaire (VGMS) représente un phénomène mondial dont, selon des chiffres publiés par l'UNESCO en 2015, seraient victimes environ 246 millions d'enfants[1] et ce, sans frontières géographiques ou limites culturelles, sociales, économiques ou ethniques. Notamment, des inégalités entre garçons et filles persistent dans la plupart des pays d'Afrique subsaharienne. Ces inégalités découlent d'une socialisation différenciée entre les garçons et les filles depuis leur naissance. Dans la plupart des cas, ces inégalités sont la cause de violences de toute nature au sein des institutions éducatives, qu'il s'agisse de la famille ou de l'école. Ces institutions qui sont reconnues comme des lieux de sécurité, de développement et de protection des enfants et des jeunes constituent paradoxalement des espaces de reproduction de violences. Ceci est principalement le cas pour les jeunes filles qui se voient souvent contraintes d'abandonner très précocement leur scolarité.

Vouloir éliminer toutes formes de discriminations entre filles et garçons afin de promouvoir une éducation et une santé universelle représente incontestablement un enjeu de taille. Dans beaucoup de pays africains, l'achèvement progressif des cycles primaire, moyen et secondaire par les filles est problématique. Selon un rapport sur les violences de genre en milieu scolaire (Benabdallah, 2010), le

[1] Document de politique n°17 publié conjointement par le Rapport mondial de suivi sur l'éducation pour tous, l'UNESCO et l'Initiative des Nations Unies pour l'éducation des filles (UNGEI) pour la 59e session de la Commission de la condition de la femme à New York (mars 2015), d'après les estimations de Plan International, fondées sur le nombre d'enfants victimes d'intimidations verbales, forme courante de violence à l'école (Plan International, 2013).

pourcentage de filles dans l'effectif scolarisé total de l'enseignement secondaire en 2007 était inférieur ou égal à 40 % pour le Bénin (35%), la Guinée (35%), le Mali (39%), le Niger (38%), la RDC (35%), le Tchad (31%) et le Togo (35%). Le Burkina Faso (42%), le Burundi (42%), le Cameroun (44%) et le Sénégal (43%) présentent eux aussi une baisse notable de la participation des filles. Malgré de nombreux efforts, le Sénégal n'a pas encore atteint ses objectifs pour une scolarisation effective des filles.

L'école ne constitue pas, tel qu'escompté, un lieu sûr pour les filles. Ces dernières sont régulièrement victimes de harcèlements verbal et /ou physique, de châtiments corporels ou d'abus sexuels sur le chemin de l'école, dans la cour de l'école et en classe. Ces abus constituent l'une des principales menaces à la dignité et à la sécurité humaine. En outre, ils ont des répercussions négatives sur les performances scolaires, la santé et le bien-être des victimes. Bien qu'elle soit communément associée aux autres formes de violence qui sévissent dans la société sénégalaise, la violence basée sur le genre, en particulier dans le contexte scolaire, se distingue par sa nature complexe, étroitement liée aux normes socioculturelles spécifiques au contexte africain. Ce type de violence découle des inégalités de genre, lesquelles nécessitent une analyse différenciée ainsi qu'une stratégie de prévention qui lui soient propres.

Matériels et méthodes

Nous avons utilisé une grille de lecture basée sur une analyse multicritères. Pour les besoins de cet article et pour la collecte des informations, nous avons consulté de nombreuses revues, ouvrages généraux, documents officiels et rapports de recherche scientifique (Diagne, F. 2005 ; Simar, & Jourdan, 2012 ; Aduayi-Diop R et Mame Binta Ba, 2021). L'objectif ici est de mieux comprendre les dynamiques de la société sénégalaise actuelle, ses rapports avec les violences multiples et diversifiées ainsi que ses effets sur les secteurs sociaux comme l'éducation, la santé et sur toutes les catégories sociales (femmes, personnes âgées, personnes en situation de handicap, les jeunes, spécifiquement les jeunes filles.

Définie par l'OMS comme une « menace ou une utilisation intentionnelle de la force physique ou du pouvoir contre soi-même, contre autrui ou contre un groupe ou une communauté qui entraine ou risque fortement d'entrainer un traumatisme, un décès, des dommages psychologiques, un mal-développement ou des privations » (Krug, 2002 p.5), la violence a fait l'objet d'études de plusieurs disciplines (psychologie, sociologie, anthropologie, sciences politiques et juridiques). En outre, elle a fait l'objet d'études multisites internationales, régionales, nationales, ainsi qu'entre environnements urbains et ruraux. Tous les éléments dénotent de la richesse et de la pertinence de l'analyse documentaire. La plupart des recherches et études se sont surtout focalisées sur les conséquences de la violence et quelques fois sur les conséquences au niveau physique, psychologique de la santé etc. Peu d'études au Sénégal cependant semblent avoir été consacrées à la relation entre la violence faites aux filles et l'éducation à la santé. Et pourtant, une meilleure connaissance des réels facteurs reliés à la violence sexospécifique et leur prise en compte dans une logique de promotion de la santé serait, selon nous, une nécessité : la compréhension des enjeux portés par la promotion de la santé et l'éducation à la santé ne peut que contribuer à une meilleure santé de la reproduction et santé sexuelle des filles.

Les violences basées sur le genre en milieu scolaire ou la dimension d'un phénomène social

La violence est un phénomène mondial qui a pris, depuis quelques années, des proportions d'autant plus alarmantes qu'elle a gagné le milieu scolaire. « Les violences de genre en milieu scolaire sont définies comme des actes ou menaces de violence sexuelle, physique ou psychologique infligés au sein et autour des écoles, en raison de stéréotypes, de normes et de rôles associés au genre ou à l'identité sexuelle et imposés par des rapports de force inégaux » (UNESCO/UNGEI, 2015, p.7). En milieu scolaire, la violence de genre a un impact négatif sur l'éducation de millions d'enfants dans le monde selon Aaron Benavot, Directeur du Rapport mondial de suivi sur l'EPT en 2015. Sous forme de harcèlement verbal ou sexuel, violences sexuelles, châtiments corporels, brimades, etc…, ces violences ont des conséquences néfastes pour l'apprentissage et le bien-être.

L'accès à une éducation de qualité mais également à une santé optimale (bien-être social, physique, psychologique, moral etc.) est un droit fondamental reconnu pour tous les enfants et un préalable au développement socio-économique et à la réduction de la pauvreté. Pourtant, les droits des enfants à l'éducation et à la protection ne sont ni respectés ni réalisés par les États lorsque la violence et les abus compromettent le bien-être physique et psychologique des garçons et des filles (Antonowicz, 2010).

Les violences de genre et les violences sexuelles en milieu scolaire ne sont pas une exclusivité africaine : elles existent pratiquement dans tous les pays même s'il convient de les démarquer et de les distinguer par rapport à d'autres types d'agressions sexuelles dont sont victimes les femmes à travers le monde. Elles sont préoccupantes en Afrique subsaharienne dans la mesure où elles y sont associées aux obstacles à la scolarisation des filles et aux facteurs d'inégalité entre les sexes. (Coulibaly, M. L., 2013). Au Sénégal, les violences en milieu scolaire constituent une préoccupation majeure en raison de leur persistance qui compromet la jouissance des droits humains notamment les droits fondamentaux à la vie, à la sécurité, à la dignité et à l'intégrité physique et psychologique des apprenants et apprenantes qui en sont victimes.

Ampleur des violences basées sur le genre en milieu scolaire ou l'invisibilité d'un phénomène social

La sous-estimation des données sur l'envergure des abus et des actes de violence basés sur le genre d'une manière générale, et, en ce qui nous concerne en milieu scolaire, ainsi que le manque de statistiques fiables sur leur fréquence, leur nature, et leur localisation géographique, ne prédisposent pas les politiques à agir de manière ciblée. Au Sénégal, l'ampleur et la prévalence des abus sexuels à l'égard des élèves ne sont donc pas connues de manière précise ; il manque des données factuelles au niveau national sur les diverses formes de violences scolaires mais et surtout sur les questions relevant de la promotion de la santé des élèves. Toutefois, des recherches menées par des organisations non gouvernementales, des organismes des Nations Unies ainsi que des universitaires indiquent que la violence sexuelle et sexiste liée aux écoles constitue un grave problème dans le système éducatif du pays. Une étude menée en 2007, avec l'appui de l'USAID/PAEM, sur l'Enseignement moyen et secondaire général (DMESG) au sein de quatre régions du pays - Fatick, Kolda, Tambacounda, Ziguinchor, révèle en fait l'ampleur et l'étendue des violences en milieu scolaire. Les plus récurrentes étant les insultes et les humiliations verbales (408 filles sur plus de 605, soit 62,5%, déclarent faire l'objet d'insultes et 294 soit 44,5% d'humiliations verbales) suivies des violences physiques (40% des filles déclarent avoir subi des sévices et châtiments corporels, coups et blessures) puis des violences sexuelles (harcèlement sexuel qui touche 234 filles soit 37,3% des enquêtées) mais aussi le mariage forcé (85 cas soit 13,7%) et la pédophilie (84 cas de filles touchées soit 13,2%).

Les données de Human Rights Watch 2018 indiquent qu'en 2012, le gouvernement sénégalais a reconnu la prévalence de la violence sexuelle et sexiste en milieu scolaire, et que les filles sont les principales victimes des violences sexuelles. Toujours dans les zones citées dans le paragraphe précédent, l'exploitation sexuelle, le harcèlement et le viol étaient répandus : 37 % des 731 filles ont déclaré être affectées par le harcèlement sexuel lié à l'école, 13 % ont été touchées par la pédophilie, ce qui inclut tout geste, attouchement ou caresse à des fins sexuelles sur des enfants de moins de 16 ans. Près de 14% des personnes interrogées ont déclaré avoir été violées. L'étude a révélé que dans 42% des cas signalés, les enseignants étaient les premiers auteurs de ces crimes. Une autre étude menée par le Fonds des Nations Unies pour la population (FNUAP) et le Groupe pour l'étude et l'enseignement de la population (GEEP) en 2015, montre qu'au moins 1971 cas de grossesses ont été enregistrés dans des écoles entre 2011 et 2014. Des statistiques complètes et précises sur les grossesses d'adolescentes dans les écoles ne sont malheureusement pas disponibles, et ce, en partie dû à l'absence d'un système d'information axé sur le recensement de cas. Ces données montrent que la violence basée sur le genre en milieu scolaire se caractérise par une série d'actes récurrents, qui se produisent de manière évolutive et diversifiée selon une courbe ascendante et en fonction des contextes géographiques.

Typologie des violences basées sur le genre en milieu scolaire sénégalais

Les violences de genre en milieu scolaire représentent une problématique complexe à multiples facettes. Tout d'abord, elles se manifestent sous différentes formes tel que les violences physiques, sexuelles et/ou psychologiques : insultes, intimidation, harcèlement et abus sexuels, coercition et agression, viol. Dans la majorité des cas, ces différents types de VGMS se recoupent et se renforcent mutuellement. Toutefois, la plupart des actes de violence rentrant dans cette catégorie ne sont ni signalés, ni reconnus, en particulier lorsque les normes sociales et de genre empêchent les enfants de signaler ou même de reconnaître comme tels certains actes et certains comportements violents. Les enfants les plus vulnérables manquent parfois cruellement de soutien pour signaler les violences subies. La capacité des systèmes de suivi et d'analyse de données est généralement minimale dans les régions et les pays où les enfants sont le plus vulnérables. Les données sur la violence sont rarement décomposées par sexe et lieu de l'incident. En outre, les statistiques officielles ne reflètent pas toujours les violences réelles.

La violence physique se manifeste par les châtiments corporels, les coups et blessures volontaires, les bagarres, les brimades de toutes sortes etc. Elle est perpétrée par les enseignants, les enfants eux-mêmes et le personnel d'encadrement et de service. Elle impacte très sérieusement l'institution scolaire, surtout la scolarisation en poussant les enfants au décrochage. Ainsi, une étude réalisée par l'IDS et le FAWE en 2011 révèle que 55,4% des garçons et 61,8% des filles qui ont abandonné l'école l'ont fait à cause des punitions ; même s'il est à noter qu'au Sénégal, le châtiment corporel sur un(e) élève est sanctionné par la loi. A l'école, l'État sénégalais a interdit le châtiment corporel par le décret N° 72 861 portant sur l'organisation de l'enseignement primaire et élémentaire en date du 13 juillet 1972 et publié dans le journal officiel n 4274 du 1er février 1973. De plus, l'article 14 du chapitre III stipule que « les seules punitions autorisées sont : la réprimande verbale, la retenue après la classe, l'exclusion temporaire de 1 à 8 jours et l'exclusion définitive ». Malgré ces efforts, la croyance populaire a retenu que « la souffrance contribue à forger l'homme », donc un bon enseignant est nécessairement perçu comme celui qui inflige les châtiments corporels.

La violence psychologique et /ou verbale est tout aussi répandue mais très souvent plus diffuse. Elle prend place aux alentours de l'école, dans la cour, les toilettes, dans la classe et touche les apprenants dans des proportions impressionnantes (52% des filles et 48% des garçons estiment avoir subi des violences morales à l'école (IDS et FAWE, 2011). Cette forme de violence se manifeste, entre autres, par des injures entre apprenants en défaveur des filles, les injures entre apprenants et enseignants, l'utilisation d'un langage humiliant et dégradant, du chantage ou des menaces contre de bonnes notes, des insultes vis-à-vis des enseignants-tes, et autres comportements considérés comme déplacés. La violence psychologique et/ou verbale engendre la peur et l'insécurité tant parmi les apprenants que les enseignants. De plus, elle porte atteinte à l'estime de soi ce qui fait que, dans la plupart des cas, l'apprenant perd la confiance en soi.

La violence sexuelle, quant à elle, est un concept multiforme. Elle est utilisée de façon englobante pour décrire toute violence physique ou psychologique commise par le biais d'une action sexuelle ou ciblant la sexualité. Elle comprend les coups et les sévices sexuels infligés aux enfants de sexe féminin, le viol, le harcèlement, les attouchements, la pédophilie. Les VGMS enfreignent les droits fondamentaux de l'enfant et constituent une forme de discrimination sexiste. Les enfants doivent en être protégés, y compris à l'école.

La violence de genre en milieu scolaire, qu'elle soit de type sexuel, psychologique ou physique, revêt des formes spécifiques diverses et intervient dans et autour de l'école, tant de la part des garçons que des filles (Benabdallah, 2010). Il est important de noter que ces différentes formes de VGMS ont tendance à se recouper et se renforcer mutuellement. Les questions de genre représentent donc le vecteur de nombreuses formes de violence : la prise en compte du genre dans l'analyse peut aider à élaborer les approches de prévention et de lutte contre ce phénomène.

Causes multiformes et croisées

La violence à l'encontre des élèves touche toutes les régions et tous les pays, quels que soient les contextes. Les causes profondes ne résident pas dans une culture, une tradition ou une institution quelconque. Elle s'inscrit dans des aspects d'ordre structurel plus vastes, incluant des normes sociales et des convictions profondément ancrées et des comportements qui façonnent le genre et l'autorité. Les normes de discrimination sexuelle qui façonnent l'asservissement des femmes, la domination des hommes et le droit de la maintenir par la violence, sont présentes sous une forme ou une autre dans pratiquement toutes les sociétés. Toutefois, les facteurs sociaux et culturels occupent une place privilégiée lorsqu'il est question de comprendre la sous-scolarisation des filles.

Par ailleurs, il a été bien noté que l'observance continue de certaines pratiques culturelles et formes de comportement (violence basée sur le genre, excision, mariage précoce, exploitation sexuelle etc., VIH/Sida) représente un obstacle sérieux à la promotion de la santé reproductive ; Néanmoins ce ne sont pas tous les facteurs et acteurs culturels qui ont un impact négatif. Il existe une myriade d'institutions culturelles, de croyances et de systèmes de valeurs qui agissent également comme des ressources puissantes pour informer, éduquer, communiquer et persuader les comportements et attitudes désirés qui sont nécessaires en vue de contenir la propagation des VGMS.

Nous croyons important de préciser que le sens que nous donnons au terme *culture* - et, en l'occurrence, aux pratiques culturelles, provient du cadre conceptuel humaniste qui stipule que tout être humain, en tant que membre d'une société, est un être culturel. La culture est une caractéristique de l'humain. Elle est liée à l'humanisation et à l'intégration d'une personne dans un groupe. Celle-ci en reçoit une identité, elle y développe une appartenance et y construit des relations. Elle en partage la langue, la représentation du monde, l'organisation sociale, les valeurs, parfois les croyances. Néanmoins, les violences sexistes se manifestent et se perpétuent à travers les générations par le biais de la socialisation différenciée et la culture de la normativité. Les individus sont impérativement tenus de se conformer aux normes sexuelles dominantes. Les jeunes qui choisissent de ne pas s'y soumettre ou qui ne le peuvent pas ou les personnes n'ayant pas appris les « bons » comportements peuvent être sanctionnés par la violence. Comme le rappelle le document de Stratégie Nationale pour l'Égalité et l'Équité de genre produit par le Ministère de la femme, de la famille et du développement social sénégalais : « Le rôle d'autorité de l'homme et la position de subordination de la femme sont traduits à travers les différentes institutions. Dans le mariage, acte social fondamental, l'homme détient le privilège du rôle actif, il exerce un contrôle sur la fécondité du couple. Dans les processus éducationnels familiaux et communautaires, il jouit d'un traitement spécial avec une plus grande permissivité et responsabilisation ; contrairement aux femmes qui sont limitées et contrôlées dans leur ouverture et initiative. La femme lui doit respect et obéissance, voire pour certaines cultures (mandingues) un témoignage quotidien de gratitude. » (République du Sénégal, 2015)

En résumé, on note que les causes des VGMS sont à la fois endogènes et exogènes. Les responsabilités sont partagées entre les apprenants, l'école, la famille, la communauté et le système éducatif. Elles sont endogènes parce que les origines se trouvent dans l'école elle-même. Elles sont exogènes parce que les manifestations peuvent s'observer dans l'espace scolaire même si l'origine est extérieure à l'école ; les causes les plus récurrentes identifiées sont liées à la pauvreté, les représentations socioculturelles de la femme et de la fille, les aspects structurels et pédagogiques (ex : le curriculum).

Stratégies spécifiques visant à prévenir les VGMS

Des stratégies d'action ont été envisagées par les différents acteurs impliqués. Mentionnons ici :

- *Les approches de prévention de la violence et de promotion de l'égalité des genres dans les programmes scolaires*. La promotion de l'égalité des genres consiste ici en des actions qui tendent à modifier les contextes politiques, social, environnemental, culturel etc. afin d'accroître une bonne éducation à la sexualité aux apprenants ;
- *La formation du personnel pédagogique*. La formation des enseignants visant à lui fournir les outils nécessaires pour prévenir et lutter contre les VGMS et contribuer au développement des compétences des apprenants dans ce domaine pour leur permettre d'opérer des choix raisonnés ;

- *Le développement d'approches pédagogiques effectives à travers une série de réformes dans le secteur de l'éducation.* Les principales réformes qui se sont succédé au Sénégal ont fait évoluer les différentes approches pédagogiques. En effet, à la suite de l'approche par les contenus qui a été testée lors des réformes de 1962, de celle de 1971 et de celle de 1979 et de la PPO (pédagogie par les objectifs) qui fut utilisée dans les programmes en 1987, l'APC (approche par les compétences) est entrée en vigueur depuis 2008. Avec l'approche par les contenus, il fallait donc faire acquérir à l'élève le plus de connaissances possibles à travers les disciplines étudiées en classe. Quant à l'approche par les objectifs, les contenus sont à cette occasion formulés en termes d'objectif général à atteindre par le biais de plusieurs objectifs intermédiaires, secondaires et opérationnels pour rendre l'enseignement plus accessible à l'apprenant (Sambe, 2006). L'approche par les compétences (APC) est une approche qui se veut dynamique et signifiante, et devant permettre l'apprentissage tout au long de la vie.

Cependant, chacune de ces approches a présenté des limites que nous allons passer en revue plus bas en mettant un accent particulier sur la spécificité de l'APC utilisée pour prévenir les VGMS.

L'implémentation du nouveau curriculum a été guidée par une volonté de réformer le système éducatif sénégalais, avec un accent particulier sur les contenus et des approches pédagogiques, dans le but d'accroître l'efficacité du secteur. Les préoccupations actuelles dans le secteur de l'éducation sont telles que, partout à travers le monde, les systèmes d'éducation sont à la recherche de la formule miracle qui permettrait d'accroitre la réussite des apprentissages tout en réduisant le taux de décrochage scolaire. C'est ce qui explique les nombreuses tentatives de changement que nous avons observées, entre autres, dans plusieurs pays d'Afrique. Il convient toutefois de noter que ces réformes sont, dans une multitude de cas, le fruit de décisions précipitées prises par les instances dirigeantes de l'État, sans la préparation adéquate qu'elles nécessitent et sans une consultation préalable de l'ensemble des parties prenantes concernées.

La mise en œuvre de formations adaptées intégrant à la fois un travail sur les représentations de la santé, les questions liées au partenariat, mais aussi la présentation de documents pédagogiques, l'apport d'expériences et la rencontre avec les partenaires locaux, peut permettre aux enseignants de se sentir « autorisés » à investir ce domaine, souvent perçu comme relevant du socioculturel. Cette mise en œuvre s'inscrit dans une approche globale des enjeux qui y sont rattachés, en considérant l'individu comme acteur de sa propre histoire au sein d'un contexte socioculturel donné. Il s'avère que la formation constitue le vecteur primordial par lequel les enseignants parviennent à une meilleure identification du rôle de l'école et de leur mission dans ce domaine, dont la finalité réside dans l'émancipation de tous. En outre, ce processus facilite l'intégration de l'éducation à la santé, telle qu'elle est perçue et mise en œuvre par les enseignants, dans leur pratique pédagogique quotidienne.

Cadre légal et politique des violences basées sur le genre au Sénégal

Le but de cette section n'est pas de dresser une liste exhaustive des lois et des articles de lois qui pourraient recadrer les violences basées sur le genre en milieu scolaire. Toutefois, un aperçu général de quelques lois et conventions permettant de mieux éclairer la législation sénégalaise sera exposé. Comme c'est le cas dans tout État de droit et à l'instar de la communauté mondiale, le Sénégal reconnaît officiellement les libertés et les droits fondamentaux des populations hommes et des femmes tels qu'ils sont énoncés et garantis dans la *Charte africaine des droits de l'homme et des peuples relatif aux droits des femmes*[1] qui dans son article 2 interdit « toutes les formes de discrimination fondées sur la race, l'ethnie, la couleur, le sexe, la langue, la religion, l'opinion politique ou toute autre opinion, l'origine nationale et sociale, la fortune, la naissance ou toute autre situation ». En vertu de cette Charte, le Sénégal a de plus ratifié la convention internationale des droits des enfants[2]. Cette dernière garantit à tous les enfants le droit à la survie au développement ; le droit à la non-discrimination ; le droit à la participation de l'enfant / son opinion et le

[1] Protocole a la Charte africaine des droits de l'homme et des peuples, relatif aux droits de la femme en Afrique.

[2] Le terme « enfant » fait référence à toute personne âgée de moins de 18 ans, selon l'usage du droit international. Et selon l'OMS, le terme « adolescent » désigne les enfants et les jeunes adultes âgés de 10 à 19 ans.

droit à la protection contre toutes formes de violence, d'exploitation, de discrimination, d'abus et de négligence ; tout ceci dans l'intérêt supérieur de l'enfant. Cette responsabilité, qui s'inscrit dans une perspective de protection de l'enfance, est assumée à plusieurs niveaux, formant ainsi un environnement protecteur pour l'enfant. Cet environnement protecteur, dans sa globalité, inclut l'école, la famille, la communauté, la société et l'État. Il comprend plusieurs éléments individuels et collectifs qui, ensemble, sont à même de prémunir les enfants contre les abus, la négligence, l'exploitation et la violence.

Concernant les violences basées sur le genre, la déclaration des Nations Unies de 1993 sur l'élimination de la violence à l'égard des femmes définit la violence basée sur le genre (VBG) comme suit : *Tout acte infligé volontairement à une personne contre son gré, basé sur son sexe, son âge, son statut social et toute autre spécificité liée à sa personne et qui produit un impact négatif sur la santé physique ou psychologique et le développement de l'identité de cette dernière* ; c'est un acte qui enfreint à un certain nombre de droits humains universels protégés par les législations nationales et internationales. Le Haut-Commissariat des Nations Unies aux droits de l'homme (2014) définit la violence sexiste « comme tout acte néfaste dirigé contre des individus ou des groupes d'individus sur la base de leur genre. Cela peut inclure la violence sexuelle, la violence domestique, le mariage forcé/ précoce et les pratiques traditionnelles néfastes ». En milieu scolaire sénégalais, les violences basées sur le genre sont avant tout d'ordre sexuel et sexiste (OMS, 2016).[1] Les actes de violence basée sur le genre en milieu scolaire revêtent de multiples formes et ont souvent une origine socioculturelle : le viol, les abus sexuels, les harcèlements sexuels, les intimidations, les mariages forcés, les retraits des filles de la scolarité, les mutilations génitales féminines et autres pratiques traditionnelles néfastes aux jeunes filles. Ces actes constituent des crimes de violence, d'agression et de domination. Ils ont des répercussions réelles sur nombre de leurs droits, en particulier sur leur droit à l'éducation (Ministère de l'Éducation nationale, 2015).

[1] Voir Human Rights Watch (2018). La définition de la violence sexuelle donnée par l'Organisation mondiale de la santé (OMS) comme « tout acte sexuel, tentative d'acte sexuel, des remarques ou avances sexuelles non désirées ou des actes de trafic ou tout autre acte exercé par autrui contre la sexualité d'une personne en faisant usage de la force, quelle que soit sa relation avec la victime, dans n'importe quel contexte. »

En sus de la Charte et des conventions, différentes lois s'appliquent aux multiples situations qui peuvent exister en matière de violences sexistes. À titre d'illustration, nous pouvons évoquer la loi de 1999, laquelle vise à réprimer les infractions suivantes : la pédophilie, les violences conjugales, les mutilations génitales féminines et/ou l'excision, ainsi que le harcèlement sexuel. En outre, la loi a élargi la définition du viol et a rendu plus sévères les sanctions pénales. Le Code pénal sénégalais définit strictement le viol comme « tout acte de pénétration sexuelle de quelque nature qu'il soit, commis sur la personne d'autrui par violence, contrainte, menace ou surprise » (République du Sénégal, 1999). Le viol est puni de cinq à dix ans d'emprisonnement. Le viol ou la tentative de viol d'un enfant de moins de 13 ans ou d'une personne particulièrement vulnérable en raison d'une grossesse, d'un âge avancé ou d'un problème de santé entrainant un handicap physique ou mental, est passible du maximum de la peine (République du Sénégal, 1999). Le fait d'agresser sexuellement un enfant de moins de 13 ans est passible d'une peine d'emprisonnement de deux à cinq ans. Le code pénal incrimine également « le harcèlement d'autrui en usant d'ordres, de gestes, de menaces, de paroles, d'écrits ou de contraintes dans le but d'obtenir des faveurs de nature sexuelle, par une personne abusant de l'autorité que lui confèrent ses fonctions ». Si une victime a moins de 16 ans, son agresseur peut être emprisonné pendant trois ans. De plus, les actes constituant de la pédophilie - un crime en droit sénégalais - sont définis comme « tout geste, attouchement, caresse, manipulation pornographique, utilisation d'images ou de sons... à des fins sexuelles sur un enfant de moins de 16 ans ». Si des actes de nature sexuelle ou des tentatives d'agir sont commis par un adulte qui a « autorité sur la personne mineure », ou est « responsable de son éducation » ou par des agents de l'État, entre autres, l'agresseur sera emprisonné pendant 10 ans. Il est également à noter la Loi n°2005-06 du 10 mai 2005 relative à la lutte contre la traite des personnes et pratiques assimilées et à la protection des victimes (J. O. n°6223 du lundi 30 mai 2005).

Les législations en vigueur sont toutefois insuffisantes. En effet, selon l'organisation non gouvernementale Human Rights Watch, le Sénégal ne dispose pas d'un code de conduite national qui définirait les obligations des enseignants, des responsables scolaires et des acteurs de l'éducation envers les élèves. Les écoles sont censées définir leurs propres réglementations en matière de discipline des élèves et des enseignants, mais le ministère de l'éducation nationale ne fournit pas de paramètres pour définir le contenu de ces réglementations (UNESCO-IIPE, 2012). Le code professionnel et éthique des enseignants - un serment prononcé par tous les membres de la profession enseignante - est le seul document non contraignant qui stipule les engagements des enseignants envers leur profession, les élèves et la société, entre autres groupes. Les enseignants s'engagent à protéger les élèves de toute forme d'abus sexuel et à éviter toute forme de violence verbale, notamment un langage discriminatoire, la frustration ou la stigmatisation (République du Sénégal, 2014).

De la prévention à la promotion de la santé comme axe de lutte contre des VGMS

Définie classiquement comme des stratégies mises en œuvre pour réduire les facteurs de risque dans le cas d'une maladie précise, ou pour accroître une série de facteurs qui diminuent la prédisposition à la maladie (OMS, 1999), la prévention est donc référée à un risque particulier dans le cadre des violences de genre en milieu scolaire (mariage précoce, conséquences des grossesses précoces, exclusion). Cette définition peut être réductrice. Dans une conception plus large, la notion de prévention permet toutefois d'englober l'ensemble des initiatives en amont de l'émergence d'une situation problématique dans le but d'en prévenir les conséquences. Ces actions peuvent être très variées et tendre à promouvoir la santé individuelle et collective, c'est-à-dire à assurer l'intégrité physique et mentale et soutenir le développement des capacités vitales de chaque personne (créativité, désir, plaisir, rapport actif avec l'environnement) ainsi que réduire les menaces que font peser sur la personne ses environnements physique, psychologique et social. Ces dernières peuvent également contribuer au maintien des contradictions à un niveau tel que l'individu soit en mesure de les gérer sans pour autant altérer ses capacités vitales. Ceci implique une dynamique sociale qui renforce les possibilités de chaque personne. (Grémy et Pissaro, 1982 cité par Diagne et Jourdan, 2011). Dans le cadre de la lutte contre les VGMS, cette dynamique s'inscrit dans la logique de la promotion de la santé. En effet, cette dernière représente une stratégie novatrice dans les secteurs de la santé et des services sociaux qui peut être considérée d'une part comme une politique, puisqu'elle vise la ligne d'action du gouvernement et d'autre part, comme une approche favorisant la santé des individus puisqu'elle vise les modes de vie. C'est dans ce cadre que nous nous inscrivons à la conception de complémentarité de Tannahill et Downie (1996), pour qui la promotion de la santé englobe des activités qui visent l'amélioration du niveau de santé des personnes et des communautés. Au Sénégal, la démarche de promotion de la santé tente de rendre les conditions favorables à la santé par le biais de la promotion d'idées et de stratégies novatrices. Cette approche peut être définie comme une attitude proactive, impliquant la mise en œuvre de mesures visant à prévenir l'émergence de situations de violence et à atténuer les risques potentiels. Dans le cadre des VGMS, la promotion de la santé vise à anticiper les risques potentiels encourus par les apprenants, notamment les filles, et à élaborer les mesures appropriées pour s'attaquer aux causes et aux facteurs de risques afin d'accroitre la protection des victimes potentielles. Pour le système éducatif, la pierre angulaire des efforts de prévention et d'éducation à la santé réside dans l'élaboration du contenu pédagogique et des mécanismes de diffusion, c'est à dire le contenu enseigné et la façon dont il est enseigné. A travers des mises en situation proches de la vie réelle, les enseignants amènent les apprenants à utiliser leurs savoirs, savoir-faire et savoir-être pour construire des compétences permettant de prévenir et gérer les VGMS. A terme, les enseignants seront amenés à proscrire les pratiques violentes et à adopter des méthodes éducatives qui favorisent la sécurité dans les écoles.

Conclusion

Il est indéniable que l'éducation et le changement sont intrinsèquement liés. Cependant, il est également important de reconnaître que l'éducation rencontre des difficultés à atteindre pleinement ses objectifs inhérents à l'accompagnement des individus vers un véritable développement fondé sur les valeurs humaines. L'école, par exemple, est souvent centrée sur les connaissances purement scientifiques et technologiques au détriment de l'apprentissage des humanités, à la citoyenneté et à la gestion de l'altérité.

La promotion de la santé doit prendre en compte la lutte contre les violences basées sur le genre en milieu scolaire. Voilà donc une raison qui nécessite la formation des enseignants en éducation à la santé notamment en matière de lutte contre les VGMS qui gangrènent la santé et l'éducation des élèves au Sénégal. La violence basée sur le genre en milieu scolaire a des conséquences, à long et court terme, à la fois sur la scolarisation, les résultats scolaires et sur la santé. La violence liée au genre entrave la capacité des enfants à se concentrer à l'école. Elle engendre des situations dramatiques pour l'apprenant tels que la baisse du niveau scolaire, la perte d'intérêt pour les études, le changement d'établissement ou l'abandon définitif de l'éducation formelle (USAID, 2009).

Dans une société en mutation comme la nôtre, la mission de l'école se doit d'être toujours précisée et ajustée à la fois aux valeurs qui la fondent et au contexte social actuel. L'évolution rapide de la place de l'éducation à la santé à l'école, le changement de paradigme n'est pas sans générer de tensions. L'école devrait en effet, assurer aux élèves, tout au long de leur scolarité, une éducation à la santé à même de répondre à la fois à leurs attentes et à leurs besoins, d'où l'importance d'une formation adaptée.

Bibliographie

Diop, R. A., & Ba, M. B. (2021). IV. Dimension sexospécifique de la violence chez les jeunes. In *Jeunesse, exclusion et violence à Dakar (p. 155-182). Karthala.*

Antonowicz, L. (2010) la violence faite aux enfants en milieu scolaire au Mali. Education for Change ltd.

Benabdallâh, H. (2010). Les violences de genre comme facteur de déscolarisation des filles en Afrique subsaharienne francophone. Ministère des affaires étrangères et européennes (France) Association genre et action (France)

Bureau du Haut-Commissariat des Nations Unies aux droits de l'Homme (2014). Sexual and gender-based violence in the context of transitional justice.
https://www.ohchr.org/sites/default/files/Documents/Issues/Women/WRGS/OnePagers/Sexual_and_gender-based_violence.pdf

Coulibaly, M. L. (2013). Les victimisations scolaires au Sénégal à l'épreuve de l'analyse de « genre » : *Recherches & éducations*, *8*, Article 8. https://doi.org/10.4000/rechercheseducations.1564

De Ketele, J.M. (1996). L'évaluation des acquis scolaires : quoi ? Pourquoi ? Pourquoi ? Revue Tunisienne des Sciences de l'Éducation, 23, 17-36.

Diagne, F. (2005). Quelle éducation en matière de santé de la reproduction pour un changement de comportement chez les adolescents en cours de scolarisation *?* (N°1). IPDSR.

République du Sénégal, Direction de l'Enseignement Moyen et Secondaire Général. (2016). État des lieux sur les violences en milieu scolaire dans le moyen secondaire.

Diagne, F. et Wade, I. (2015). La formation des enseignants sénégalais à l'éducation à la sexualité : enjeux et perspectives Université Cheikh Anta Diop Dakar (UCAD) : doi :10.18162/fp. 48

Diagne, F., & Jourdan, D. (2011). *Éducation à la sexualité, prévention du SIDA au Sénégal : L'école et les enseignants en première ligne.* Presses Universitaires de Dakar. https://hal.science/hal-01104857

République du Sénégal, Ministère de l'éducation nationale (2018-2019). Direction de la planification et de la réforme de l'Éducation (DPRE) : Rapport national sur la situation de l'éducation (RNSE) Année scolaire. http://unesdoc.unesco.org/images/0023/002316/231652f.pdf

Introduction au chapitre : Modéliser la complexité d'accompagnement des écoles en promotion de la santé, rédigé par Chantal Vandoorne, Estelle Georgin, Christophe Genette, Patrick Berry, Gaëtan Absil

Ce chapitre examine la complexité de l'accompagnement des écoles dans la mise en œuvre de programmes de promotion de la santé.

Il met en lumière les pratiques sociales à l'œuvre en montrant que l'accompagnement en milieu scolaire nécessite une compréhension fine des dynamiques organisationnelles et sociales propres à chaque établissement. Les interventions efficaces ne peuvent se limiter aux dimensions pédagogiques : elles doivent intégrer les facteurs environnementaux, culturels et relationnels qui influencent la santé et le bien-être des élèves comme des professionnels. Cette approche holistique invite à considérer l'école comme un système complexe, où les interactions entre élèves, enseignants, familles et communauté jouent un rôle crucial dans le succès des initiatives de promotion de la santé.

Les auteurs soulignent la nécessité de développer des modèles d'accompagnement flexibles et adaptables, capables de répondre aux besoins spécifiques de chaque contexte scolaire. Ils montrent comment ces modèles peuvent aider à surmonter les obstacles fréquents à la mise en œuvre de programmes de promotion de la santé, tels que le manque de ressources, la résistance au changement ou les conflits de priorités au sein de l'école.

Du point de vue du partage des savoirs, le chapitre propose un cadre conceptuel structurant pour penser et modéliser la complexité de l'accompagnement en promotion de la santé à l'école. Il mobilise des apports issus de plusieurs disciplines – santé publique, sciences de l'éducation, théorie des systèmes complexes – pour offrir une lecture multidimensionnelle de ces processus. Cette approche interdisciplinaire contribue à dépasser les cloisonnements habituels et enrichit la compréhension des modalités d'accompagnement.

L'importance accordée à la co-construction des savoirs entre chercheurs, praticiens et acteurs scolaires constitue un autre apport central du chapitre. L'efficacité des démarches repose largement sur la capacité à valoriser et intégrer les connaissances, les expériences et les points de vue de tous les acteurs concernés. Une telle démarche participative favorise non seulement l'appropriation des programmes, mais permet également la production de nouveaux savoirs ancrés dans la réalité des établissements.

Enfin, le chapitre aborde la question de l'évaluation des dispositifs d'accompagnement, en proposant des outils et des méthodes permettant d'en mesurer l'impact et la durabilité. Cette dimension évaluative est essentielle au partage des savoirs, car elle soutient l'apprentissage collectif et l'amélioration continue des pratiques.

En conclusion, ce chapitre offre une contribution précieuse à l'analyse et à l'amélioration des pratiques d'accompagnement des écoles en promotion de la santé. En modélisant la complexité de ces processus, il propose un cadre de réflexion et d'action pour les professionnels, tout en favorisant un partage de savoirs interdisciplinaire et ancré dans la pratique.

Didier Jourdan, Carole Faucher et Valérie Ivassenko

Modéliser la complexité d'accompagnement des écoles en promotion de la santé

Chantal Vandoorne[1], Estelle Georgin[2], Christophe Genette[3], Patrick Berry[4], Gaëtan Absil[5]

1)Chercheure à l'Université de Liège, Plate-forme Interfacultaire ESPRIst - Emancipation Sociale, Santé des Populations, Réduction des Inégalités dans les sociétés en transition (Belgique).

2)Chercheure en santé publique à l'Université de Liège, Plate forme Interfacultaire ESPRIst - Emancipation Sociale, Santé des Populations, Réduction des Inégalités dans les sociétés en transition (Belgique).

3)Assistant Chercheur à l'Université de Liège, Faculté de psychologie, Logopédie et Sciences de l'éducation, UR RUCHE (Belgique).

4)Sociologue, consultant en Promotion de la santé et études environnementales

5)Maitre-Assistant à HELMo (Haute Ecole Libre Mosane), Département social, UR LABOCS - Laboratoire pour le Changement Social) (Belgique).

Mots-clés : promotion de la santé à l'école, santé scolaire, complexité, planification, changement organisationnel.

Introduction

La promotion de la santé peut être qualifiée de complexe, comme système d'interactions qui se transforme et transforme son environnement (Tremblay et Richard, 2011). Elle institue, questionne et relie. Elle questionne les politiques de santé publique vite oublieuses des déterminants sociaux et environnementaux de la santé. Elle dépasse ainsi les constats d'une approche individualisante et comportementaliste par une attention aux collectifs et aux interrelations entre l'environnement et les êtres vivants (Green et al., 1996). La relation à l'environnement et avec le développement durable s'affirme de plus en plus au fil des déclarations internationales, notamment dans les déclarations de Sundsvall (OMS, 1991) et de Shanghai (OMS, 2017).

La promotion de la santé partage une autre caractéristique avec les théories de la complexité. Il est plus facile de la concevoir d'un point de vue intellectuel que de la mettre en pratique (Bilodeau et Potvin, 2018). Il est encore plus difficile d'observer et de rendre compte des synergies qui induisent des effets et des changements.

Les modèles fréquemment usités pour refléter la complexité des interventions en promotion de la santé se réfèrent à des analyses causales ainsi qu'à une gestion de projet par cycle, fondée sur des objectifs bien délimités et une démarche par étapes à parcourir dans un ordre déterminé. Or le caractère itératif de tout projet d'action et donc de toute conduite de projet est à inscrire à l'encontre d'une certaine conception de la linéarité du temps à laquelle se trouvent réduites trop de démarches de projets (Barbier, 1991, cité par Boutinet, 1994). Souvent celles-ci fournissent des cadres logiques trop rigides et ambitieux pour motiver et accompagner les communautés scolaires dans la mise en place progressive d'initiatives d'amélioration des environnements de vie et des compétences. Il est parfois difficile de les adapter aux spécificités des besoins et contexte d'une communauté. Ces cadres peuvent devenir sclérosants quand ils sont utilisés comme supports d'une conception technocratique du management par les autorités de tutelle (Boltanski, 2024). Par ailleurs, il s'agit de dépasser la promotion de programmes et de pratiques « clé sur porte », fussent-ils probants, pour amener petit à petit ce changement de perspective et d'investissement collectif qui fera évoluer l'environnement scolaire et les compétences de ses membres (Pirard, 2016). Autrement dit, il faut créer une vision du changement sur le long terme au sein d'une organisation. En cela, on rejoint l'essence même d'un projet en tant qu'« image anticipatrice d'un processus de changement du réel » (Barbier, 1991).

En Belgique francophone, l'appui fourni aux communautés scolaires par des équipes de santé préventive (services de promotion de la santé à l'école, ci-dessous abrégés SPSE), s'inscrit dans cette optique. Les pratiques de promotion de la santé de ces professionnels s'imbriquent de manière étroite dans leurs autres missions que sont le suivi de la santé des élèves par des bilans périodiques, la vaccination, la prophylaxie des maladies transmissibles. Elles participent du changement social, en créant de manière répetée des occasions de modifier la perspective dans laquelle les communautés scolaires envisagent de promouvoir la santé de leurs membres. L'enjeu est alors, de prévoir et de modéliser les processus par lesquels ce support devient opérant sur les moyen et long termes, en s'accommodant des ressources limitées de ces équipes. Cet enjeu doit être rencontré par un « projet de service » qui définit quelles actions de promotion de la santé chaque SPSE poursuivra sur une période de six ans, à l'articulation entre priorités officielles de santé publique, besoins spécifiques de son territoire, attentes de ses publics et ressources du service. Cet enjeu rencontre une des conclusions d'Eric Breton (2016) : « En effet, la question est de savoir, d'une part comment par exemple nous pouvons contribuer à créer des environnements favorables à la santé d'une population donnée, et d'autre part comment les acteurs institutionnels et associatifs peuvent être en mesure de se structurer pour y parvenir ? ». Cela implique de se référer à d'autres modèles que les modèles causaux ou les modèles de planification et de gestion de projets (Frère et Laville, 2022). L'hypothèse sous-jacente est que les projets de service des SPSE sont des systèmes complexes qui intègrent à la fois une logique de développement de projet par objectif, des logiques organisationnelles et des « art de faire » au quotidien.

Le Modèle inforgétique des organisations a donc été proposé aux services de médecine préventive (SPSE) pour structurer leur projet de service tout au long de la période de leur agrément, soit 6 années. Il s'agissait de soutenir les pratiques diversifiées des SPSE par la modélisation de la complexité des processus à articuler pour développer leur projet de service[1].

Le Modèle inforgétique de Le Moigne a paru intéressant en tant que matrice pour monitorer des projets de service sur le long terme. L'utilisation de ce modèle a pour vocation de constituer un dispositif structurant pour construire et relater les actions autour des principaux objectifs de ces projets de service. Ce versant des activités des services PSE étant en effet peu visible et sujet à de nombreux questionnements quant à son efficacité par l'autorité de tutelle, il a paru essentiel de trouver un moyen de rendre compte de manière pertinente des activités menées par les services de santé scolaire pour développer la promotion de la santé au sein des établissements scolaires. L'ambition était de permettre aux équipes de rapporter, au sein d'un canevas semi-ouvert, des processus en plus des résultats, d'organiser leurs actions de manière plus complexe et moins linéaire, en synchronie dans un temps court (1

[1] La complexité est vue comme la propriété d'un système. Selon Lugan (2012, p. 38), un système serait « un ensemble d'interactions privilégiées entre des éléments, des acteurs ou groupe d'acteurs et leurs produits : effets, actions, processus ». Il ajoute que ces interactions inscrivent le système dans une dimension dynamique et temporelle en lien avec les buts de ce système. Le système peut se pérenniser par les échanges avec son environnement. Selon Le Moigne, la complexité est une question de conjonction, contre une pensée scientifique classique centrée sur la disjonction (Le Moigne et Morin, 2007).

an) en fonction des ressources disponibles, et en diachronie sur un temps long (2 à 6 ans) pour se rapprocher progressivement des changements attendus.

Mieux rapporter la complexité permettrait de se rapprocher de la réalité vécue par les équipes et du sens qu'elles donnent à leur projet, mais qu'en est-il réellement ? L'introduction de ce modèle visait également à uniformiser le recueil des pratiques liées au projet de service, afin d'en tirer des informations que l'on puisse comparer en menant des analyses transversales. L'utilisation d'un modèle tel que promu par Le Moigne, davantage centré sur les processus organisationnels que d'autres modèles, permet-elle de mieux rapporter cette complexité tout en évitant les écueils des outils habituellement utilisés pour soutenir le pilotage dans le cadre du new management public (Van Haeperen, 2012 ; Pesqueux, 2024) ?

Autrement dit, nous faisons le double postulat que l'explicitation au travers d'un modèle de la complexité aide les équipes à refléter le travail de terrain de manière complète mais condensée, et cohérente dans le temps, et soutient également le pilotage des projets des SPSE par l'autorité de tutelle, l'ONE (Office de la Naissance et de l'Enfance). Septante-trois projets de services ont été développés entre 2014 et 2020, correspondant à 305 objectifs. Les équipes PSE ont été accompagnées pour réaliser le rapportage annuel. In fine, l'ensemble des rapportages des six années a fait l'objet d'analyses de contenus, de descriptions transversales des processus et réalisations, d'analyses systémiques et diachroniques de ceux-ci.

Cette question sera abordée à deux niveaux, celui de l'appropriation du modèle par les équipes et celui des analyses transversales des rapports annuels, réalisées par les chercheurs.

S'approprier le Modèle inforgétique des organisations de J.L. Le Moigne

Le processus d'appropriation recouvre les méthodes de traduction du modèle, les systèmes d'accompagnements individuels et collectifs, les usages du modèle par les équipes, les ajustements de ce modèle au fil des projets et de leur analyse. Le processus d'appropriation de ce modèle est long. Il commence en 2015 pour se terminer en 2019, voire en 2021 si l'on considère que les analyses de contenus des rapports réalisées par l'équipe de recherche et d'accompagnement opèrent aussi des opérations de traduction quant au modèle initial.

Des processus de traduction en amont

La pensée de Le Moigne se distingue par son formalisme et par son adhésion à une version structurée de la complexité (Le Moigne, 1999 ; Eriksson, 1997). L'auteur propose une modélisation inforgétique des systèmes. Le terme inforgétique désigne une science de l'information dans une perspective dynamique. La complexité des organisations peut être représentée au travers de neuf fonctions.

- Comprendre : le système engrange des informations sur son environnement.
- Finaliser : le système se donne une finalité.
- Concevoir : le système met en place des moyens.
- Computer : le système utilise les informations et ses expériences passées pour prendre des décisions.
- Mémoriser : le système stocke ses expériences passées.
- Communiquer :le système échange des informations avec son environnement (externe) et avec ses composantes (internes).
- Produire : le système produit des *outputs*.
- Maintenir : le système dure dans le temps et dans son environnement.
- Relier : Le système gère ses liens avec l'extérieur.

Trois axes orientent ces fonctions, celui de la prise de décision, celui de la gestion de l'information et celui de la mise en place des réalisations. Selon Le Moigne, plus on prend en compte chaque fonction, plus l'organisation est stable, pérenne et dynamique. Ainsi, le modèle « propose une interprétation a priori générale et intelligible de l'organisation de tout système complexe : grille de lecture, ou mieux un outil de diagnostic commode et pertinent pour l'intervenant au sein d'un système complexe » (Le Moigne, 1999, p. 91).

Dès le départ, il a été nécessaire de réaliser une adaptation sémantique pour rendre les termes accessibles aux professionnels de promotion de la santé et montrer comment l'articulation de ces fonctions rencontre les critères habituellement utilisés dans les démarches de gestion de projets (cohérence, pertinence, efficacité, dynamisme, qualité, pérennité). Les changements opérés dans l'outil et dans le référentiel qui précisait son utilisation ont eu pour effet de l'ajuster aux pratiques réelles, notamment en le rapprochant de la gestion de projet par objectifs.

Gérer l'information	OBSERVER Rassembler, Collecter des informations.	MEMORISER Enregistrer et structurer les informations	COMMUNIQUER .... vers les acteurs internes ou externes
Prendre des décisions	ANALYSER Analyser, comprendre	FINALISER **Respecter les objectifs à long terme**	CONCEVOIR Des actions, des adaptations dans l'organisation
Assurer l'application	PRODUIRE Bilan de ce qui a été réalisé auprès des publics cibles	MAINTENIR Rendre possible la continuité	RELIER Avec les actions de partenaires locaux,...
	Garantir la pertinence	Assurer la pérennité	Soutenir la dynamique

Figure 1 : les neufs fonctions du modèle inforgétique, adaptées pour le projet de service des SPSE

La théorie a tout d'abord été introduite sous la forme d'un canevas de développement et d'explicitation du projet de service, proche d'un récit ou narratif. Par la suite, les services ont été invités à identifier leurs objectifs prioritaires pour la période de 6 ans et à organiser leurs actions projetées dans chacune des fonctions autour de chacun de ces objectifs, si possible avec des repères temporels. Pour ce faire, chaque fonction a été opérationnalisée par une série de questions qui devaient faciliter l'identification des informations à y référer.

Un exemple simple illustre comment ce modèle peut être appliqué à un des objectifs d'une équipe PSE, dont la réalisation s'étendra peut-être sur plusieurs années. Une équipe pense que son travail serait facilité et rendu plus pertinent, plus bénéfique, si les membres de la communauté éducative connaissaient mieux les missions et le fonctionnement de leur service. Elle décide donc de se fixer comme objectif de mieux faire connaître ses services à ses bénéficiaires, ses partenaires et aux écoles (Finaliser). Or, il n'y a aucune trace d'informations qui situent le niveau de connaissance du service par les différentes communautés éducatives et partenaires potentiels de la population scolaire avec lesquels doit travailler cette équipe (Mémoriser). L'équipe met alors en œuvre une enquête (Observer). L'enquête vise à comprendre ce qui est connu des services par les écoles et les partenaires, les principaux obstacles à cette prise de connaissance, les situations qui, au contraire, facilitent celle-ci. L'équipe en analyse collectivement les résultats en les confrontant aux informations non formelles recueillies par ses membres lors de leurs contacts avec la communauté scolaire (Analyser). Un document qui présente les services est rédigé sur la base de cette analyse (Concevoir) et une stratégie de diffusion est orientée vers les différents acteurs de la communauté éducative, y compris les familles et les élèves, les partenaires évoluant autour de l'école (Communiquer). Comme le contenu de cette présentation est construit en équipe, le processus renforce la culture commune (Maintenir). La conception du document tout comme la montée en compétences de l'équipe peut aussi avoir été facilitée par une formation à différentes techniques de communication, suivie, puis relayée par certains membres de l'équipe (Maintenir). L'équipe peut avoir sollicité des partenaires pour co-construire cette démarche de communication (Relier). La diffusion du document de présentation et les interactions menées à cette occasion renforcent le lien avec l'environnement social : partenaires, parents, enseignants, médecins de ville (Relier). La préparation est prévue sur deux ans et la diffusion est échelonnée sur les deux années suivantes, en commençant par les écoles dont les élèves et leurs familles ont le moins de contacts avec le SPSE (Produire).

La réalisation d'un rapport d'activité annuel des SPSE au travers du Modèle de Le Moigne fait apparaître la progression des actions en lien avec chacune des fonctions organisées autour de chacun des objectifs du projet de service. Ainsi, chaque tableau correspond à un objectif prioritaire du projet de service. Les équipes remplissent progressivement sur six ans un nombre de tableaux variant de un à cinq.

Le champ des questions peut alors s'ouvrir et être travaillé collectivement. Un projet active-t-il toutes les fonctions ? Comment les différentes fonctions sont-elles mises en relation ? Comment soutenir une équipe au fil du développement du projet ? Le système-projet est-il adéquat à son environnement ? Quels sont les effets produits par le système-projet sur son environnement et sur lui-même ?

Des accompagnements indispensables et multi facettes

Les contextes organisationnels et territoriaux des équipes sont particulièrement hétérogènes. Cette hétérogénéité se répercute sur la capacité des équipes à mettre en œuvre la promotion de la santé au travers de leur projet de service. De plus, les pratiques de promotion de la santé du secteur sont mises à l'épreuve de moyens à disposition des équipes, qu'ils soient humains, temporels ou financiers ; la culture professionnelle et institutionnelle reste souvent marquée par l'approche éducative individuelle plutôt que par le développement de dynamiques collectives intégrant les environnements matériels et sociaux (Govers et Saglimbene, 2010).

Ainsi, bien qu'obligatoire depuis 2008, le projet de service n'était pas une réalité dans toutes les équipes. Il existait comme document, mais n'était pas suffisamment mis en œuvre, voire il était devenu lettre morte. Comment évaluer de manière transversale des projets qui ne laissaient quasi-pas de traces de leurs activités et présentaient de très nombreuses spécificités locales ?

La modélisation inspirée de Le Moigne envisageant le système comme un phénomène dynamique, il était attendu que son utilisation favorise une revitalisation des projets de service. Elle lutterait contre l'effet « lettre morte » du projet, lui rendant sa fonction de vision anticipatrice et transformative, l'inscrivant dans une dynamique de cycle, activant une réflexivité collective (Argyris, 1997 ; Boutinet, 2010).

Après quelques journées de présentation de l'outil, rassemblant les équipes par territoire, certaines équipes sont entrées rapidement dans la logique et d'autres ont été rebutées par l'imposition d'une grille de lecture perçue comme trop compliquée. Dans l'un et l'autre cas, la préparation systématique et la formalisation nécessitées par ce rapport est exigeante : il faut conserver la mémoire de ce qui s'est passé pendant un an, rassembler ces événements, les associer au bon objectif, à la bonne fonction. Remplir ce rapport nécessite en sus un gros effort de tri et de synthèse, car la place disponible dans le format de tableau en fichier word est étroite. Outre ces éléments, l'utilisation du modèle inforgétique n'est pas adéquate si l'objectif n'est pas formulé selon la bonne granularité : l'objectif doit être unique, définir le changement attendu auprès du public-cible. Une priorité plus générale, une pratique interne potentiellement intéressante pour supporter le changement, ne pourront être rapportées à des actions ciblées sur les différentes fonctions.

Il est apparu d'emblée que les équipes dont le projet de service était bien structuré selon les critères habituels de la logique de projet rentraient plus facilement dans ce nouveau schéma, notamment en fonction de leur habileté à formuler des objectifs ; à distinguer actions, stratégies et objectifs ; publics finaux et publics intermédiaires ; à réfléchir une planification dans le temps ; à distinguer le projet spécifique portant sur la promotion de la santé des autres missions plus traditionnelles et fortement réglementées de médecine préventive.

Utiliser le modèle inforgétique a souvent nécessité de clarifier les objectifs formulés au départ et les liens entre les actions proposées et ces objectifs. Clarifier le projet, reformuler concrètement les objectifs, identifier les liens fonctionnels entre actions et objectifs a été pour certaines équipes une étape préalable à l'utilisation de ce nouveau format de rapportage de leurs activités.

C'est pourquoi un important investissement a été placé sur différentes formules d'accompagnement des équipes PSE, qui se sont adaptées au fil des années à la prise en main différenciée de cet outil. Ces accompagnements se fondaient à chaque fois sur l'analyse des projets de service et des rapports d'activité antérieurs de l'équipe, pour préparer le rapport de l'année en cours. Les accompagnements fournissaient l'occasion de ré-interroger la complexité des pratiques et de la mise en œuvre du projet de service par une explicitation des liens entre les différentes fonctions. On distingue :

- des journées d'accompagnements collectifs rassemblant plusieurs services confrontés aux mêmes difficultés d'appropriation de l'outil, avec travaux en sous-groupes ;
- des journées d'accompagnement pour les membres d'un même service ;

- des relectures commentées des rapports d'activité annuels, à la demande ;
- des permanences hebdomadaires pour répondre à des difficultés ponctuelles.

Une appropriation en demi-teinte

Dans un premier temps (2017-2018), deux études ont été menées. Une enquête en ligne a été réalisée à mi-parcours par l'équipe d'accompagnement pour apprécier comment les professionnels de PSE s'étaient approprié ce nouvel outil de rapportage, les avantages et difficultés qu'ils y associaient. Un approfondissement qualitatif des résultats de cette enquête a été réalisé par un expert externe sur la base d'entretiens de groupes (Berry, 2018). Deux ans plus tard, une évaluation externe a été menée, portant spécifiquement sur la mission de développement de projets de promotion santé en milieu scolaire par les équipes PSE (Dodion et al, 2021).

Les résultats de ces évaluations concordent sur certains points : l'outil développé à partir du Modèle de Le Moigne est apprécié pour accompagner les équipes dans l'intégration de la promotion santé dans leurs pratiques, en fonction de leurs contraintes. Dans ces conditions, il est susceptible de renforcer les compétences gestionnaires des équipes PSE, indispensables à la mise en place de projets de promotion de la santé dans les écoles. L'outil est par contre nettement moins apprécié comme outil de rapportage.

Pour une large majorité de professionnels, l'utilisation de cet outil donne de la valeur à la réflexivité et aux travaux préparatoires. Il fournit une aide pour avoir une vision plus claire du projet et en renforcer la cohérence: « Clarifier les finalités, priorités et objectifs des actions » , « Limiter les objectifs et les prioriser », « Rendre les activités cohérentes avec les objectifs » , « Favoriser la logique interne du projet » . Sous certaines conditions, l'outil favorise la communication en interne autour du projet de service : « Inciter les équipes à une cohérence dans le suivi », « Faciliter la communication entre les différents membres de l'équipe » , «Interroger les équipe sur les étapes intermédiaires », « Harmoniser les informations collectées auprès des différentes équipes et favoriser la cohérence des projets entre elles » .

L'outil favorise l'évaluation et la continuité sur plusieurs années : « Garder le projet comme fil conducteur » , « Garder une même logique dans le projet et ses bilans, tout au long des 6 ans » , « Inscrire les activités dans la continuité des 6 ans » , « Garder des traces » , « Évaluer et adapter le projet en fonction du bilan annuel » , « Collecter des informations utiles », « Utiliser les observations pour guider l'action » .

Mais tout en en reconnaissant la plus-value de cet outil, une majorité des professionnels en déplorent la lourdeur administrative : assimiler ce canevas et l'utiliser en pratique prend du temps. La présentation du modèle sous forme d'un tableau à neuf cases est synonyme de perte de sens pour certaines équipes, tandis que d'autres y trouvent une aide à un bilan et à une régulation plus systématique. En effet, le modèle permet de renseigner différentes facettes du projet, mais nécessite le découpage des informations. Certaines équipes l'associent au cycle de projet, alors que d'autres peinent à l'intégrer à leurs outils de gestion de projet, ce qui en freine l'appropriation.

La dynamique des travaux en équipe peut être plus ou moins favorable à une appropriation forte de ce nouveau modèle de bilan. (Berry, 2018). Les modes d'usages davantage collectifs favorisent l'appropriation de cet outil. Concrètement, un référent utilise l'outil, mais n'en détient pas la charge exclusive. Dans ce cas, le modèle sert non seulement le rapportage, mais il sert également le suivi du projet. Un modèle d'appropriation moins favorable se caractérise généralement par un mode d'usage individuel. Dans ce cas, une seule personne complète le modèle, ce qui sert principalement l'obligation administrative de « rendre compte ». Quels que soient les modes et les types d'appropriation, le modèle inforgétique s'accommode mal d'une utilisation peu fréquente, soit un exercice individuel ou collectif qui se réalise une fois par an, en fin d'année scolaire.

Par ailleurs, l'équipe d'accompagnement a été rapidement sensibilisée aux aspects pratiques de la gestion d'un tableau à neuf cases pour incrémenter chaque année de nouvelles informations. Conserver au fil des ans la lisibilité de ces tableaux nécessitait une maitrise des outils de bureautique et un équipement d'impression dont ne disposaient pas toutes les équipes PSE, ajoutant de la difficulté au rapportage. Perte de sens et discontinuité dans l'usage, difficultés bureautiques auraient pu trouver réponse dans la création d'une plate-forme informatique pour encoder les rapports d'activité. Un prototype a été créé et testé auprès des utilisateurs pour faciliter une gestion plus souple et plus ouverte des informations, mais il n'a malheureusement pas pu être implémenté.

Refléter et quantifier la complexité dans les analyses des rapports

Des modalités d'analyse associant quantitatif et qualitatif

Dans un deuxième temps (2019-2020), les 305 objectifs rapportés par les équipes et les réalisations associées au cours des cinq premières années de leur projet de service ont été soumis à l'analyse par l'équipe d'accompagnement, renforcée par un chercheur n'ayant pas participé à celui-ci.

L'exploitation transversale de ces bilans annuels, construits de manière itérative et cumulative, a donné lieu à de nouvelles opérations de traduction du Modèle de Le Moigne, notamment pour mettre au jour des manières de créer des liens synchroniques entre les fonctions, au départ de la réalité des pratiques reflétées dans les rapports, et pour rendre ces liens explicites de manière diachronique.

La stratégie de recherche qui guide l'analyse est celle de la condensation des données, opération qui rend les données manipulables sans nuire à leur sens (Huberman & Miles, 2002). Les analyses sont à la fois qualitatives et quantitatives.

Les données proviennent de deux sources. Les projets de service et leurs rapports d'activité constituent la source principale. La source secondaire est constituée des traces du processus d'accompagnement, qui permettent une compréhension plus fine des éléments fournis dans les rapports écrits. Les données sont analysées collectivement par les chercheurs. La grille d'analyse combine les fonctions du Modèle de Le Moigne et des enjeux de santé publique tels que les publics, les thématiques, les stratégies de promotion de la santé.

Les analyses et leurs conclusions sont présentées et soumises à l'avis des équipes SPSE. Ce qui surprend, ce qui fait sens, ce qui interpelle est alors explicité entre les équipes PSE et les chercheurs qui, au fil des rencontres, approfondissent leurs analyses. Les relations de longue durée que les chercheurs-accompagnateurs ont nouées avec le secteur de la PSE est un atout majeur qui se cristallise en des dialogues constructifs, nourrissant tout autant la pratique des équipes que celles des chercheurs. L'analyse vise avant tout à refléter des processus et des réalités utiles au pilotage global et non à évaluer la performance de telle ou telle équipe. L'enjeu éthique, en relation avec la complexité, consiste aussi à résister à une simplification du sens des actions développées et exprimées par les acteurs de terrain, et manifestées dans les sources de données (Genard & Escoda, 2019).

Ces analyses ont été opérées à plusieurs niveaux, chacun correspondant à des utilités complémentaires.

- *Dans quelle proportion les rapports ont-ils été complétés de manière satisfaisante ?*

Avec quel niveau de complétude, de complexité, de pertinence, le Modèle inforgétique des organisations a-t-il été utilisé dans le rapportage des projets de service ? Le projet rapporté active-t-il toutes les fonctions ? Des régularités apparaissent-elles dans les fonctions les moins documentées ? Ce phénomène est-il plutôt attaché à certains projets de service ou à certains types d'objectifs ? Comment les différentes fonctions sont-elles mises en relation ? En effet, le degré de maitrise de ce nouvel outil de rapportage par les équipes PSE était nécessaire à apprécier avant que les chercheurs ne puissent valider des analyses transversales.

- *Un aperçu transversal des pratiques et des réalisations des équipes eu égard à leur projet de service peut-il être donné de manière plus complète et nuancée, plus proche de la réalité, que lors des analyses précédemment réalisées au départ d'autres formats de rapportage ?*

Une première analyse des pratiques reflétées dans chaque fonction a notamment permis de mettre au jour cette diversité de pratiques d'observation, d'analyse, de partenariats, de communication, etc. La fonction « Conception » , par exemple, peut porter sur des démarches ou des outils d'animation ou encore sur des ressources pour soutenir la gestion de projet par l'équipe, sur des outils de collecte d'information, sur des outils de visibilité des services, des démarches d'organisations internes. On a ainsi fait émerger, par condensation, une série de variables spécifiques à chaque fonction et des catégories pour chaque variable. Il a également été nécessaire d'opérer une classification des objectifs, des publics cibles, des thématiques et stratégies de promotion de la santé impliquées dans les divers rapportages. On constate ainsi que la fonction « Relier » nécessite de distinguer les usages des divers partenariats cités : concrétiser un projet (lien avec la fonction « Conception ») ou le disséminer (lien avec la fonction « Produire »), soutenir les pratiques de l'équipe (lien avec la fonction « Maintenir »), gérer des situations individuelles d'élèves, développer une pratique de réseau.

- *Une théorie de la complexité modélisée et traduite sous la forme d'un outil de rapportage permet-elle de refléter la richesse et la complexité des pratiques de promotion de la santé des équipes de santé scolaire ?*

C'est dans la construction de variables transversales aux fonctions et dans le croisement de celles-ci que se concrétise l'exploitation plus affirmée de la complexité valorisée dans ce modèle inforgétique, au travers des trois systèmes: le système lié à la décision, le système d'information et le système opérant (de réalisation). Dans ce modèle, le contenu noté dans les fonctions ne prend tout son sens qu'en étant relié à celui des autres fonctions. Deux types de variables transversales ont donc été construits :

1) des variables qui sont communes à plusieurs fonctions : la pertinence du contenu noté dans la fonction, les thématiques, l'appréciation de l'évolution du contenu dans une même fonction au cours des cinq années (diversification, intensification, ajustement), la diversité et l'étendue du public concerné par les actions notées dans une fonction (une ou plusieurs écoles, une ou plusieurs classes dans celles-ci,…).

2) des variables qui nécessitent d'interpréter le lien entre plusieurs fonctions : la cohérence entre le contenu placé dans la fonction et l'objectif, la présence de différentes facettes du développement d'une même pratique. On distinguera par exemple la présence de différentes étapes d'une analyse de situation reprise dans les fonctions analyser et observer (depuis le constat jusqu'à la décision), l'utilisation d'un outil de communication créé à une étape dans les fonctions communication ou production lors des étapes suivantes, la mention d'un partenariat qui a été mobilisé pour créer un outil.

Une attention doit aussi être portée à la manière de rendre compte du résultat de ces analyses. C'est à ce niveau qu'une nouvelle traduction du Modèle inforgétique a été réalisée portant sur les trois systèmes (décision, information, réalisation) pour intégrer à la fois la manière dont les fonctions avaient été utilisées dans les bilans et la perspective d'une compréhension facilitée des résultats par les équipes PSE, leurs accompagnateurs et leurs autorités de tutelle. Trois axes ont été créés pour synthétiser les résultats des analyses :

- ancrer le projet de service dans les besoins (fonctions : analyser, observer, mémoriser) ;
- concrétiser le projet de service (fonctions : créer/concevoir et produire) ;
- dynamiser le projet de service (fonctions : relier, communiquer et maintenir).

Quelques résultats qui reflètent la prise en compte de la complexité (Georgin et al., 2021)

Plus de la moitié des équipes fournissent un rapportage formellement satisfaisant, complet, cohérent et pertinent. Ce jugement repose sur la moyenne de cases-fonctions vides et non pertinentes, ainsi que sur l'absence d'objectifs internes à l'équipe. Une maitrise suffisante du rapportage sous ce format concerne 41 à 56% des rapports d'activité. Pour d'autres équipes, on constate que le rapportage reste difficile.

Ces différences d'appropriation ont été prises en compte dans les modalités d'analyse des rapports de manière à utiliser un maximum de données, mêmes incomplètes. Ainsi, les premiers résultats montrent l'intérêt de ce modèle pour rendre compte non seulement du contenu des projets de service, mais aussi des processus mis en place au fil des ans par les équipes pour développer ces projets. Les listes de catégories produites pour rendre compte des actions attachées à chacune des fonctions ont été appréciées par les équipes PSE, qui pensent y trouver de l'inspiration pour rendre plus explicites leurs pratiques dans les futurs rapports d'activités, voire pour initier de nouvelles pratiques.

Au-delà de ces résultats descriptifs, les analyses permettent de documenter comment les services PSE intègrent dans leurs pratiques des débats qui traversent la promotion de la santé.

Le développement de la promotion de la santé par les équipes de santé scolaire est associé par certains à leur mission 1 « soutenir les écoles dans le développement de programmes de promotion de la santé et d'environnements scolaires favorables à la santé ». Pour d'autres, la promotion de la santé doit être diffusée au travers de toutes les missions de médecine préventive (bilans de santé périodiques et vaccinations - mission 2, surveillance et prophylaxie des maladies transmissibles - mission 3, participation au recueil de données sanitaires sur la population des élèves en âge d'obligation scolaire - mission 4). L'analyse des rapports des projets de service, montre que 75% des objectifs portent sur la mission 1 ou la mission 2, ou encore sur ces deux missions à la fois. Des liens fonctionnels sont créés entre ces deux missions au travers des stratégies de promotion de la santé qui favorisent l'accessibilité et l'adhésion des publics: communication sur les services rendus par la médecine scolaire, compréhension de la manière dont ceux-ci sont organisés et se déroulent, meilleure compréhension des dimensions de la santé surveillées, contributions nécessaires des adultes entourant l'enfant ou le jeune pour la préparation et le suivi des interventions des professionnels de PSE.

Un autre questionnement fréquent en promotion de la santé porte sur la meilleure adéquation en promotion santé de démarches thématiques, centrées sur certaines dimensions de la santé, ou de démarches transversales à celles-ci. Des contributions nuancées à ce débat sont apportées par les analyses des relations entre fonctions du modèle de Le Moigne. Dans 61% des cas, une cohérence est observée entre les thématiques des objectifs, celles des pratiques d'observation et d'analyse et enfin celles de la collecte de traces. Toutefois, bien que cohérentes, ces thématiques ne sont pas toujours strictement identiques. Ainsi un objectif centré sur l'EVRAS [1] peut donner lieu à une exploration des phénomènes de harcèlement dans la population sous tutelle. Un objectif tel que « rendre l'enfant acteur de sa santé » , se déclinera à travers différentes thématiques, selon les demandes des équipes éducatives.

[1] EVRAS pour Éducation à la vie relationnelle, affective et sexuelle

Par ailleurs, du côté des spécificités nécessaires à l'abord de certaines thématiques, on constate que les fonctions et l'articulation entre celles-ci ne sont pas mobilisées de la même manière selon les thématiques abordées. Quand les équipes PSE s'investissent dans des démarches de création (Fonction « Conception »), elles le font de manière différenciée selon les thématiques :

- l'EVRAS, l'hygiène, l'alimentation sont plus fréquemment concernées par la création de supports d'animation ;
- l'activité physique, le harcèlement, les compétences psychosociales sont exclusivement abordés à travers des conceptions de démarches d'animation, et bien moins fréquemment que les thèmes ci-dessus ;
- les maladies chroniques et transmissibles, sont surtout abordées dans des supports de communication ou d'information ;
- la vaccination conjugue la conception de supports d'information et de supports de collecte de données ;
- le thème « relations avec les soignants et le système de santé [1]» se retrouve de manière presque équivalente dans les différents types de supports.

Si l'on s'intéresse au ratio entre les activités associées à la fonction « Conception » et la fonction « Produire » , on remarque que les thématiques de l'EVRAS, des assuétudes, de l'hygiène bucco-dentaire et de l'hygiène générale recensent une plus grande proportion d'animations réalisées que d'animations créées. Cette tendance est inverse pour les thématiques de la vaccination, des relations du public avec les soignants et le système de santé, qui mobilisent plus fortement les équipes dans la mise au point de supports que dans l'utilisation de ceux-ci. On formule l'hypothèse que les supports une fois créés sont distribués à l'occasion d'autres interventions. Par ailleurs, certaines thématiques sont plus investies que d'autres par d'autres acteurs, notamment les acteurs associatifs qui mettent à disposition des SPSE une variété de supports d'animation.

Ainsi, dans un tiers des objectifs, on évoque les partenaires qui collaborent à des interventions dans les écoles, qui créent des outils et supports, ou qui accompagnent les équipes PSE dans l'évolution de

---

[1] « Soignants et système de santé » réfère ici le plus souvent aux services préventifs de médecine scolaire et de manière moins fréquente aux relations avec les professionnels du secteur curatif (médecins généralistes, ophtalmologue, pédiatre, dentiste, psychologue, ...).

leurs pratiques. On rencontre par ailleurs, dans la description du partenariat, des thématiques absentes des autres fonctions, telles que le tabac ou la santé mentale.

La définition et la réalisation d'un projet de service sur six années répondait à l'initial au peu de temps disponible dans les équipes PSE (entre 5 et 20% du temps global de l'équipe) pour mener des interventions de promotion de la santé auprès d'une partie significative de leur population sous tutelle. (Leszczynska et al, 2021). Le temps leur était ainsi laissé de développer le cycle de projet sur plusieurs années. L'identification d'une progression diachronique a été définie selon trois modalités : une diversification de l'action (diversité de publics, de contenus, de méthodes) ; une intensification de celle-ci (augmentation de la couverture du public visé, augmentation de la fréquence pour un même public) ou un ajustement de l'action (révision en fonction de l'expérience).

Prises globalement, ces trois catégories de progression reflètent le dynamisme qui traverse les actions menées dans le cadre du projet de service dans plus de la moitié des cas. Une progression est constatée pour plus de la moitié des animations, des suivis individualisés et des actions de visibilité. Un type de progression est cependant associé préférentiellement à certains types d'intervention. Les actions de diffusion d'information et de collecte d'information sont plutôt stables dans le temps ou appliquées une seule fois. La diversification est l'évolution la plus fréquemment constatée. Par ailleurs, ce sont les animations qui font proportionnellement le plus souvent l'objet d'ajustements et les suivis individualisés qui font l'objet de stratégies d'intensification.

En promotion de la santé, il est souvent difficile de montrer des résultats directs de ses actions : l'évolution des attitudes et des comportements des élèves, de leurs paramètres de santé, de leur contexte ou environnement de vie. En effet les résultats sur les déterminants de la santé s'engrangent sur le moyen et le long terme, au croisement de plusieurs stratégies d'actions développées dans la durée et avec suffisamment d'intensité. Très logiquement, les rapports d'activité évoquent principalement les actions de promotion de la santé mises en œuvre, c'est-à-dire les réalisations plutôt que les effets sur les élèves ou la communauté éducative.

La plupart des réalisations se déploient en continuité avec celles qui ont été identifiées dans la fonction « Conception » : animations (54 % des objectifs), diffusion d'informations et de ressources (40%), collecte d'informations aux fins d'état des lieux ou d'évaluation (21 %). Ces tendances parallèles entre les deux fonctions respectent une certaine logique, puisque la conception est généralement une étape préalable à la réalisation.

On constate néanmoins que dans 27 % des cas, des actions d'aménagement de l'environnement sont citées et dans 19 % des cas, des résultats chiffrés concernent l'amélioration de la couverture des actions ou la diminution d'une problématique pour laquelle l'intervention du service PSE a été sollicitée.

Conclusion

Une intégration des pratiques et programmes de promotion de la santé dans les logiques institutionnelles et organisationnelles est indispensable pour atteindre un large public et espérer avoir un impact sur l'atténuation des inégalités sociales de santé.

Ainsi le Modèle de J.L. Le Moigne a été pris pour référence, car c'est un modèle de gestion dynamique des changements dans les organisations, ce qui semblait correspondre au sens donné au projet des services de Promotion de la Santé à l'École en 2014. Les projets de service seraient plus faciles à construire, à décrire, à piloter et à analyser à l'aide d'une théorie de la complexité, à condition que cette théorie puisse proposer une version maîtrisable du paradigme de la complexité. Quelles leçons tirer de cette expérience ?

L'objectif de disposer d'un cadre permettant un rapportage structuré bien que qualitatif, support d'une analyse transversale et chronologique sur la durée du projet de service, a été rencontré. Ce cadre a aussi été identifié comme support de réflexivité par les équipes PSE, surtout quand il est exploité pour des moments de bilan en équipe, si possible avec un accompagnateur « tiers ». L'analyse transversale a montré que l'utilisation de ce modèle permettait de refléter, avec plus de nuances et de complexité, les pratiques mises en place par les équipes de santé scolaire pour rencontrer les priorités de santé publique dans un cadre de fonctionnement contraint. Cette analyse a fourni des référentiels pour aider les équipes à mieux expliciter leurs pratiques.

Toutefois l'analyse des processus a permis de mettre au jour des difficultés qui rendent ce type de canevas impropre à un rapportage récurrent utilisé en routine à des fins de pilotage de l'action publique. Deux phénomènes méritent l'attention.

- L'appropriation d'un outil de gestion est le fruit d'une trajectoire et se construit dans le temps. Il y a donc dans la notion d'appropriation plus que la simple utilisation liée à une contrainte extérieure et/ou hiérarchique. Tout en proposant une structure commune pour planifier et rapporter les projets et actions, l'accompagnement doit être garant du respect du cheminement des équipes sur la base d'une accentuation progressive de la réflexivité et des compétences spécifiques de celles-ci. Des compromis doivent être trouvés, négociés entre le respect de la trajectoire des équipes d'un côté, l'agenda et les besoins des autorités de tutelle aux fins de pilotage et de visibilité du secteur, de l'autre. L'accompagnateur extérieur à l'autorité de tutelle peut atténuer les tensions inévitables entre ces deux utilités et éviter que ne soit perçue une injonction à la réflexivité au travers du système de rapportage (Paul, 2022).

- Utiliser en routine, de manière concrète, un modèle pour stimuler la réflexivité et rendre explicite la complexité qui traverse les pratiques rencontre des enjeux d'ergonomie cognitive. La capacité du modèle à rendre compte de la complexité n'est pas simple à préserver. La traduction des données pour un usage politique implique de passer de la complexité à une visualisation analytique qui oblitère la complexité. Elle oblige à une visualisation statique de ce qui est ontologiquement un processus et un assemblage complexe (Absil et al. 2022). Ainsi la formalisation sous forme d'un tableau a induit un effet de découpage et de disjonction des informations et de leur sens. Le tableau est devenu une manière de classer et non plus de relier les informations par rapport aux fonctions et leur logique systémique. Des traitements longs et pointilleux, non exempts d'erreurs d'interprétation, ont été nécessaires pour faire ré-émerger cette complexité au départ des bilans écrits alors qu'elle était apparente lors des accompagnements d'équipe. L'utilisation systématique de ce type de modèle pour un ensemble de services nécessitera d'exploiter les possibilités offertes par des plateformes informatiques, avec une attention à l'expérience utilisateur, de manière à faciliter l'explicitation des informations que celui-ci souhaite partager et de tracer plus automatiquement les liens entre les composantes du modèle.

Prenant appui sur ces expériences, la recherche de nouveaux modèles de la complexité pour actualiser et actionner la promotion de la santé ne doit pas s'arrêter. Rechercher de nouveaux modèles ne signifie pas toujours en inventer. Le Moigne (2013, p. 21) nous incite à modéliser de manière à renouveler notre intelligence de la symbolisation. L'enjeu de la symbolisation revient à trouver les bons termes, les bons schémas pour exprimer la complexité dans un contexte local. Cette recherche se doit donc d'être collaborative, elle associe et constitue des possibilités d'alliance entre les publics concernés par les questions de santé. Il s'agit d'incorporer la capacité instituante de la promotion de la santé dans nos pratiques de recherche. Si la promotion de la santé peut être vue comme complexe, il importe alors de travailler à tester et à élaborer des modélisations de manière collective et participative.

Bibliographie

Absil, G., André, S., & Govers, P. (2022). Prostitution (s) et nouveau matérialisme: la recherche-assemblage pour une compréhension renouvelée?. *Revue de Droit Pénal et de Criminologie, 1.*

Akman, V., & Bazzanella, C. (2003). The complexity of context: guest editors' introduction. *Journal of Pragmatics*, *35*(3), 321-329.

Argyris, C. (1977). Organizational learning and management information systems. *Accounting, Organizations and Society*, *2*(2), 113-123.

Barbier J.-M. (1991). *Elaboration de projets d'action et planification.* Paris. PUF.

Barbier J.-M. (1992). Le recours à la démarche de projet : production de changements, production de savoirs et production de capacités. *Revue des Sciences de l'Education*, *18*(1), 117-127. https://doi.org/10.7202/900724a

Bateson, G. (2000). *Steps to an ecology of mind: Collected essays in anthropology, psychiatry, evolution, and epistemology.* University of Chicago Press.

Berry, P. (2018) : L'appropriation du modèle de le Moigne par services PSE : aspects généraux et usages à vocation de communication interne et externe. Rapport d'évaluation confidentiel.

Bilodeau, A. et Potvin, L. (2018) Unpacking complexity in public health interventions with the Actor–Network Theory. *Health promotion International*, 33, 173-181. https://academic.oup.com/heapro/article/33/1/173/2555418

Boltanski L. (1991). *De la justification : les économies de la grandeur.* Paris, Gallimard

Boutinet J.-P., Barbier J.-M. (1994). Elaboration de projets d'action et planification. *Revue française de pédagogie,* 108, 139-142.

Boutinet, J.-P. (2010). *Grammaires des conduites à projet.* Presses universitaires de France.

Breton E. (2016). La Charte d'Ottawa : 30 ans sans plan d'action ? *Santé Publique 28*(6), 721-727.

Byrne, D., & Callaghan, G. (2013). *Complexity theory and the social sciences: The state of the art.* Routledge.

Cambon, L. (2008). Quand la démarche qualité devient un enjeu du développement de la promotion de la santé. *Santé Publique*, *20*(6), 513-514.

Chevalier G. (2009), *Eléments de management public - Le management public par la qualité.* Paris, AFNOR.

Cloetta, B., Spencer, B., Spörri, A., & Ruckstuhl, B. (2005). Un outil pour la catégorisation des résultats de projets de promotion de la santé. *Global Health Promotion, 12*(2), 88.

Dodion, H., Fallon, C., et Petit Jean, M. (2021). Quelle(s) vision(s) pour le futur de la mission 1 en promotion de la santé à l'école ? Rapport final confidentiel.

Eriksson, D. M. (1997). A principal exposition of Jean-Louis Le Moigne's systemic theory. Cybernetics & Human Knowing, 4(2-3).

Frère, B., & Laville, J. L. (2022). *La fabrique de l'émancipation: repenser la critique du capitalisme à partir des expériences démocratiques, écologiques et solidaires*. Seuil.

Genard, J. L., & I Escoda, M. R. (2019). *Éthique de la recherche en sociologie*. De Boeck Supérieur.

Georgin, E., Genette, C., Miermans, M.-C., & Vandoorne, C. (2021). Projets de service 2014-2019. Analyse transversale des rapports d'activité des Services PSE. https://hdl.handle.net/2268/300884

Govers, P., & Saglimbene, C. (2010). Les médecins scolaires en quête d'une nouvelle identité professionnelle. *Éducation Santé*, (262), 4-6. https://hdl.handle.net/2268/79909

Green, L., Richard, L., & Potvin, L. (1996). Ecological foundations of health promotion. *American journal of health promotion, 10*(4), 270-281.

Green, L., & Kreuter, M. (1999). The precede–proceed model. *Health promotion planning: an educational approach. 3rd ed. Mountain View (CA): Mayfield Publishing Company*, 32-43.

Huberman, M., & Miles, M. B. (2002). *The qualitative researcher's companion.* Sage.

Jeon, W. (2020). Resonance, a step towards a fluency for complexity: The science, language, and epistemology of Gregory Bateson. *Electronic Thesis and Dissertation Repository.* 7034. https://ir.lib.uwo.ca/etd/7034

Kinet, J., Vandoorne, C. Maskens, L. de Wasseige, M. Hanlet, J. & Vermeeren, A. (2021). *La place de la promotion de la santé à l'école dans la société numérique*. Actes des états généraux de la médecine scolaire des 15 et 16 novembre 2019.

Lagos Garay, G. (2004). Gregory Bateson: un pensamiento (complejo) para pensar la complejidad. Un intento de lectura/escritura terapéutica. *Polis. Revista Latino-americana*, (9).

Leszczynska, N., Petit Jean, M., Van der Ploeg, L., & Dodion, H. (2021). *Rapport final : étude économique des ressources financières et humaines pour la réalisation des missions de PSE et des mécanismes de financement nécessaires dans le cadre du refinancement progressif du secteur.*

Le Moigne, J. L. (1999). *La modélisation des systèmes complexes* (réed). Paris, Dunod.

Le Moigne, J. L., & Morin, E. (2007). *L'intelligence de la complexité : épistémologie et pragmatique : [Actes du Colloque de Cerisy, 23 au 30 juin 2005].* Ed. de L'Aube.

Lugan, J. C. (1993). La systémique sociale, PUF, coll. *Que sais-je*.

Marmot, M. (2005). Social determinants of health inequalities. *The Lancet*, *365*(9464), 1099-1104.

Michaelson, V., Pickett, W., & Davison, C. (2019). The history and promise of holism in health promotion. *Health Promotion International*, *34*(4), 824-832.

Mirzoeff, N. (2006). On visuality. *Journal of visual culture*, *5*(1), 53-79.

Molleman, G. R., Ploeg, M. A., Hosman, C. M., & Peters, L. H. (2006). Preffi 2.0-a quality assessment tool. *Promotion & education, 13*(1), 9-14.

Mongardini, C. (2018). *Robert K. Merton and contemporary sociology*. Routledge.

OMS (1991), Sundsvall statement on supportive environments for health, Third international conference on health promotion.

OMS (2017), Déclaration de Shanghai sur la promotion de la santé dans le Programme de développement durable à l'horizon 2030.

Paul, M. (2022), *Accompagner la problématisation des situations professionnelles : analyser ses pratiques autrement*. De Boeck Supérieur.

Paul, M. (2022), la figure du passeur dans les pratiques d'accompagnement, *Les Politiques Sociales (1-2)*, 31-41.

Pesqueux Y. (2024). *New Public Management (NPM) et Nouvelle Gestion Publique (NGP)*. Doctorat. France. Consultable au lien halshs-02506340v2

Pirard, F. (2016). Développement professionnel dans un système compétent : l'importance de l'accompagnement. In C. Silva, Educazione e cura dell'infanzia nell'Unione Europea (pp. 179-194). Pisa, Italy: Edizioni ETS.

Tremblay, M.C., Richard, L., (2011) Complexity: a potential paradigm for a health promotion discipline. *Health promotion International*, 29(2), 378-388. https://academic.oup.com/heapro/article/29/2/378/2805564

Van Haeperen B. (2012). Que sont ls principes du new public management devenus ? Le cas de l'administration régionale wallonne. *Reflets et perspectives de la vie économique (2)*, 83-89.

Wilkinson, R. G. (2002). *Unhealthy societies: the afflictions of inequality*. Routledge.

Introduction au chapitre : Santé et Éducation : faire de l'école un acteur majeur de la promotion de la santé, rédigé par Didier Jourdan et Valérie Ivassenko

Ce chapitre apporte un éclairage essentiel sur les pratiques sociales et les dynamiques de partage des savoirs dans le contexte spécifique de la promotion de la santé en milieu scolaire.

Du point de vue des pratiques sociales, il souligne la place centrale de l'école en tant que milieu de vie et d'apprentissage pour une large part de la population – près de 20 % en France – ce qui en fait un levier prioritaire en santé publique. Il montre que les démarches éducatives en santé à l'école s'inscrivent dans une approche systémique, agissant sur plusieurs déterminants de la santé accessibles à ce contexte. Cette perspective holistique inclut les enseignements liés à la santé, l'environnement scolaire dans sa globalité, les politiques d'établissement ainsi que l'accès aux services de santé.

Le chapitre met en évidence trois leviers clés autour desquels s'organisent ces pratiques : la politique d'école ou d'établissement, les apprentissages en santé, et l'accès à la prévention médicalisée et aux soins. Il insiste sur l'importance d'une action cohérente et coordonnée, mobilisant une diversité d'acteurs – enseignants, personnels de santé scolaire, élèves, familles, partenaires institutionnels – dans une logique d'intégration des interventions.

Concernant le partage des savoirs, le chapitre insiste sur l'enjeu d'une co-construction des connaissances entre les différents acteurs impliqués. Il plaide pour une approche participative, articulant savoirs scientifiques, professionnels et expérientiels, afin de renforcer la pertinence et l'appropriation des actions en santé à l'école. Il met en lumière la valeur des savoirs portés par les enseignants, les professionnels de santé scolaire, les élèves eux-mêmes et leurs familles, et souligne la nécessité de les reconnaître et les intégrer comme ressources légitimes pour l'action.

Le chapitre aborde également les défis liés à la formation des professionnels, à l'accessibilité des ressources pédagogiques et à l'intégration effective des contenus en santé dans les pratiques éducatives. Il souligne l'importance de développer des outils, des espaces et des démarches facilitant cette mise en œuvre au quotidien.

En explorant ces différentes dimensions, le chapitre contribue de manière significative à la réflexion sur l'écologie des savoirs en promotion de la santé. Il invite à dépasser les approches descendantes ou biomédicales pour privilégier des logiques inclusives, contextualisées et transversales, fondées sur la reconnaissance de la diversité des savoirs et des expériences.

Enfin, en abordant les enjeux de gouvernance et de ressources, il ouvre des pistes de réflexion sur les conditions politiques et institutionnelles nécessaires à la pérennisation de ces pratiques. Il défend ainsi une vision renouvelée de la promotion de la santé à l'école, construite autour du dialogue, de la coopération et de la justice cognitive.

Didier Jourdan, Carole Faucher et Valérie Ivassenko

Santé et Éducation : faire de l'École un acteur majeur de la promotion de la santé[1]

***Didier Jourdan*[1], *Valérie Ivassenko*[2]**
1) Titulaire de la Chaire UNESCO Éducations & Santé, Professeur en Sciences de l'éducation, Université Clermont Auvergne
2) Directrice de l'Unité Transfert des connaissances, Chaire UNESCO Éducations & Santé

Mots clés : politiques de santé publique, politiques éducatives, éducation, apprentissages en santé, santé à l'école, écoles promotrices de santé

Introduction

20 % de la population française ! Chaque jour, 12 257 200 élèves et 1 202 856 professionnels fréquentent les 60 000 écoles et établissements scolaires de France. En intégrant l'enseignement supérieur, ce sont 17 millions de personnes, soit un quart de la population, qui participent directement au système éducatif (MEN, 2023). Les enfants et les jeunes, à des moments clés de leur développement, passent 40 % de leur temps éveillé en milieu scolaire. L'École, en tant que milieu de vie et d'apprentissage, joue donc un rôle essentiel et constitue un enjeu prioritaire de santé publique (Jourdan, 2011).

Pourtant, la place de la santé à l'École reste sujette à débat. Les questionnements portent aussi bien sur des enjeux spécifiques – comme l'éducation à la sexualité, la vaccination contre le HPV, la santé mentale des élèves ou les moyens alloués aux services de santé scolaire – que sur des interrogations plus fondamentales concernant la mission même de l'École en matière de santé publique. Mélanie Heard se demandait ainsi, dans un article de mai 2023, si l'école en France était investie d'un rôle particulier en matière de santé publique et sur sa capacité à

[1] Ce chapitre reprend l'article intitulé « La santé à l'école : accompagner les transformations d'un système éducatif en mutation » publié dans les tribunes de la santé en 2023 https://shs.cairn.info/revue-les-tribunes-de-la-sante-2023-3-page-75?lang=fr&tab=resume

doter les élèves des savoirs et compétences nécessaires pour prendre soin d'eux-mêmes et des autres[1].

Malgré une dépense intérieure d'éducation de plus de 160 milliards d'euros portée essentiellement par l'État et les collectivités territoriales, une obligation scolaire à 3 ans, un taux de scolarisation proche de 100% en primaire et au collège, un service social et de santé intégré au système éducatif, un ensemble de textes législatifs comme administratifs concernant le pilotage des établissements, l'architecture, l'hygiène, la restauration, la sécurité, la prévention, les enseignements, malgré l'engagement des professionnels et de nombreuses initiatives remarquables à tous les niveaux d'organisation du système éducatif, il n'est pas de réponse simple à ces questions. De plus, dans le sillage des lois de 2013 et 2016, des évolutions majeures ont eu lieu au cours de la dernière décennie. Le parcours éducatif de santé, l'approche « écoles, collèges et lycées promoteurs de santé », la labellisation Edusanté, l'engagement des collectivités dans le bâti, le verdissement des espaces, l'accueil ou la restauration sont autant d'initiatives qui visent à influencer les déterminants de la santé, mais il reste difficile d'évaluer l'impact réel de ces changements et surtout d'en voir les effets sur ce dont bénéficient effectivement les élèves.

Du point de vue de la santé publique, il est essentiel de dépasser une approche centrée uniquement sur les dispositifs et de s'intéresser à ce dont bénéficient réellement TOUS les élèves, en particulier les plus vulnérables. Une politique de santé scolaire efficace ne peut se limiter à l'addition de programmes isolés : elle doit s'appuyer sur une gouvernance structurée, une organisation cohérente, des ressources adaptées et surtout des pratiques éducatives ancrées dans la réalité du terrain. L'engagement des professionnels, l'implication des élèves et la collaboration avec les acteurs de la santé et du social sont autant de leviers fondamentaux pour inscrire durablement la promotion de la santé à l'École.

Cette dynamique collective, en croisant les expertises des différents acteurs – enseignants, professionnels de santé scolaire, collectivités, chercheurs, parents et élèves – est au cœur des stratégies à développer

---

[1] https://www.lagrandeconversation.com/societe/vacciner-contre-les-hpv-au-college-a-la-rentree-2023-comment-faire-pour-que-ca-marche/

pour réduire les inégalités et renforcer l'efficacité des actions en faveur de la santé en milieu scolaire.

Dans ce chapitre, nous dresserons un état des lieux de la politique de santé à l'École en France, en identifiant les défis actuels et en proposant des pistes d'amélioration afin de mieux intégrer la santé dans le parcours éducatif de chaque élève.

La santé à l'École, agir de façon systématique sur les déterminants de la santé

Aborder les enjeux de santé publique du point de vue de l'éducation

Donner les moyens à tous les élèves de réussir à l'École et d'y acquérir les compétences nécessaires à l'exercice de leur citoyenneté suppose un engagement constant des enseignants, mais aussi des parents et des autres membres des communautés éducatives. En effet, permettre à chacun de prendre sa place dans la vie sociale ne se décrète pas : de multiples déterminants sont à l'œuvre. La santé tient ici un rôle central, tant parce qu'elle constitue une condition essentielle de la réussite scolaire – celle-ci est en effet fortement corrélée au bien-être (OCDE, 2018) – que parce qu'elle représente un champ essentiel d'exercice de la citoyenneté (Jourdan, 2012).

L'action éducative en matière de santé à l'école a cette spécificité de concerner des enfants et des jeunes qui, pour la grande majorité d'entre eux, sont en bonne santé. L'objectif est de mettre en place des activités pédagogiques visant à développer chez tous les élèves la capacité à prendre en charge leur propre santé de manière autonome et responsable, au sein d'un environnement, un contexte social et culturel déterminés. Les enfants et jeunes ayant des besoins éducatifs et de santé spécifiques (maladie chronique, handicap, trouble des apprentissages, difficulté scolaire) doivent, quant à eux, bénéficier de dispositifs adaptés situés à l'interface du système éducatif et du système de soin.

L'École inscrit son action dans le cadre du projet démocratique national. La démocratie repose sur la confiance en la capacité des citoyens à agir librement et de façon responsable. En matière de santé, le rôle de l'École, aux côtés des familles et des autres acteurs éducatifs, est d'accompagner les élèves dans l'apprentissage de cette liberté et de cette responsabilité. Ici, la santé ne saurait être considérée comme une fin en soi, mais comme une condition essentielle de l'exercice de la citoyenneté.

Par essence, la santé est un concept pluriel, façonné par des réalités historiques, sociales et culturelles, mobilisant des dimensions tant collectives qu'individuelles, et directement articulée aux enjeux environnementaux (OMS, 2022). Elle reconnaît la santé comme une ressource de la vie quotidienne et non un but en soi (OMS, 1986). Ainsi, la politique de santé à l'École ne vise pas seulement à prévenir des comportements à risque, mais à permettre aux élèves de construire progressivement un rapport éclairé, autonome et responsable à la santé.

L'éducation à la santé ne saurait donc consister à inculquer une nouvelle morale séculière, mais bien à accompagner les élèves dans le développement de leur capacité à se connaître, à comprendre leur environnement – physique, social et culturel – et à agir en conséquence. Trois grands enjeux structurent cette approche éducative de la santé :

- Agir sur les problématiques qui impactent directement la réussite éducative (absentéisme, décrochage scolaire, résultats scolaires, etc.), et la santé physique et mentale des jeunes ;
- Agir sur les déterminants de la santé à long terme, la santé des adultes de demain ;
- Agir sur les inégalités de santé à la fois en contribuant à renforcer le niveau d'éducation de tous les enfants, notamment des plus vulnérables et en agissant sur les environnements scolaires.

Influencer les déterminants de la santé accessibles au milieu scolaire

La politique de santé à l'École peut être définie comme la stratégie – c'est-à-dire l'ensemble des actions intersectorielles coordonnées au niveau national, régional et local – et les ressources mises en œuvre dans le but d'améliorer et/ou de protéger la santé et le bien-être de tous ceux qui apprennent et travaillent dans les écoles et les établissements scolaires. Elle vise à créer les conditions (gouvernance, organisation, ressources, pratiques) de l'accès à un environnement éducatif optimal et à des enseignements permettant à tous les élèves de développer leurs compétences en santé (ce que l'on résume souvent sous le nom de littéracie en santé). Cette stratégie, intersectorielle par nature, est fondée sur la connaissance d'une part des déterminants de la santé et d'autre part des organisations et pratiques propres au milieu scolaire.

Si l'École n'agit pas sur tous les déterminants de la santé, elle est en interaction avec une large part d'entre eux. Son action passe à la fois via les enseignements dispensés et la vie à l'école, au collège ou au lycée. Elle ne constitue en rien une « baguette magique » qu'il suffirait d'activer efficacement pour changer massivement les comportements individuels. La scolarisation est l'une des expériences, parmi d'autres, qui apporte une contribution propre au développement de la personne. Cette expérience est appelée à s'articuler avec celles des autres lieux d'éducation qu'il s'agisse de la famille, des pairs, de la vie spirituelle, culturelle ou sportive… C'est en lien étroit avec l'éducation familiale, en référence à la distinction sphère publique / sphère privée, qu'est pensée la politique de santé à l'école. Elle est centrée sur ce qui est commun, sur l'ouverture à la diversité culturelle, l'éducation des citoyens et le vivre ensemble.

Nombre d'initiatives sont lancées en permanence pour contribuer à la santé des enfants et des adolescents en milieu scolaire. Elles sont de deux natures. La plupart utilisent les écoles pour mettre en œuvre des interventions thématiques (par exemple dans les champs de la vaccination, de la nutrition, la santé mentale, les addictions, la sexualité, les écrans...). Les écoles et établissements sont dans ce cas considérées comme un moyen pratique et stratégique pour atteindre la majorité des enfants et des adolescents (Alemán-Díaz et al., 2018).

Est également développée une « approche milieu », c'est-à-dire des stratégies visant à agir de diverses façons sur les politiques et les pratiques, à remodeler les environnements, à établir des partenariats, à apporter des changements durables dans le cadre scolaire (Whitelaw et al., 2001). En France, c'est l'approche « école, collèges et lycées promoteurs de santé » qui a été récemment choisie (en 2020). Elle s'inscrit dans une dynamique plus large qui a été développée à l'échelle européenne (cf. chapitre *Promouvoir la santé dans les écoles au XXIe siècle : un réseau pour concilier santé et éducation*). Celle-ci est fondée sur les données scientifiques qui montrent que « lorsqu'il existe une cohérence entre les politiques et les pratiques des écoles en matière d'inclusion sociale, d'engagement envers l'éducation et la santé, les résultats scolaires sont améliorés, le bien-être social et émotionnel augmente et les comportements à risque sont réduits » (IUHPE, 2010). Il est à noter qu'outre une meilleure efficacité, l'efficience (cost-effectiveness) des dispositifs intégrés est supérieur aux interventions limitées à un levier comme la promotion de l'activité physique (Ekwaru et al., 2021).

Ainsi, en tant que milieu de vie et espace privilégié d'éducation, l'École est en situation d'influencer les déterminants liés au rapport à la santé et au mode de vie personnel (représentations de la santé, comportements et styles de vie personnels…), ceux liés aux réseaux relationnels et communautaires (influences sociales et collectives…), ceux concernant les conditions de vie (écosystème de vie, accès aux services …). D'autres déterminants de la santé sont à l'œuvre notamment les conditions socio-économiques, culturelles et environnementales qui englobent les facteurs qui influencent la société dans son ensemble, mais ils ne sont pas directement accessibles à une politique de santé à l'École.

Trois leviers d'action peuvent être activés pour agir sur ces déterminants : la politique de l'école, du collège ou du lycée, les apprentissages en santé et l'accès à la prévention médicalisée et aux soins.

La politique d'école ou d'établissement

La gestion des écoles et des établissements scolaires joue un rôle clé dans la promotion de la santé des élèves. Il ne s'agit pas uniquement de mettre en place des infrastructures adaptées (espaces verts, restauration scolaire équilibrée, sécurité des bâtiments), mais aussi d'instaurer un environnement social propice à la santé et au bien-être des élèves. Les relations entre l'École et les familles, les structures locales, ainsi que les dynamiques communautaires, sont des éléments déterminants, permettant d'engager une dynamique collective et instaurer une cohérence éducative à l'échelon de l'écosystème de vie des enfants. Une telle politique intègre les interventions universelles destinées à tous les élèves et des interventions spécifiques pour ceux qui ont des besoins éducatifs spécifiques. Le pilotage opérationnel des établissements est enfin un enjeu central (Byrne et al., 2016). Une large part des facteurs ayant une incidence sur la vie des élèves dépendent de la gestion de l'école ou de l'établissement. Celle-ci a un impact puissant sur la promotion de la santé, l'équité et l'inclusion (Deschesnes et al., 2014).

Les apprentissages en santé

La santé des élèves repose sur l'acquisition de connaissances et de compétences permettant de prendre en charge leur propre santé et de contribuer à la construction d'environnements favorables à la santé de tous. Il s'agit de la littératie en santé, qui permet aux élèves de comprendre les informations de santé, d'évaluer leur fiabilité et de prendre des décisions éclairées. « De faibles compétences en littératie en santé sont associées à des comportements moins favorables à la santé, une moindre capacité à gérer sa santé, une augmentation des hospitalisations et des coûts et une mauvaise santé. Il a été démontré que le renforcement de la littératie en santé renforce la résilience individuelle et communautaire, aide à remédier aux inégalités en matière de santé et améliore la santé et le bien-être ». (OMS, 2017b). Ainsi, aider les jeunes, en particulier les plus vulnérables, à avoir les moyens d'adopter des modes de vie et à contribuer à un environnement social, physique et écologique favorables à la santé est un défi majeur (SHE, 2019). La particularité de l'éducation dans le domaine de la santé tient au fait qu'elle est directement articulée à l'éducation au développement durable et qu'elle est partagée par l'école, la communauté et la famille. La cohérence entre ces différentes contributions à la littératie en santé est un défi majeur et implique une réflexion en termes de parcours (Jourdan, 2017).

L'accès à la prévention médicalisée et aux soins

L'accès à la prévention médicalisée (ce que l'on appelle aussi la prophylaxie et qui inclut les dépistages, la vaccination…) et l'accès aux soins pour tous les élèves qui le nécessitent (OMS, 2016) est une dimension clé de la santé à l'École. Il ne s'agit pas pour l'École de se substituer au système de soins, mais de garantir, grâce notamment à l'intervention de professionnels de santé et sociaux, que tous les enfants y compris ceux en situation de handicap, affectés de troubles des apprentissages ou porteurs de maladies chroniques sont en capacité d'apprendre et de réussir. Cela suppose une coopération renforcée entre les services éducatifs et de santé, notamment via les réseaux de santé scolaires, les associations et les collectivités territoriales.

C'est sur cette base qu'il est possible de développer une politique de santé complète et ambitieuse en direction des élèves. Une telle politique doit nécessairement être ancrée dans les missions de l'École et ainsi prendre place au sein tant de la politique éducative que de la politique de santé publique.

Se focaliser sur ce qui influence réellement la santé de TOUS les élèves

L'École joue un rôle essentiel en matière de santé publique, mais son action ne peut se limiter à l'accumulation d'interventions ponctuelles sur diverses thématiques en fonction des priorités de santé publique. Une approche fragmentée, basée sur la juxtaposition de programmes indépendants, ne permet ni d'agir efficacement sur les déterminants de la santé ni de favoriser un réel apprentissage pour les élèves. Les déterminants de la santé étant largement transversaux, il est nécessaire d'adopter une démarche globale et coordonnée, qui s'intègre pleinement aux dynamiques éducatives et scolaires. Des interventions isolées de quelques heures dans l'année, aussi qualitatives soient-elles, ont une portée limitée si elles ne s'inscrivent pas dans une continuité pédagogique. À titre d'exemple, que représentent trois heures d'intervention en santé sur une année scolaire, qui compte 864 heures en primaire et 936 heures au collège ? Pour avoir un véritable impact, la promotion de la santé à l'École doit être pensée comme un levier structurant du parcours éducatif, en lien étroit avec les enseignements et l'environnement scolaire.

Prendre au sérieux la question des déterminants de la santé implique donc d'articuler les trois leviers précédemment identifiés (politiques d'établissement, apprentissages en santé, accès aux soins et à la prévention) autour de deux objectifs fondamentaux :

- Garantir une scolarisation équitable et inclusive, afin que chaque élève bénéficie des conditions nécessaires à sa réussite scolaire et à son épanouissement.
- Assurer une exposition réelle et continue des élèves à un environnement éducatif optimal et des enseignements leur permettant de développer leur littératie en santé.

D'abord et avant tout : une École inclusive et équitable

Les données montrent que, directement ou indirectement, le niveau d'éducation influence directement la santé. En amont d'une éducation spécifique centrée sur la santé, il est indispensable de se focaliser sur l'apprentissage général, notamment dans le domaine des langages, et la réussite de tous les élèves dans les différents contextes éducatifs et tout au long de la vie (OCDE, 2006). Pour améliorer la santé et réduire les inégalités, la première priorité est d'avoir tous les élèves dans les écoles et d'assurer leur réussite scolaire (UNESCO, 2017). « Les objectifs de santé sont indissociables des objectifs éducatifs, les écoles qui promeuvent la santé sont d'abord et avant tout des écoles où l'éducation offerte aux élèves est de haute qualité » (IUHPE, 2010). Les politiques et pratiques éducatives existantes n'ont pas toutes le même impact sur la réussite des élèves (EEF, 2018). Ce sont des systèmes éducatifs inclusifs et équitables qui sont à même de promouvoir la santé des élèves et de réduire les inégalités.

De ce point de vue, l'abaissement de l'âge de l'obligation scolaire à 3 ans en 2019 en France et la scolarisation à 2 ans dans les espaces prioritaires sont des mesures qui influencent directement la santé. Leur effet est focalisé sur une faible proportion d'enfants, mais est de nature à influencer les inégalités de santé. En effet, les données montrent que si le niveau d'études de la mère est élevé, que l'enfant soit élevé par ses parents de façon exclusive ou bénéficie d'un mode de garde adéquat, ses scores de développement cognitif ne varient pas. En revanche, si le niveau d'études de la mère est faible, les enfants qui ne bénéficient pas d'un mode de garde adéquat et sont exclusivement en contact avec leurs parents ont une performance, à 6 ans, nettement inférieure à celle des enfants qui ont bénéficié d'un mode de garde structuré (Geoffroy et al., 2010). Les enjeux de santé à l'école maternelle sont considérables, notamment parce que les interventions précoces ont un impact plus important que les interventions visant à réduire les risques et à rétablir la santé à l'âge adulte (Hanson & Gluckman, 2011).

Il en est de même pour les politiques d'inclusion qui permettent d'accueillir 436 000 élèves en situation de handicap bénéficiant d'un projet personnalisé de scolarisation et 100 000 élèves porteurs de maladies chroniques ayant un projet d'accueil individualisé (MEN, 2023).

Garantir que tous les élèves bénéficient d'un environnement éducatif optimal et des enseignements leur permettant de développer les compétences en santé

Outre l'enjeu de scolarisation, une politique de santé à l'école vise à garantir l'exposition de tous les enfants et les jeunes à un environnement éducatif optimal et des enseignements leur permettant de développer leur littéracie en santé. Au-delà de la multiplicité des dispositifs, qu'en est-il de ce dont bénéficient les élèves sur la durée ?

L'environnement scolaire

Les équipes éducatives disposent d'un cadre structurant [1] pour intégrer la promotion de la santé dans leur fonctionnement quotidien. Le parcours éducatif de santé, l'approche « école ou établissement promoteur de santé » ainsi que des outils tels que le comité d'éducation à la santé, la citoyenneté et l'environnement (pour le second degré) ou la labellisation Edusanté permettent de mettre en place des politiques cohérentes et durables. Par ailleurs, plusieurs textes réglementaires définissent des axes prioritaires comme la santé sexuelle[2], la prévention des addictions[3] ou la santé mentale. La circulaire de rentrée 2023 précise ainsi que « chaque établissement scolaire devra rédiger un protocole sur la santé mentale afin de définir clairement les missions de chaque acteur dans l'établissement pour mieux prendre en charge les adolescents et réagir efficacement face aux situations complexes[4]. »

Concernant l'environnement physique, des dispositifs de suivi permettent d'évaluer et d'améliorer la qualité des infrastructures scolaires, notamment grâce aux travaux de l'Observatoire national de la sécurité et de l'accessibilité des établissements d'enseignement, engagés dès les années 1990. Il convient de rappeler ici que les écoles et établissements scolaires représentent près de la moitié des bâtiments publics. Plusieurs enjeux majeurs de santé y sont identifiés et font l'objet d'un suivi attentif : l'exposition au radon ou à l'amiante, à la sécurité, aux toilettes, au renouvellement de l'air, à l'aménagement des espaces en vue de promouvoir l'activité physique, au verdissement des

[1] https://eduscol.education.fr/2346/promotion-de-la-sante
[2] https://eduscol.education.fr/2078/connaitre-les-enjeux-de-l-education-la-sexualite
[3] https://eduscol.education.fr/3526/comment-aborder-la-prevention-des-conduites-addictives-l-ecole
[4] https://www.education.gouv.fr/une-ecole-qui-instruit-emancipe-et-protege-la-circulaire-de-rentree-2023-au-bulletin-officiel-378707

cours. Quant à l'hygiène, un corpus règlementaire précis encadre les pratiques scolaires.

Ces dispositifs et cadres d'intervention sont largement mobilisés et permettent de mettre en place des politiques d'école et d'établissement, associées à des dynamiques de partenariat avec les collectivités locales, les réseaux associatifs et les acteurs du champ sanitaire et social. En intégrant les écoles dans un écosystème territorial plus large, ces collaborations favorisent une approche globale des déterminants de la santé et permettent d'adapter les actions aux réalités locales. Toutefois, malgré des initiatives remarquables, toutes les structures scolaires ne disposent pas encore d'une politique de promotion de la santé réellement efficiente.

L'enjeu ne réside pas tant dans la création de nouveaux dispositifs que dans leur appropriation effective par l'ensemble des établissements. Il est essentiel d'identifier et de comprendre les obstacles à leur généralisation afin de dépasser ce que Bryk qualifie de « solutionnisme » (Bryk et al., 2015) : « il y a un problème, il y a une solution, il suffit de la mettre en œuvre... mais cela ne fonctionne pas ». Pour aider efficacement les écoles et établissements, il est nécessaire d'identifier les facteurs de réussite et d'échec dans l'intégration des innovations et des réformes scolaires. Il s'agit également de mobiliser les ressources scientifiques et institutionnelles disponibles pour garantir un accompagnement efficace des équipes éducatives et renforcer le soutien au management des écoles et des établissements via des ressources adaptées. Le chapitre de Vandoorne *et al.* fournit un exemple éclairant de cet investissement d'équipes de recherche pour soutenir le développement de pratiques professionnelles promotrices de santé au sein des écoles.

Les services sociaux et de santé

Le fait de pouvoir accéder à des services sociaux et de santé adaptés aux besoins des élèves est l'une des composantes clé d'un environnement favorable au développement de tous les enfants et jeunes. Des moyens substantiels, et en augmentation depuis 2018, sont déployés. Médecins, infirmiers, assistants de service social et psychologues œuvrent au quotidien dans les écoles et les établissements. Pour autant, à la fois du fait des difficultés de recrutement, d'une gouvernance fragile et d'inégalités territoriales criantes, il n'est pas possible de garantir que l'ensemble des actions collectives (dépistages, promotion de la santé…) et individuelles (santé mentale, santé sexuelle, plans et projets d'accueil des élèves à besoins éducatifs spécifiques…) soient conduites de façon suffisante. Le renforcement de la santé scolaire est une condition *sine qua non* de la promotion de la santé à l'école. L'espace disponible pour ce texte ne permet pas de faire le point des pistes explorées pour y parvenir, le lecteur pourra notamment se référer au rapport parlementaire publié en mai 2023[1].

Les enseignements

Il est difficile d'avoir une vision d'ensemble des enseignements en matière de promotion de la santé, tant les données disponibles restent fragmentaires. D'une part, il est complexe de définir précisément les contenus éducatifs qui contribuent directement à la santé des élèves. D'autre part, il n'existe pas de suivi systématique des pratiques pédagogiques mises en œuvre dans ce domaine. Tout au plus, il est possible d'en recueillir des éléments via les remontées administratives internes au système éducatif ou, pour les interventions menées par des structures externes de prévention et de promotion de la santé, par le biais des comptes rendus destinés aux financeurs, notamment les Agences Régionales de Santé.

Or, il est inconcevable d'élaborer une politique éducative de santé en l'absence de données sur l'exposition réelle des élèves aux enseignements qui y contribuent. Il s'agit là d'un obstacle majeur, notamment en ce qui concerne l'objectif de réduction des inégalités de santé. Sans une définition précise des compétences attendues, sans un cadre clair des modalités d'apprentissage, tant pour les enseignants dans le cadre des programmes scolaires que pour les intervenants extérieurs, et sans une compréhension fine des pratiques mises en œuvre auprès des élèves, il est impossible d'évaluer l'impact de ces enseignements. Le suivi des capacités des professionnels et des apprentissages des élèves reste insuffisant, rendant toute analyse de situation peu robuste.

---

[1] https://www.assemblee-nationale.fr/dyn/16/rapports/cion_fin/l16b1228_rapport-information#

L'apprentissage en santé repose sur une approche propre aux « éducations à », distincte de celle des disciplines scolaires traditionnelles. Elle présente quatre caractéristiques fondamentales :

1. Elle ne peut être portée par l'École seule et nécessite une collaboration avec les acteurs du territoire, notamment les professionnels de santé, les associations et les collectivités locales.
2. Elle exige une cohérence entre les enseignements et l'organisation du cadre de vie scolaire, afin d'éviter des contradictions entre discours éducatif et pratiques institutionnelles.
3. Elle repose sur des méthodes pédagogiques spécifiques, qui privilégient l'interaction, le débat et l'engagement des élèves.
4. Elle nécessite la participation active des élèves, notamment lorsqu'il s'agit d'aborder des sujets sensibles tels que la santé sexuelle, la vaccination ou la santé mentale. Leur implication dans la définition des thématiques et des modalités d'apprentissage est essentielle pour assurer la pertinence et l'efficacité des enseignements. Cette dimension participative, qui favorise le développement de compétences critiques et d'action, est notamment mise en avant dans les recherches sur la promotion de la santé (Paakkari & Paakkari, 2012). Nous renvoyons ici au chapitre « La nécessaire prise en compte du point de vue des enfants et des adolescents dans les recherches en promotion de la santé » de Stephanie Alexander et Aurélie Maurice qui présente une analyse détaillée de ces enjeux.

Seul un travail en mode projet sur la durée permet une approche progressive et systématique des différentes thématiques et un ancrage réel des apprentissages, en articulant réflexion théorique et mise en pratique. L'évaluation de ces parcours éducatifs ne peut se limiter à des tests de connaissances, mais doit s'appuyer sur des outils adaptés, tels que le portfolio numérique Folios[1], qui permet à chaque élève de rendre compte d'un cheminement personnel façonné par ses expériences et interactions. Les thématiques liées à la santé sexuelle, la vaccination ou la santé mentale sont difficiles à aborder dans la pratique. Sans soutien

---

[1] http://www.onisep.fr/Equipes-educatives/Folios/Folios-au-service-de-tous-les-parcours-educatifs

tant pédagogique qu'institutionnel et articulation avec des intervenants experts de ces champs, le déploiement reste limité.

Enfin, l'articulation entre les enseignements dispensés par les professeurs et les interventions proposées par les acteurs de la prévention pose des défis non négligeables en pratique. Lorsque ces interventions ne s'inscrivent pas dans un parcours éducatif structuré, elles peinent à trouver leur place et à s'intégrer aux apprentissages scolaires.

Trois axes de développement méritent donc une attention particulière :

- L'amélioration du suivi de l'exposition réelle des élèves à l'éducation à la santé, afin de mieux comprendre les disparités et ajuster les interventions[1].
- Le soutien accru aux enseignants et aux intervenants, en raison de la complexité des thématiques abordées.
- Une meilleure articulation des différentes contributions, en veillant à inscrire les actions de promotion de la santé dans un cadre cohérent et structuré.

Partir des pratiques des professionnels pour ancrer durablement la promotion de la santé à l'école

Nous l'avons vu, si les politiques publiques et les cadres institutionnels jouent un rôle essentiel dans la promotion de la santé en milieu scolaire, c'est bien à travers les pratiques des professionnels de terrain que ces principes prennent corps au quotidien. Les enseignants, personnels éducatifs et acteurs de santé scolaire sont en première ligne pour traduire ces orientations en actions concrètes, adaptées aux réalités des élèves et des établissements.

L'expérience du programme REBEE[2] (Réussir, être bien, être ensemble) en Nouvelle-Calédonie illustre à quel point le développement des pratiques professionnelles est un levier structurant

---

[1] Il existe, dans d'autres pays, des dispositifs de suivi des politiques et des pratiques de santé à l'École, c'est le cas par exemple de COMPASS https://uwaterloo.ca/compass-system/compass-system-projects/compass-cihr

[2] La fiche de capitalisation de ce programme est accessible sur le portail CAPS : https://www.capitalisationsante.fr/capitalisations/reussir-etre-bien-etre-ensemble/

pour une politique éducative de santé durable. Plutôt que d'imposer des interventions standardisées ou des dispositifs exogènes, ce programme s'est attaché à valoriser, mutualiser et enrichir les pratiques existantes des enseignants et autres professionnels. À travers une approche participative, ces derniers ont été accompagnés dans la co-construction d'outils pédagogiques qui s'insèrent dans leurs pratiques de classe, facilitant ainsi leur appropriation et leur impact à long terme.

Cette approche rejoint les réflexions développées dans le chapitre « Promouvoir la santé : les pratiques des professionnels », qui souligne l'importance de comprendre les déterminants des pratiques des enseignants et de les accompagner dans leur transformation. Les enseignants ne peuvent pleinement investir les enjeux de promotion de la santé qu'à condition d'être soutenus par des ressources adaptées et un environnement institutionnel favorable (cf. chapitre de Vandoorne et al.).

Comme développé par ailleurs, le développement de ces pratiques repose sur une logique de partage des savoirs. La promotion de la santé ne peut se limiter à un modèle descendant où les experts apporteraient des connaissances aux enseignants et aux élèves. Il s'agit au contraire de favoriser un dialogue entre les savoirs scientifiques, les savoirs professionnels et les savoirs expérientiels des acteurs de terrain. Cette co-construction permet de mieux intégrer les enjeux de santé dans les apprentissages et de renforcer la capacité des enseignants à agir en tant que médiateurs entre les élèves et leur environnement.

L'efficacité de cette démarche repose également sur un cadre institutionnel permettant de soutenir ces pratiques professionnelles sur le long terme. Comme le montre encore l'exemple de REBEE, l'engagement des collectivités locales, des directions d'établissement et des réseaux d'accompagnement pédagogique est un facteur clé pour garantir la pérennité des actions de promotion de la santé à l'école. Il ne s'agit pas seulement de proposer des formations ponctuelles, mais bien de créer des dynamiques collectives dans lesquelles les professionnels peuvent partager et mutualiser leurs expériences et développer des outils adaptés à leurs contextes spécifiques.

Donner les moyens à chaque école de mobiliser pleinement son potentiel en faveur de la santé des élèves, c'est donc créer les conditions permettant de garantir un cadre inclusif – capable d'accueillir tous les enfants et adolescents –, équitable – assurant la réussite de chacun – et propice au bien-être et à la santé, tant dans l'éducation qu'elle dispense que dans l'environnement qu'elle offre. Il s'agit de déployer de manière cohérente et systématique l'ensemble des pratiques permettant d'agir sur les déterminants de la santé.

Toutefois, des défis majeurs persistent, notamment en ce qui concerne les services sociaux et de santé ainsi que les enseignements. L'enjeu est d'accompagner les écoles, collèges et lycées en prenant en compte leurs réalités, en valorisant les initiatives déjà mises en place et en leur apportant un soutien concret pour améliorer leurs pratiques au service des élèves. Cela nécessite une politique claire, partagée et portée à tous les niveaux, ainsi que des ressources adaptées pour assurer sa mise en œuvre effective.

Une gouvernance et des ressources visant à développer la capacité des écoles et des établissements à promouvoir la santé

Il existe de nombreuses façons de décrire la politique de santé à l'école. Nous nous proposons ici de le faire en référence à l'action sur les déterminants de la santé des enfants. Dans cette perspective, la stratégie d'ensemble peut être décomposée en trois blocs : les leviers d'action sur ces déterminants à l'échelle de l'école ou de l'établissement, les ressources au service des écoles et des établissements pour mener à bien leur mission de promotion de la santé et la gouvernance de la politique éducative de santé aux échelons national et régional (cf. *figure 1*). Nous décrirons brièvement les modalités de gouvernance et les types de ressources destinés aux écoles et aux établissements.

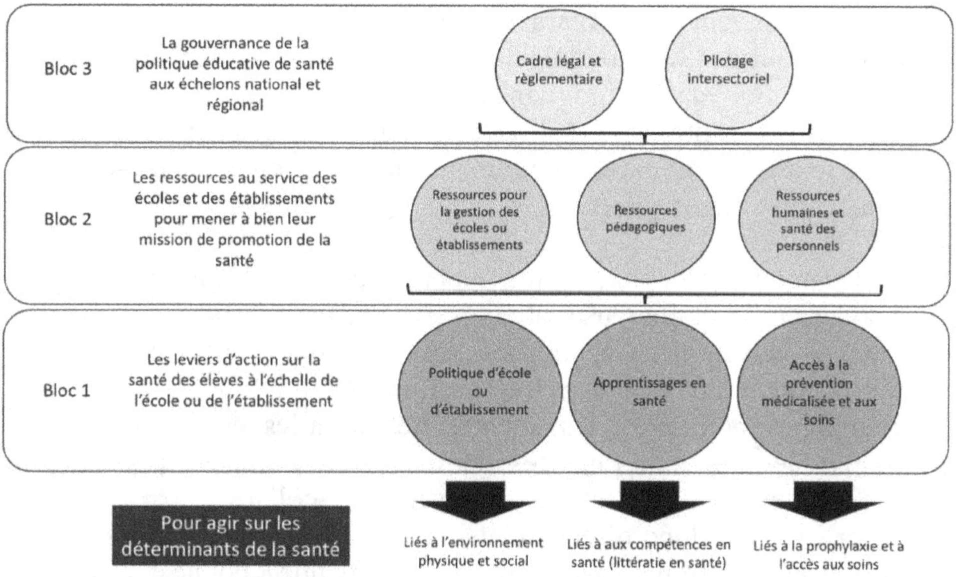

Figure 1 : Organisation de la politique de santé à l'École

La gouvernance de la politique éducative de santé aux échelons national et régional

La gouvernance de la politique éducative de santé en France repose sur un cadre légal et réglementaire inscrit dans le code de l'éducation et articulé avec plusieurs politiques de santé publique. Son pilotage est assuré par le ministère de l'Éducation nationale, en étroite coordination avec le ministère de la Santé (direction générale de l'enseignement scolaire, direction générale de la santé), ainsi que d'autres instances gouvernementales, notamment les services du Premier ministre. À l'échelle académique et départementale, cette politique est mise en œuvre par les cadres de l'éducation nationale, les corps d'inspection et les services de santé scolaire, avec le soutien du conseil académique de l'éducation à la santé, à la citoyenneté et à l'environnement. Ce dispositif fonctionne sous l'autorité des recteurs et des directeurs académiques des services de l'éducation nationale, en partenariat avec les Agences régionales de santé (ARS) dans le cadre de conventions avec les rectorats. L'ensemble de ces dispositifs vise à assurer une cohérence entre les politiques nationales et leur déclinaison locale.

Toutefois, la mise en œuvre effective des politiques éducatives de santé se heurte à plusieurs obstacles. Les tensions qui traversent la santé publique trouvent un écho amplifié à l'École, comme l'ont illustré les débats autour des ABC de l'égalité en 2014 ou encore la résistance à la campagne de vaccination contre le HPV. Les enseignants et les personnels de santé scolaire, bien qu'acteurs clés de la promotion de la santé, se retrouvent parfois démunis face aux attentes institutionnelles et aux controverses sociétales.

Ce paradoxe est d'autant plus frappant que l'amélioration de la santé figure parmi les nombreuses attentes des États et des citoyens envers le système éducatif. Cependant, les pratiques éducatives sont profondément ancrées dans une culture scolaire façonnée par des dynamiques politiques, les attentes des familles et l'influence des groupes de pression. Plus ces derniers sont influents, plus ils ont d'impact sur l'organisation du système scolaire. Les décisions éducatives sont donc directement liées aux valeurs sociétales et à la perception des parents quant à ce que doit être une « bonne éducation ». Comme le rappelle l'UNESCO, « les décisions des écoles sont influencées par les espoirs ou les craintes liés aux réponses des parents à l'enseignement d'approches inclusives et équitables » (UNESCO, 2017). Dès lors, pour développer des pratiques de promotion de la santé dans les écoles, il est essentiel d'adopter des stratégies engageant la société civile et, en particulier, les familles des élèves.

Un autre enjeu majeur réside dans la gestion des priorités au sein des établissements scolaires. Le temps, ressource précieuse et limitée, ne permet pas d'accumuler indéfiniment des programmes et dispositifs. Ajouter une nouvelle priorité – même légitime – sans l'intégrer dans une vision d'ensemble ne garantit pas une transformation des pratiques éducatives. La crise sanitaire du Covid-19 a certes mis en lumière le rôle central de la santé dans les écoles, mais rien ne permet d'affirmer que cette prise de conscience suffira à engendrer des changements structurels et durables. En définitive, c'est ce qui est évalué dans les indicateurs de performance scolaire qui détermine la place des différents enjeux éducatifs, et, en l'état actuel, la santé n'y occupe qu'une position secondaire.

Dans son rapport « Dessiner la santé publique de demain[1] », Franck Chauvin met en avant la nécessité de « développer une culture de santé

---

[1] https://sante.gouv.fr/ministere/documentation-et-publications-officielles/rapports/sante/article/dessiner-la-sante-publique-de-demain

publique en France ». Cette réflexion est fondamentale : l'École ne peut évoluer indépendamment des transformations sociétales et il est illusoire de lui confier la résolution de toutes les problématiques de santé publique. Sans une reconnaissance institutionnelle claire et un engagement renforcé, la capacité du système éducatif à jouer pleinement son rôle en matière de promotion de la santé restera limitée.

Il est enfin primordial que la gouvernance éducative prenne en compte les pratiques des professionnels et les réalités du terrain. Les décisions nationales, pour être réellement applicables, doivent s'ancrer dans les dynamiques locales et s'appuyer sur un dialogue constant avec les enseignants et les communautés éducatives. Une approche favorisant la co-construction des politiques avec les acteurs concernés permettrait non seulement de limiter les résistances, mais aussi d'assurer une meilleure appropriation des démarches de promotion de la santé. Ce travail en concertation constitue un levier essentiel pour garantir une intégration durable des actions de santé dans les pratiques scolaires et renforcer l'impact des politiques éducatives sur le bien-être des élèves.

Un large éventail de ressources dédiées

Les ressources mobilisées pour la promotion de la santé en milieu scolaire sont multiples et englobent à la fois les ressources humaines, les dispositifs d'accompagnement pédagogique et les soutiens institutionnels. Les enseignants, personnels éducatifs et de santé scolaire constituent les premiers acteurs de cette politique. Leur formation et leur accompagnement sont essentiels pour le déploiement et la pérennité des démarches de promotion de la santé. Comme souligné dans le chapitre précédent (Vandoorne *et al.*), l'enjeu est de fournir aux professionnels non seulement des connaissances, mais aussi des outils adaptés à leurs pratiques, intégrés dans leur quotidien pédagogique.

Si une première sensibilisation peut être intégrée à la formation initiale, c'est principalement en formation continue, en particulier dans les premières années d'exercice, que l'accompagnement doit être renforcé. Par ailleurs, la prise en compte de la santé des professionnels de l'éducation est une condition *sine qua non* : on ne peut exiger d'eux un engagement actif dans la promotion de la santé des élèves sans leur offrir, en retour, des conditions de travail et un accompagnement adéquats.

Les ressources intègrent aussi les dispositifs de soutien au management des écoles, des collèges et des lycées. Cela inclut le soutien opérationnel aux chefs d'établissement (directeurs, principaux et proviseurs), l'accompagnement des projets éducatifs par les équipes de circonscription et les corps d'inspection, ainsi que l'expertise des conseillers techniques en services sociaux et santé scolaire. De nombreux opérateurs de santé publique, tels que les Instances Régionales d'Éducation et de Promotion de la Santé (IREPS), les Comités régionaux et départementaux d'éducation à la santé, les associations spécialisées et les professionnels de santé locaux, participent également à cette dynamique. Les collectivités territoriales jouent un rôle crucial dans des domaines comme l'aménagement des bâtiments scolaires et la restauration collective.

Des ressources sont aussi accessibles via la Direction Générale de l'Enseignement Scolaire (DGESCO), notamment à travers le site Eduscol, qui propose des outils comme le vademecum des écoles promotrices de santé et le guide de référence pour la labellisation Edusanté[1]. L'Institut des hautes études de l'éducation et de la formation (IH2EF[2]) fournit également des formations et des documents de référence pour les acteurs du terrain. À cela s'ajoutent les financements disponibles via les préfectures, les collectivités territoriales, les Agences Régionales de Santé (ARS), la Mission interministérielle de lutte contre les drogues et les conduites addictives (MILDECA), ainsi que des dispositifs partenariaux comme les Cités éducatives et les ressources dédiées à l'éducation prioritaire.

Sur le plan pédagogique, les 32 Instituts Nationaux Supérieurs du Professorat et de l'Éducation (INSPE) et l'École nationale supérieure de formation de l'enseignement agricole jouent un rôle clé. D'autres structures, comme le réseau Canopé et l'Institut Français d'Éducation, ainsi que des associations spécialisées (Fédération Addiction, Passerelle Santé[3], Santé Publique France pour les sites comme

---

[1] https://eduscol.education.fr/2346/sante

[2] https://www.ih2ef.gouv.fr/comite-deducation-la-sante-la-citoyennete-et-lenvironnement-cesce

[3] http://www.passerelles.info/

onsexprime[1]), développent et diffusent des ressources pédagogiques adaptées. Des outils numériques et programmes probants, tels que Unplugged, Tabado, JADA, ASSIST ou encore le Good Behavior Game, apportent des supports concrets aux équipes éducatives. Toutefois, ces ressources sont majoritairement destinées aux établissements secondaires, alors qu'aucun manuel scolaire dédié aux apprentissages en santé n'existe encore pour le premier degré [2] (maternelle et élémentaire).

Ce foisonnement de ressources représente une opportunité majeure pour la promotion de la santé à l'École. Cependant, leur accès demeure complexe, en particulier pour les écoles et les circonscriptions de l'enseignement primaire. De plus, le morcellement des dispositifs nuit à l'instauration d'une dynamique pédagogique cohérente en matière d'éducation à la santé. Pour pallier ces difficultés, la création d'un réseau structuré des écoles, collèges et lycées promoteurs de santé, à l'image de ce qui existe dans d'autres pays, constituerait un levier de structuration efficace. Un tel réseau devrait être articulé à un dispositif de labellisation, dont l'efficacité pour ancrer durablement la promotion de la santé dans les établissements scolaires est avérée (Lee et al., 2014).

Trois axes prioritaires se dégagent pour renforcer l'impact de ces ressources :

1. Le déploiement d'un plan ambitieux de formation continue, afin d'accompagner les professionnels dans l'appropriation des démarches de promotion de la santé.
2. La création d'un réseau national des écoles, collèges et lycées promoteurs de santé, pour favoriser l'échange de pratiques et la mutualisation des ressources.
3. La mise en œuvre effective de la labellisation Edusanté par les académies, afin d'assurer une reconnaissance institutionnelle et un accompagnement structuré des établissements engagés dans cette démarche.

[1] https://www.onsexprime.fr/

[2] Des initiatives, comme celle du gouvernement de Nouvelle-Calédonie dans le cadre de sa politique intersectorielle de santé à l'École à travers le programme REBEE, ont permis de mettre à disposition des enseignants de maternelle et d'élémentaire des outils pédagogiques opérationnels et adaptés aux différents contextes. Cf : https://chaireunesco-es.org/2019/12/12/leducation-a-la-sante-prend-vie-avec-rebee/

Ces initiatives permettraient de renforcer la cohérence et l'accessibilité des ressources, tout en inscrivant durablement la promotion de la santé dans les politiques éducatives.

Conclusion

Sur la base de cette brève analyse, on peut être tenté de résumer la situation avec cette formule lapidaire : « politique de santé à l'école : de bonnes bases, mais peut mieux faire ». La principale question qui émerge est celle du passage à l'échelle. En effet, comme nous l'avons indiqué précédemment, des pratiques remarquables existent dans de nombreux établissements et à tous les échelons de pilotage du système éducatif, mais il existe des freins à la généralisation à l'ensemble des écoles, collèges et lycées.

Pour déterminer ce qu'il est pertinent de généraliser, il convient de revenir à l'analyse des déterminants de la santé des enfants et des adolescents et identifier les pratiques ayant un impact significatif sur ces déterminants. Autrement dit, identifier la manière dont notre système éducatif dans son ensemble peut agir de façon adaptée dans les différents contextes. De nombreux facteurs ayant une incidence sur la mise en œuvre réussie des dispositifs de santé à l'école ont été identifiés : implication du gouvernement ; compréhension des enjeux par la société civile ; politiques nationales, priorité des programmes de santé scolaire ; participation de tous les ministères concernés, et des administrations régionales et locales ; soutien financier approprié et/ou technique des organismes financeurs ; place dans les dispositifs de formation des cadres et des enseignants (voir références dans OMS, 2017a).

Une telle multiplicité de paramètres montre clairement que la généralisation ne peut pas être un simple processus de transmission descendante vers les personnes censées les mettre en œuvre. Pour être efficace, la bonne volonté ne suffit pas, le processus d'adoption doit être fondé sur une véritable stratégie de gestion du changement (Jourdan et al., 2021).

Bibliographie

Alemán-Díaz, A. Y., Backhaus, S., Siebers, L. L., Chukwujama, O., Fenski, F., Henking, C. N., Kaminska, K., Kuttumuratova, A., & Weber, M. W. (2018). Child and adolescent health in Europe : Monitoring implementation of policies and provision of services. The Lancet. Child & Adolescent Health, 2(12), 891-904. https://doi.org/10.1016/S2352-4642(18)30286-4

Bank, T. W. (2012). What matters most for school health and school feeding : A framework paper (79908; p. 1-88). The World Bank. http://documents.worldbank.org/curated/en/197681468331747243/What-matters-most-for-school-health-and-school-feeding-a-framework-paper

Bryk, A. S. (2015). 2014 AERA Distinguished Lecture : Accelerating How We Learn to Improve. Educational Researcher, 44(9), 467-477. https://doi.org/10.3102/0013189X15621543

Bryk, A. S., Gomez, L., Grunow, A., & LeMahieu, P. (2015). Learning to Improve : How America's Schools Can Get Better at Getting Better. Harvard Education Publishing.

Byrne, J., Pickett, K., Rietdijk, W., Shepherd, J., Grace, M., & Roderick, P. (2016). A Longitudinal Study to Explore the Impact of Preservice Teacher Health Training on Early Career Teachers' Roles as Health Promoters. Pedagogy in Health Promotion, 2(3), 170-183. https://doi.org/10.1177/2373379916644449

Cèbe, S., & Goigoux, R. (2018). Lutter contre les inégalités : Outiller pour former les enseignants. Recherche et formation, 87, 77-96. https://doi.org/10.4000/rechercheformation.3510

Deschesnes, M., Couturier, Y., Drouin, N., & Tessier, C. (2014). Schools' capacity to absorb a Healthy School approach into their operations : Insights from a realist evaluation. Health Education, 114(3), 208-224. https://doi.org/10.1108/HE-10-2013-0054

EEF. (2018). Closing the Attainment Gap. https://educationendowmentfoundation.org.uk/evidence-summaries/attainment-gap

Ekwaru, J. P., Ohinmaa, A., Dabravolskaj, J., Maximova, K., & Veugelers, P. J. (2021). Cost-effectiveness and return on investment of school-based health promotion programmes for chronic disease prevention. European Journal of Public Health, 31(6), 1183-1189. https://doi.org/10.1093/eurpub/ckab130

Geoffroy, M.-C., Côté, Sylvana. M., Giguère, C.-É., Dionne, G., Zelazo, P. D., Tremblay, R. E., Boivin, M., & Séguin, Jean. R. (2010). Closing the gap in academic readiness and achievement : The role of early childcare. Journal of child psychology and psychiatry, and allied disciplines, 51(12), 1359-1367. https://doi.org/10.1111/j.1469-7610.2010.02316.x

Hanson, M. A., & Gluckman, P. D. (2011). Developmental origins of health and disease : Moving from biological concepts to interventions and policy. International Journal of Gynecology & Obstetrics, 115, S3-S5.

IUHPE. (2010). Promoting Health in School : From evidence to action.

Jourdan, D. (2011). Health education in schools : The challenge of teacher training. Inpes.

Jourdan, D. (2012). La santé publique au service du bien commun ? : Politiques et pratiques de prévention à l'épreuve du discernement éthique. Santé.

Jourdan, D. (2017). Les parcours éducatifs. In Dictonnaire critique des éducations à. L'Hamattan.

Jourdan, D., Gray, N. J., Barry, M. M., Caffe, S., Cornu, C., Diagne, F., El Hage, F., Farmer, M. Y., Slade, S., Marmot, M., & Sawyer, S. M. (2021). Supporting every school to become a foundation for healthy lives. The Lancet Child & Adolescent Health. https://doi.org/10.1016/S2352-4642(20)30316-3

Klinger, D. A., Freeman, J. G., Bilz, L., Liiv, K., Ramelow, D., Sebok, S. S., Samdal, O., Dür, W., & Rasmussen, M. (2015). Cross-national trends in perceived school pressure by gender and age from 1994 to 2010. European Journal of Public Health, 25 Suppl 2, 51-56. https://doi.org/10.1093/eurpub/ckv027

Lee, A., Andrew J. Macnab, D. F. A. G. P., Keung, V. M., Lo, A. S., Kwong, A. C., & Armstrong, E. S. (2014). Framework for evaluating efficacy in Health Promoting Schools. Health Education, 114(3), 225-242. https://doi.org/10.1108/he-07-2013-0035

MEN. (2023). Panorama statistique des personnels de l'enseignement scolaire 2021-2022. Ministère de l'Education Nationale et de la Jeunesse. https://www.education.gouv.fr/panorama-statistique-des-personnels-de-l-enseignement-scolaire-2021-2022-343054

Milat, A. J., Bauman, A., & Redman, S. (2015). Narrative review of models and success factors for scaling up public health interventions. Implementation Science, 10(1), 113. https://doi.org/10.1186/s13012-015-0301-6

OCDE. (2018). Résultats du PISA 2015 (Volume III) : Le bien-être des élèves | fr | OCDE. https://www.oecd.org/fr/publications/resultats-du-pisa-2015-volume-iii-9789264288850-fr.htm

OECD. (2006). Measuring the Effects of Education on Health and Civic Engagement. http://www.oecd.org/education/innovation-education/measuringtheeffectsofeducationonhealthandcivicengagement.htm

OMS. (2022). One health. https://www.who.int/news-room/fact-sheets/detail/one-health

Paakkari, O., & Paakkari, L. (2012). Health literacy as a learning outcome in schools. Health Education, 112(2), 133-152. https://doi.org/10.1108/09654281211203411

SHE. (2019). Moscow Statement. SHE Conference 2019 – School Health Education Conference. http://sheconference2019.org/

UNESCO. (2017). A Guide for ensuring inclusion and equity in education; 2017. 46.

Whitelaw, S., Baxendale, A., Bryce, C., MacHardy, L., Young, I., & Witney, E. (2001). « Settings » based health promotion : A review. Health Promotion International, 16(4), 339-353. https://doi.org/10.1093/heapro/16.4.339

WHO. (2017a). Global school health initiatives : Achieving health and education outcomes. https://www.who.int/publications-detail/global-school-health-initiatives-achieving-health-and-education-outcomes

WHO. (2017b, mars 18). Health literacy. The solid facts. http://www.euro.who.int/en/publications/abstracts/health-literacy.-the-solid-facts

Introduction au Chapitre : Promouvoir la santé dans les écoles en Europe au XXIe siècle : un réseau pour concilier éducation et santé, rédigé par Goof Buijs et Silvia de Ruiter

Ce chapitre explore la dynamique de la promotion de la santé dans les écoles européennes, au croisement des secteurs de la santé et de l'éducation. Il s'intéresse particulièrement au rôle structurant du réseau Schools for Health in Europe (SHE), qui illustre les tensions, les synergies et les opportunités dans la collaboration entre éducation et santé au XXIe siècle.

La promotion de la santé en milieu scolaire repose sur une vision pertinente des écoles en tant que systèmes complexes au sein desquels interagissent élèves, enseignants, familles et communautés locales. Ce chapitre met en lumière comment ces interactions produisent des pratiques sociales où la santé et l'éducation se renforcent mutuellement. La notion d'« école promotrice de santé », préconisée depuis 1992, représente une innovation majeure, intégrant des dimensions physiques, mentales et sociales. Ce modèle repose sur une approche holistique combinant politiques scolaires, enseignement, environnement éducatif, collaboration intersectorielle et implication des communautés. Il reconnaît que les environnements éducatifs peuvent être des catalyseurs de bien-être, un espace où la santé devient une valeur démocratique partagée.

Ce chapitre met également en avant les défis liés à la mise en œuvre concrète de la promotion de la santé dans les écoles, notamment la diversité des contextes politiques et culturels en Europe. En soulignant les chemins empruntés par le réseau SHE et ses partenaires, le texte explore comment les écoles deviennent des laboratoires vivants où les stratégies innovantes, telles que l'évaluation participative et les méthodologies de co-construction, renforcent l'impact éducatif tout en répondant à des objectifs sanitaires précis. En ce sens, il contribue à la compréhension de l'école comme un espace social où se produit une culture de la santé, à la fois par des interventions programmées et par des interactions quotidiennes.

L'une des contributions majeures de ce chapitre réside dans son analyse des modalités de partage des savoirs entre le secteur éducatif et le secteur de la santé. Le réseau SHE apparaît comme un cadre exemplaire de dialogue intersectoriel, favorisant l'élaboration d'approches communes pour promouvoir la santé dans des contextes éducatifs variés. Cette interdisciplinarité repose sur la reconnaissance que les savoirs issus de la santé publique (tels que la biomédecine ou les données probantes) doivent dialoguer avec les savoirs éducatifs et locaux pour être véritablement opérationnels. Ce chapitre illustre comment cette intégration donne naissance à des pratiques contextualisées, adaptées aux besoins spécifiques des élèves et des écoles.

Par ailleurs, le texte met en lumière l'évolution des outils méthodologiques du réseau SHE, comme le SHE Rapid Assessment Tool et le manuel SHE, conçus pour guider les écoles dans leur démarche de promotion de la santé. Ces outils traduisent une forme de « savoir partagé », accessible et opérationnel, qui relie la recherche empirique aux besoins du terrain. Ils participent à une horizontalité des savoirs, où les enseignants, les élèves et les décideurs politiques deviennent des acteurs clés dans la conception et l'évaluation des initiatives de santé scolaire. Ce partage n'est pas seulement technique, mais il engage une dimension éthique et épistémologique en valorisant la diversité des perspectives.

Enfin, ce chapitre offre une réflexion critique sur les inégalités de santé et les tensions liées à la hiérarchie des savoirs. Il interroge les asymétries entre écoles européennes et met en exergue la nécessité de renforcer les capacités des écoles dans les pays moins avantagés. En lien avec les objectifs du réseau SHE, le chapitre plaide pour une approche démocratique, équitable et durable, où l'éducation et la santé deviennent des leviers pour améliorer la cohésion sociale et réduire les disparités.

En conclusion, ce chapitre représente une articulation unique entre théorie et pratique dans le champ de la promotion de la santé scolaire. Il fournit des pistes concrètes pour comprendre les écoles comme des lieux de production de santé et propose un modèle intersectoriel et inclusif de partage des savoirs. À travers la mise en réseau, l'innovation et la recherche, il contribue à éclairer et renforcer des pratiques sociales qui visent à bâtir un avenir où éducation et santé travaillent ensemble pour le bien-être collectif.

Didier Jourdan, Carole Faucher et Valérie Ivassenko

Promouvoir la santé dans les écoles en Europe au XXIe siècle : un réseau pour concilier éducation et santé

***Goof Buijs*[1]*, Silvia de Ruiter*[2]**
1) Manager de la Chaire UNESCO Éducations & Santé
2) Responsable de projet, Chaire UNESCO Éducations & Santé

Mots clés : Écoles promotrices de santé, promotion de la santé, implémentation, réseau.

Introduction

Dans la région européenne, le concept de promotion de la santé en milieu scolaire s'est développé à la fin du XXe siècle. L'idée sous-jacente est que les sociétés prospèrent mieux lorsque les enfants grandissent dans un environnement qui favorise leur développement et leur bien-être. L'éducation est un déterminant essentiel de la santé et du bien-être des enfants. Par ailleurs, leur état de santé influence leur éducation et leurs apprentissages. Promouvoir la santé et le bien-être des enfants à l'école apparaît donc comme une évidence. L'approche par les milieux de vie a conduit à l'introduction et au développement de la promotion de la santé en milieu scolaire dans plusieurs pays de la région européenne. La mise en réseau au niveau européen a été initiée par le Bureau régional de l'Organisation mondiale de la santé pour l'Europe (OMS/Europe), ce qui a permis d'approfondir la compréhension du concept, grâce aux expériences issues de projets pilotes dans différents pays. Cet article décrit l'évolution du concept de promotion de la santé à l'école et la collaboration entre les secteurs de la santé et de l'éducation, à travers l'expérience du réseau « Schools for Health in Europe » (SHE) au cours des deux premières décennies du XXIe siècle. Il explique également comment ce travail a conduit à l'adoption de la Déclaration de Paris en 2016, qui souligne l'importance d'une approche intersectorielle pour promouvoir la santé et le bien-être des enfants et des jeunes en Europe. La région européenne comprend ici les 53 pays membres de l'OMS/Europe, couvrant une vaste zone géographique allant de l'océan Atlantique à l'océan Pacifique. Elle inclut les États membres de l'Union européenne ainsi que les pays d'Europe de l'Est et d'Asie centrale.

Émergence du concept de promotion de la santé à l'école

Au XIXe siècle, on trouve déjà des exemples d'enseignement des règles d'hygiène aux enfants, telles que l'importance d'une alimentation régulière, du lavage des mains et d'un sommeil suffisant. À cette époque, les conditions de vie étaient très différentes, avec une espérance de vie moyenne d'environ 31 ans jusqu'au XXe siècle, pour atteindre environ 72 ans au XXIe siècle (Rosling, 2019). Au début du XXe siècle, des initiatives collectives ont vu le jour, comme l'introduction de repas gratuits dans les écoles et la mise en place de visites médicales en Angleterre. Aux États-Unis, des programmes de déparasitage en milieu scolaire ont été largement déployés. Les bénéfices de ces premières actions de santé scolaire ont montré des effets positifs à long terme, notamment en améliorant les résultats éducatifs (Bundy, 2011).

Aujourd'hui, la plupart des problèmes de santé qui touchent les enfants et les jeunes sont évitables et curables. L'état de santé des individus dépend à 80 % de facteurs environnementaux et de leur mode de vie. La majorité des déterminants de la santé sont liés aux maladies non transmissibles (principalement le cancer, les maladies cardiovasculaires, le diabète de type 2 et l'hypertension). La prévention de ces maladies repose sur la promotion d'un mode de vie sain dès le plus jeune âge. Inspiré par la Charte d'Ottawa (OMS, 1986), qui a posé les bases de la promotion de la santé en prenant en compte l'environnement dans lequel les individus vivent, apprennent et travaillent, le concept d'« école promotrice de santé » a émergé. La Charte d'Ottawa définit la promotion de la santé comme un processus visant à renforcer les capacités des individus pour leur permettre de mieux contrôler leur santé et leur environnement. L'éducation à la santé, en revanche, repose sur une approche plus traditionnelle qui met l'accent sur l'acquisition de connaissances sur les maladies et les comportements favorables à la santé. Elle tend à réduire la santé à la seule prévention des maladies, avec une approche davantage centrée sur l'individu, plutôt que de promouvoir la santé dans un sens plus large.

Le concept d'« école promotrice de santé » englobe les dimensions physiques, mentales et sociales de la santé, ainsi que le rôle de l'environnement. Il adopte ainsi une définition plus large de la santé et repose sur une approche globale de l'école. Cette approche combine l'éducation à la santé et l'enseignement avec des politiques scolaires, l'environnement de l'école, y compris les parents et la communauté locale, ainsi que les services de santé. L'objectif principal est de promouvoir la santé plutôt que de simplement prévenir les maladies.

Après l'introduction de la Charte d'Ottawa, l'OMS/Europe a promu une approche par les milieux de vie afin de favoriser le développement de la promotion de la santé (Kickbusch, 2003). Le bureau régional a ainsi créé différents réseaux en Europe, axés sur des environnements spécifiques, tels que les hôpitaux, les villes, les prisons et les écoles. Cette approche en réseau a conduit à la création, en 1992, du Réseau européen des écoles promotrices de santé (ENHPS), aujourd'hui connu sous le nom de Schools for Health in Europe (SHE). Des réseaux similaires de promotion de la santé en milieu scolaire ont vu le jour en Australie, dans la région du Pacifique occidental, aux États-Unis et en Amérique latine.

Dans la région européenne, un premier jalon important dans le développement du réseau ENHPS a été la Conférence européenne sur les écoles promotrices de santé, qui s'est tenue en Grèce en 1997. Cette conférence a représenté un premier effort pour établir une compréhension et une vision communes de ce qu'est une école promotrice de santé. Intitulée *« L'école promotrice de santé – un investissement dans l'éducation, la santé et la démocratie »*, elle a conduit à la formulation de dix principes fondamentaux des écoles promotrices de santé. Ces principes incluent la démocratie, l'équité, l'autonomisation, l'environnement scolaire, le programme scolaire, la formation des enseignants, l'évaluation des succès, la collaboration, l'implication des communautés et la durabilité (IPC, 1999). La conférence a également recommandé que chaque enfant et chaque jeune ait le droit d'être scolarisé dans une école promotrice de santé.

Les trois organisations fondatrices du réseau ENHPS étaient l'OMS/Europe, la Commission européenne et le Conseil de l'Europe, qui ont collaboré pendant de nombreuses années dans un partenariat tripartite unique. À partir de 1992, un nombre croissant d'écoles pilotes et de pays participants ont rejoint le réseau. La phase initiale du projet peut être considérée comme une expérimentation visant à développer des activités adaptées aux besoins spécifiques de chaque école participante, tout en partageant les résultats avec les autres. Ces activités variaient considérablement d'un pays à l'autre en raison des différences de législation et de programmes scolaires. Cette première étape peut être décrite comme une tentative d'adopter une approche ascendante (*bottom-up*) pour promouvoir la santé en milieu scolaire.

Un effort important a été consacré à l'invitation des pays de la région européenne de l'OMS à rejoindre le réseau. À cette époque, certaines conditions étaient requises pour l'adhésion d'un pays, notamment un engagement signé des ministères de la Santé et de l'Éducation, la désignation d'un coordinateur national et l'intégration de 10 à 20 écoles pilotes dans le pays. En 1999, 38 pays faisaient partie du réseau, représentant plus de 500 écoles pilotes. Toutefois, à cette période, l'initiative était principalement portée par le secteur de la santé. L'objectif au début du XXIe siècle était d'impliquer davantage le secteur de l'éducation. Comme l'a formulé le réseau ENHPS, il s'agissait de « créer un levier pour influencer les politiques et les pratiques éducatives à travers l'Europe » (IPC, 1999).

Par ailleurs, la nécessité de renforcer les données scientifiques sur l'approche promotrice de santé en milieu scolaire est devenue plus pressante. Dans ce domaine encore relativement récent, l'accent avait jusque-là été mis sur le développement des politiques et des pratiques, avec peu de preuves empiriques sur leur efficacité (Stewart-Brown, 2006).

Un réseau pour promouvoir la santé en milieu scolaire dans la région européenne au XXIe siècle

Ce chapitre décrit le développement d'un réseau au niveau européen pour promouvoir la santé scolaire au XXIe siècle. Les deux premières décennies se caractérisent par une attention croissante portée à la coopération entre les secteurs de la santé et de l'éducation, tant au niveau européen que national, par un renforcement de la recherche et par le développement d'une base de données probantes plus solide pour une approche globale de la santé en milieu scolaire. Afin d'améliorer la communication et d'uniformiser la terminologie, le changement de nom du réseau ENHPS, désormais désigné sous l'appellation Schools for Health in Europe (SHE) et dirigé par l'Institut néerlandais pour la promotion de la santé et la prévention des maladies (NIGZ), a constitué une étape significative.

Outre le développement de programmes nationaux et régionaux d'écoles promotrices de santé, plusieurs conférences européennes sur la santé en milieu scolaire ont été organisées afin de favoriser le partage des connaissances et de renforcer l'engagement du secteur éducatif. La conférence de haut niveau sur la collaboration intersectorielle et interinstitutionnelle pour promouvoir la santé et le bien-être des enfants et des jeunes, tenue à Paris en 2016, est considérée comme un événement clé ayant permis de faire progresser le concept de promotion de la santé en milieu scolaire et d'accroître son ancrage au sein des politiques éducatives et sanitaires.

Conférences européennes sur la promotion de la santé en milieu scolaire

Le développement des écoles promotrices de santé dans la région européenne peut être retracé à travers plusieurs conférences sur le sujet. Organisées par le réseau SHE et l'OMS/Europe, ces rencontres ont réuni des enseignants, des éducateurs en santé, des experts en promotion de la santé, des chercheurs, des représentants gouvernementaux et des décideurs politiques, principalement issus de la région européenne, mais aussi d'autres continents. Elles ont permis de faire le point sur l'état des connaissances en matière de promotion de la santé scolaire, de partager les innovations et de créer un espace de dialogue, avec une contribution active des chercheurs spécialisés et une participation des jeunes.

La conférence européenne de 2002 a mis l'accent sur le partenariat entre les secteurs de l'éducation et de la santé pour promouvoir la santé des enfants et des jeunes en milieu scolaire. Son principal aboutissement a été l'Agenda d'Egmond (IPC, 2002), un document stratégique destiné à plaider en faveur de la promotion de la santé à l'école. Il souligne que les programmes développés en collaboration entre les secteurs de la santé et de l'éducation sont les plus efficaces. L'apport scientifique de cette conférence a conduit à la publication d'un recueil d'études de cas sur les relations entre éducation et santé, ainsi qu'à une synthèse des recherches récentes évaluant les processus et les résultats des initiatives d'écoles promotrices de santé (Clift & Bruun Jensen, 2005).

Sept ans plus tard, la conférence européenne organisée en Lituanie a conduit à l'adoption de la *Résolution de Vilnius : de meilleures écoles grâce à la santé* (*Vilnius resolution : better schools through health*). Ce texte met en avant l'intérêt commun des secteurs de l'éducation et de la santé en soulignant que promouvoir la santé des enfants contribue également à améliorer leurs apprentissages (SHE network, 2009). Afin de faciliter son appropriation par les différents pays, la résolution a été traduite en 15 langues européennes ainsi qu'en japonais. Elle constitue un appel à l'action adressé aux organisations internationales, nationales et régionales, ainsi qu'à la communauté scolaire, pour renforcer la promotion de la santé à l'école. C'est aussi la première fois que la réduction des inégalités en matière de santé est explicitement mentionnée dans ce contexte.

En 2013, lors de la quatrième conférence européenne au Danemark, l'accent a été mis sur l'équité, l'éducation et la santé, en mettant en avant les enseignements tirés de la pratique. La *Déclaration d'Odense* et un recueil d'études de cas ont mis en lumière les avancées et l'évolution du domaine. Ils ont également introduit une base commune à l'approche du réseau SHE en matière de promotion de la santé à l'école, en définissant cinq valeurs fondamentales et cinq piliers qui soutiennent le concept d'école promotrice de santé (Buijs et al., 2014).

Valeurs fondamentales du réseau Schools for Health in Europe (SHE)	
Équité	Un accès égal pour tous à l'éducation et à la santé.
Durabilité	La santé, l'éducation et le développement sont interconnectés, avec des activités et des programmes mis en œuvre de manière systématique et sur le long terme.
Inclusion	La diversité est valorisée ; les écoles sont des communautés d'apprentissage où chacun se sent respecté et en confiance.

Autonomisation	Tous les membres de la communauté scolaire sont activement impliqués.
Démocratie	Les écoles promotrices de santé reposent sur des valeurs démocratiques.
Principes du réseau Schools for Health in Europe (SHE)	
Approche globale de l'école en matière de santé	L'éducation à la santé en classe est combinée à l'élaboration de politiques scolaires, à l'environnement de l'école, aux compétences de vie et à l'implication de toute la communauté scolaire.
Participation	Un sentiment d'appropriation existe parmi les élèves, le personnel éducatif et les parents.
Qualité des enseignements	Les écoles promotrices de santé favorisent de meilleurs processus d'enseignement et d'apprentissage, avec des élèves en meilleure santé qui apprennent mieux et un personnel en meilleure santé qui travaille plus efficacement.
Fondement scientifique	De nouvelles approches et pratiques sont développées à partir de recherches existantes et émergentes.
Lien avec la communauté	Les écoles sont considérées comme des acteurs clés du développement communautaire.

Tableau 1 : Les valeurs et les principes de Schools for Health in Europe

La conférence la plus récente sur la promotion de la santé en milieu scolaire s'est tenue à Moscou en 2019. Elle a porté sur les aspects conceptuels de l'approche promotrice de santé, son application et sa diffusion, ainsi que sur les évolutions sociales contemporaines, telles que la numérisation et l'hétérogénéité des publics scolaires. Les recommandations issues de cette rencontre ont été publiées sous la *Déclaration de Moscou : Santé, bien-être et éducation – Construire un avenir durable* (Dadaczynski et al., 2019). Ce document réaffirme la nécessité d'une approche globale de la santé à l'école, fondée sur les valeurs et piliers du réseau SHE, et souligne l'importance du lien entre l'école et son environnement. Il met également en avant l'impact du changement climatique en établissant un lien entre la promotion de la santé et l'éducation au développement durable. En effet, les questions environnementales, climatiques et sanitaires sont façonnées par les mêmes déterminants structurels et partagent des objectifs et des champs d'action communs.

Le développement d'un réseau européen pour la promotion de la santé en milieu scolaire

Le réseau ENHPS a débuté comme un projet pilote impliquant un nombre restreint de réseaux nationaux d'écoles promotrices de santé, expérimentant une approche globale de la santé à l'école et coordonnée à l'échelle nationale. Sous l'impulsion de l'OMS/Europe, en collaboration avec l'Union européenne et le Conseil de l'Europe, ces réseaux nationaux ont progressivement été connectés, favorisant ainsi l'échange d'informations, le plaidoyer, la conceptualisation et la diffusion de cette approche à d'autres pays de la région européenne et au-delà. Ces trois organisations ont également joué un rôle clé dans la mobilisation de financements pour soutenir les activités du réseau.

Grâce à cette coopération de haut niveau, l'introduction du concept d'école promotrice de santé a bénéficié d'un soutien considérable, en particulier dans les pays de l'ex-Union soviétique, qui ont commencé à se restructurer au début des années 1990. L'un des facteurs déterminants de l'adoption de ce concept dans ces pays était la valorisation de l'implication et de la participation des élèves aux décisions concernant les activités de santé menées dans leur établissement (IPC, 1999). Les valeurs démocratiques constituaient, et constituent toujours, l'un des piliers de l'approche promotrice de santé en milieu scolaire dans la région européenne.

En 2007, l'OMS/Europe a transféré le secrétariat de son réseau d'écoles promotrices de santé à l'Institut néerlandais pour la promotion de la santé et la prévention des maladies (NIGZ). Ce changement a marqué une évolution dans la gestion et le fonctionnement du réseau. Des plans stratégiques quadriennaux ont été mis en place, mettant l'accent sur le renforcement du réseau à l'échelle régionale, nationale et européenne, sur une collaboration plus concrète entre les secteurs de la santé et de l'éducation, sur l'augmentation du nombre de pays membres, sur le renforcement des capacités, sur une meilleure visibilité et sur la constitution d'une base scientifique plus solide pour la promotion de la santé en milieu scolaire.

Le réseau a alors changé de nom, passant de *European Network of Health Promoting Schools* à *Schools for Health in Europe (SHE)*. L'objectif était de faire de SHE une plateforme de référence pour la promotion de la santé scolaire en Europe et de rendre ses actions plus visibles auprès d'un public plus large. Ce changement a également marqué un effort renouvelé pour renforcer les liens entre les secteurs de la santé et de l'éducation. La communication a joué un rôle essentiel dans cette démarche, car la promotion de la santé scolaire était encore mieux connue des professionnels de la santé publique et de la promotion de la santé que des acteurs du secteur éducatif et social. Le principal objectif du plan stratégique de SHE pour la période 2008-2012 était d'établir le réseau comme l'une des principales plateformes internationales de promotion de la santé en milieu scolaire (Buijs, 2009).

Cette ambition s'est traduite par la création d'une nouvelle identité visuelle et d'un logo destinés à toucher un public plus large, incluant les professionnels et les parties prenantes des secteurs concernés. Un site web clair et structuré a été mis en place pour offrir des informations accessibles sur les ressources, les actualités et les contacts du réseau. Des newsletters régulières ont permis de toucher un nombre croissant de personnes intéressées par la promotion de la santé à l'école. Un service d'assistance (*helpdesk*) SHE a également été mis en place, répondant à environ 50 à 60 demandes par an lors de sa phase de lancement.

Afin de susciter un intérêt accru pour la recherche en promotion de la santé en milieu scolaire, des chercheurs issus des secteurs de la santé publique et de l'éducation ont été invités à rejoindre le groupe de recherche SHE nouvellement créé. Ce groupe s'est donné pour mission d'approfondir les aspects théoriques et empiriques de la promotion de la santé à l'école, ainsi que d'examiner comment les résultats de la recherche peuvent orienter et améliorer les pratiques existantes. Ces objectifs ont été détaillés dans un document de position (SHE research group, 2020).

Le groupe de recherche SHE est également devenu un groupe d'intérêt spécial sur l'éducation à la santé et au bien-être au sein de l'Association européenne de recherche en éducation (EERA). Cette coopération entre chercheurs issus de différentes disciplines a permis à la fois la production de nouvelles connaissances – par exemple à travers des projets financés par l'Union européenne sur la promotion de l'alimentation saine et de l'activité physique dans les écoles – et la diffusion des savoirs, notamment via une série de fiches thématiques SHE (*SHE fact sheets*) publiées à partir de 2013. Ces fiches abordaient des sujets tels que l'état des lieux du développement des écoles promotrices de santé en Europe, les données scientifiques sur l'efficacité de cette approche en partenariat avec l'Union internationale de promotion de la santé et d'éducation pour la santé (IUHPE), la mise en réseau et la réduction des inégalités en matière de santé.

Le groupe de recherche a également contribué au renforcement des compétences des membres du réseau SHE en lançant, dès 2010, une académie SHE organisée chaque année. Cet événement a attiré un nouveau public composé à la fois de doctorants en santé publique et en recherche éducative, ainsi que de praticiens engagés dans la promotion de la santé en milieu scolaire.

La diversité des approches adoptées au niveau national pour la promotion de la santé en milieu scolaire a été valorisée, mais elle a également freiné l'élaboration d'une définition claire du concept ainsi que le développement de normes et d'indicateurs communs pour les écoles promotrices de santé. Les travaux sur l'établissement de normes européennes pour les écoles promotrices de santé ont commencé en 2005, mais se sont révélés complexes et chronophages. Ils ont abouti à la publication d'un premier guide destiné à élaborer des indicateurs pour les écoles promotrices de santé (IPC, 2006). Ce document comprenait une description des concepts clés, un premier ensemble d'indicateurs et vingt études de cas illustrant des exemples de bonnes pratiques à travers la région européenne.

Cependant, ce n'est qu'en 2019, soit quinze ans plus tard, qu'un ensemble de normes et d'indicateurs européens sur la promotion de la santé à l'école a finalement été publié par le réseau SHE (Bada et al., 2019). Cette avancée a marqué une étape clé dans la structuration et l'évaluation des initiatives en faveur des écoles promotrices de santé en Europe.

Vers une reconnaissance juridique du réseau

Des efforts continus ont été déployés pour assurer la pérennité du réseau SHE. Le mode de fonctionnement d'un réseau s'apparente à la définition du *Webster's Dictionary*, qui le décrit comme « un groupe ou une association de personnes (telles que des amis ou des collègues professionnels) interconnectées de manière généralement informelle » (Merriam-Webster, 2020). À l'origine initiative d'une organisation des Nations unies, le réseau s'est progressivement structuré en tant que projet intégré au sein de l'Institut néerlandais pour la promotion de la santé et la prévention des maladies (NIGZ).

L'un des principaux défis auxquels le réseau a été confronté était l'absence d'une entité juridique propre. Tout au long de son histoire, un équilibre délicat a dû être trouvé entre son fonctionnement en tant qu'organisation indépendante et son statut de simple projet rattaché à une institution existante. Cette situation impliquait que son fonctionnement dépendait entièrement de la gestion de l'organisation hôte et des financements disponibles pour assurer ses activités.

Le financement du réseau a toujours été un enjeu crucial, d'autant plus que l'adhésion y était gratuite. Dans ses premières années, il reposait principalement sur le soutien financier de l'Organisation mondiale de la santé, avec des contributions occasionnelles d'autres organisations internationales et de donateurs. Pendant la période où il était hébergé par le NIGZ, le financement provenait en grande partie des programmes de la direction de la santé de la Commission européenne, complété par des financements obtenus dans le cadre de projets spécifiques menés sous l'égide du réseau SHE.

Lorsque l'organisation néerlandaise qui hébergeait le réseau a fait faillite en 2015, les limites du statut de simple projet sont devenues évidentes. Pour assurer sa continuité, le réseau SHE devait acquérir une existence juridique propre afin de ne plus dépendre totalement d'un organisme hôte. Après avoir transféré avec succès sa gestion à une nouvelle organisation d'accueil au Danemark, le réseau SHE a été transformé en fondation, ce qui lui a permis d'obtenir un statut juridique et d'assurer une plus grande stabilité à long terme.

Focus sur la mise en œuvre au niveau scolaire

Plusieurs chercheurs ont souligné que les directives et indicateurs relatifs aux écoles promotrices de santé manquaient d'orientations concrètes pour aider les établissements à appliquer ces principes de manière efficace (Samdal & Rowling, 2013). Cette lacune s'explique en partie par l'absence d'une conceptualisation claire des écoles promotrices de santé dans une perspective issue de la recherche en éducation et de la pratique pédagogique.

Au fil des ans, de nombreux programmes et interventions ont été développés, testés et rendus accessibles aux écoles. Toutefois, l'attention portée à leur mise en œuvre effective reste limitée. Une explication possible est que l'écart entre la vision des écoles promotrices de santé et la réalité de leur application sur le terrain demeure important. Cela n'est pas surprenant, étant donné que les écoles fonctionnent comme des systèmes complexes et adaptatifs, et que la promotion de la santé, tout comme le changement des comportements humains, présente sa propre dynamique de complexité (Keshavarz Mohammadi, 2010).

Dans ce cadre, les écoles doivent être considérées comme des systèmes composés d'éléments qui interagissent et s'auto-organisent. Une approche innovante de la santé met l'accent sur la capacité des individus à s'adapter et à gérer eux-mêmes leur bien-être (Huber et al., 2011).

Dans cette perspective, les recherches de Nina Bartelink sur l'évaluation du projet néerlandais *Healthy Primary School of the Future* apportent des éclairages pertinents (Bartelink, 2019). Son travail met en évidence le rôle central du contexte scolaire dans l'intégration des actions de promotion de la santé à l'école. Elle a démontré que l'environnement scolaire interagit avec les changements en matière de promotion de la santé et influence le développement, la mise en œuvre et les effets des initiatives en faveur de la santé en milieu scolaire.

L'étude a montré que le succès du projet reposait en grande partie sur :

- Une vision partagée entre les acteurs impliqués,
- Une collaboration étroite avec les partenaires extérieurs à l'école,
- Un processus de co-construction, combinant une approche ascendante (*bottom-up*) impliquant directement les écoles, des recommandations issues du niveau institutionnel (*top-down*), ainsi qu'un soutien externe,
- Une communication efficace entre toutes les parties prenantes.

Grâce à cette approche, le projet a pu être adapté au contexte spécifique de chaque école. Fait notable, des améliorations des comportements alimentaires et de l'activité physique des élèves ont été observées, démontrant ainsi le potentiel de cette démarche pour renforcer l'impact des actions de promotion de la santé dans les écoles. Cette étude ouvre ainsi des perspectives intéressantes pour la recherche future sur l'efficacité des interventions en promotion de la santé en milieu scolaire.

Afin de combler le manque d'outils pratiques pour accompagner les écoles dans la mise en œuvre de la promotion de la santé, le réseau SHE a développé un manuel à destination des établissements scolaires, le *SHE school manual* (Safarjan et al., 2013). Ce guide a été conçu comme un instrument pratique basé sur le cycle de gestion de la qualité appliqué au développement des politiques scolaires, tel qu'introduit dans l'outil HEPS pour le développement des politiques éducatives (*HEPS tool for schools : a guide for school policy development*, Simovska et al., 2010). Le manuel propose une méthodologie en cinq étapes pour aider les établissements à devenir des écoles promotrices de santé, cf. *figure 1*.

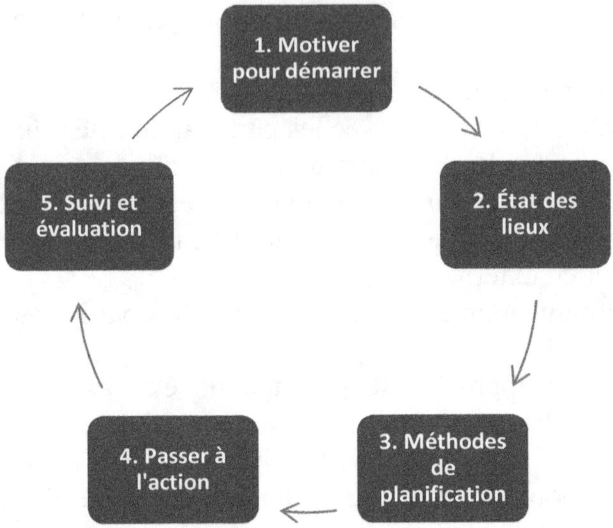

Figure 1 : Les phases clés dans le développement d'une politique de santé en milieu scolaire (cf. Safarjan et al., 2013)

Les différentes phases constituent un processus continu et cyclique. Pour chacune d'entre elles, les concepts clés et les actions à entreprendre sont décrits. La communication et l'évaluation sont deux éléments transversaux intégrés à chaque étape.

Un outil complémentaire au *SHE school manual* est le SHE Rapid Assessment Tool. Cet outil contient un ensemble d'indicateurs permettant d'adopter une approche globale de la santé à l'école. Ces aspects doivent être pris en compte dans la planification, la mise en œuvre, le suivi et l'évaluation des politiques scolaires de promotion de la santé. Ils sont regroupés en sept catégories, conformes aux principes d'une approche globale :

	Catégorie	Nombre d'indicateurs
1	Orientations	5
2	Politiques de l'école en matière de santé	5
3	Environnement physique de l'école	7
4	Environnement social de l'école	8
5	Compétences en matière de santé	3
6	Lien avec la communauté hors de l'école	3
7	Promotion de la santé pour les personnels	7
Total d'indicateurs		**38**

Tableau 2 : Vue d'ensemble des indicateurs du SHE Rapid Assessment Tool.

L'outil d'évaluation rapide peut être particulièrement utile dans la phase d'orientation (*phase 2*), afin d'aider à définir les priorités et à établir les grandes lignes d'une politique scolaire. Il peut également être employé dans la phase de suivi et d'évaluation (*phase 5*), permettant à chaque établissement de choisir les indicateurs sur lesquels il souhaite se concentrer afin de mesurer les progrès réalisés dans la mise en œuvre de sa politique de promotion de la santé.

Avant son lancement en 2013, le manuel scolaire SHE a été testé dans trois pays de la région européenne. Cet outil a été largement utilisé dans le cadre de l'introduction du concept d'école promotrice de santé et de l'établissement de réseaux nationaux d'écoles promotrices de santé par l'OMS/Europe, avec le soutien du réseau SHE, notamment dans des pays d'Asie centrale dont certains territoires appartiennent en partie à la région européenne.

Étude de cas : Le Kazakhstan

Afin de promouvoir la création et le développement de programmes nationaux d'écoles promotrices de santé dans les pays membres du réseau SHE, le manuel a été traduit en plusieurs langues, dont le russe. Le processus de traduction a suivi un protocole spécifique visant à assurer une adaptation culturelle adéquate. La version russe a notamment servi de base à un projet financé par l'OMS en 2016, visant à soutenir la mise en place d'un programme national d'écoles promotrices de santé au Kazakhstan, reposant sur une approche globale de la santé à l'école.

Le projet pilote a inclus :

- Un état des lieux des services de santé scolaire au Kazakhstan,
- Une analyse des pratiques existantes en matière de promotion de la santé scolaire,
- L'élaboration d'un plan d'action pour renforcer les services de santé scolaires et structurer un programme national d'écoles promotrices de santé.

Six écoles pilotes ont participé au projet, dont quatre situées en milieu urbain et deux en milieu rural. L'approche promotrice de santé en milieu scolaire constituait une nouveauté dans le contexte des politiques éducatives et sanitaires kazakhstanaises.

Le projet s'est déroulé en plusieurs étapes :

1. Analyse de la situation actuelle et identification des défis locaux,
2. Renforcement des compétences des parties prenantes nationales et locales,
3. Formation des représentants des écoles sur la mise en œuvre du concept d'école promotrice de santé.

Cette démarche reposait sur l'implication active de l'ensemble de la communauté scolaire (élèves, enseignants, personnel administratif, infirmiers scolaires) dans l'identification des priorités en matière de santé et de bien-être selon une approche participative.

Contrairement aux réformes éducatives traditionnelles du Kazakhstan, qui sont généralement imposées par le niveau national, le projet pilote a adopté une approche ascendante (*bottom-up*), permettant aux écoles de jouer un rôle moteur dans le processus de changement.

Les résultats ont montré un haut niveau de motivation des six écoles pilotes pour s'engager dans cette démarche et améliorer leurs pratiques. Le travail collaboratif entre les écoles, les acteurs locaux et les autorités éducatives a favorisé une meilleure compréhension du processus et des objectifs du programme.

Les écoles participantes ont particulièrement apprécié :

- L'adaptation du programme à leurs besoins spécifiques, plutôt qu'une approche imposée d'en haut,
- La transparence et le dialogue instaurés tout au long du processus,
- La co-construction d'un plan d'action personnalisé, intégrant des stratégies de communication et des critères d'évaluation clairs.

Après une année complète de mise en œuvre (2016-2017), les écoles pilotes ont pu engager des actions concrètes en matière de promotion de l'alimentation saine, d'activité physique et d'hygiène de l'eau et des sanitaires. Le SHE Rapid Assessment Tool a été utilisé comme outil de mesure avant et après le projet, afin d'évaluer l'évolution des politiques scolaires des établissements pilotes. Ce projet a contribué à poser les bases d'un nouveau programme national d'écoles promotrices de santé au Kazakhstan, ouvrant ainsi la voie à une généralisation de cette approche à l'échelle du pays.

La Déclaration de Paris (2016)

Un jalon important dans l'histoire du réseau européen de promotion de la santé en milieu scolaire a été la conférence de haut niveau organisée par l'OMS/Europe en décembre 2016 à Paris. Cet événement avait pour objectif de promouvoir une action intersectorielle et interinstitutionnelle en faveur de la santé et du bien-être dans la région européenne de l'OMS.

Une particularité de cette conférence résidait dans son organisation conjointe avec l'UNESCO, l'OCDE et d'autres agences internationales, illustrant une volonté réelle de coopération entre les différents secteurs. L'initiative a également bénéficié du soutien du ministère français de la Santé et du ministère de l'Éducation nationale. La préparation de cet événement a impliqué un groupe d'experts internationaux, dont le réseau SHE, qui ont contribué à la production de documents d'orientation, comprenant notamment :

- Des analyses thématiques,
- Un recueil d'études de cas illustrant des expériences réussies,
- Des recommandations pour une action intersectorielle renforcée.
- Les discussions ont porté sur plusieurs enjeux cruciaux, notamment :
- Les inégalités de santé et les moyens de les réduire,
- L'amélioration des déterminants sociaux et économiques de la santé,
- Le bien-être des enfants et des adolescents, replacé dans le contexte des Objectifs de développement durable (ODD).

L'aboutissement de la conférence a été l'adoption de la Déclaration de Paris, qui marque une reconnaissance officielle de la nécessité de renforcer la coopération entre les secteurs de la santé, de l'éducation et du social pour améliorer la santé et le bien-être des enfants et des jeunes.

La déclaration plaide notamment pour :

- Un enseignement inclusif et équitable de qualité, dès l'éducation préscolaire,
- Le renforcement des approches fondées sur les milieux de vie, où l'environnement scolaire est un levier clé pour la santé et le bien-être des élèves,
- Une intégration plus forte du réseau SHE dans les stratégies de santé et d'éducation des pays membres.

Un prolongement naturel de cette dynamique a été la création de la Chaire UNESCO « Global Health & Education » (« Éducations & Santé ») en 2018, conjointement avec le Centre collaborateur OMS pour la recherche en éducation et santé. Cette chaire vise à favoriser la coopération intersectorielle en matière de prévention, d'éducation à la santé et de promotion du bien-être des enfants et des jeunes.

Face aux nouveaux défis de santé publique, cette initiative rappelle que les secteurs de la santé et de l'éducation doivent travailler ensemble de manière opérationnelle. Ses actions s'appuient sur :

- La production et le partage de connaissances,

- L'accompagnement des pays dans l'élaboration de politiques intersectorielles,
- La contribution au changement social en faveur de la santé des jeunes générations.

Conclusion

Le développement du réseau SHE au cours de la première moitié du XXIe siècle illustre la complexité de réunir deux secteurs essentiels de nos sociétés – l'éducation et la santé – qui, historiquement, fonctionnent selon des logiques et des financements distincts. Il est relativement simple de rédiger des déclarations politiques affirmant que ces secteurs doivent mieux coopérer pour promouvoir et garantir la santé et le bien-être des enfants et des jeunes à travers une approche globale de l'école. De nombreux exemples, à l'échelle locale, nationale, régionale et européenne/internationale, démontrent que cette coopération peut être efficace et fructueuse. Toutefois, traduire ces déclarations en actions concrètes et faire en sorte que chaque école de la région européenne devienne une école promotrice de santé demeure un défi considérable. Cela nécessite un engagement fort, de la patience, de la volonté et des preuves tangibles démontrant que cette collaboration améliore à la fois les résultats scolaires et la santé des élèves.

On observe un glissement progressif d'une approche traditionnelle, centrée sur l'enseignement des questions de santé à travers des programmes validés scientifiquement, vers une approche plus globale de l'école qui met l'accent sur le processus de mise en œuvre. Cette évolution se reflète dans le développement de programmes et d'outils conçus pour aider les établissements à appliquer ces approches avec la participation active des acteurs clés, en s'appuyant sur des méthodologies issues de la gestion de projet. L'adoption progressive de cette approche globale s'est accélérée dans plusieurs pays européens, notamment grâce au rôle actif du réseau SHE. En particulier, dans les pays d'Europe de l'Est et d'Asie centrale, le développement de réseaux nationaux d'écoles promotrices de santé, soutenu par l'OMS/Europe et SHE, a connu une croissance significative au cours de la dernière décennie.

Cependant, malgré ces avancées, le développement des écoles promotrices de santé dans la région européenne demeure inégal et évolue à des rythmes et selon des approches très variés. Cette disparité s'explique en partie par les diversités politiques et culturelles, les priorités nationales, mais aussi par l'absence de lignes directrices homogènes et de cadres de référence clairs. La complexité du processus est illustrée par le temps qu'il a fallu pour élaborer un ensemble de normes et de lignes directrices européennes pour les écoles promotrices de santé. La Déclaration de Paris plaide en faveur de l'élaboration de directives européennes intégrées en matière de santé publique, d'éducation et de programmes intersectoriels. Ces lignes directrices devraient adopter une approche globale, prenant en compte les dimensions de genre, de culture et d'équité, en impliquant activement les enfants, les adolescents, leurs familles et les communautés locales, tout en intégrant d'autres secteurs dans la conception, la mise en œuvre et l'évaluation des politiques de promotion de la santé.

Avec la création du groupe de recherche SHE, les liens entre politiques, pratiques et recherche scientifique ont été renforcés. Des avancées ont été réalisées pour consolider les bases scientifiques de l'approche globale de la santé à l'école. Des travaux de recherche innovants, menés conjointement par des spécialistes de la santé et de l'éducation, ainsi que des initiatives de renforcement des capacités, telles que l'académie SHE (anciennement école d'été SHE), figurent parmi les résultats concrets de ces efforts. D'autres initiatives, comme la série de fiches thématiques SHE lancée en 2013, contribuent également à la diffusion des connaissances dans ce domaine.

L'ambition à long terme pour la région européenne reste de faire de chaque école un environnement qui promeut la santé et le bien-être pour tous, comme énoncé dans la Déclaration de Paris. Cet objectif implique de favoriser un cadre scolaire sûr, inclusif et accessible, garantissant le bien-être et l'équité. La pandémie de COVID-19 a mis en lumière l'importance d'une approche intersectorielle pour répondre aux crises sanitaires et renforcer la résilience des systèmes éducatifs et sociaux. Elle a aussi créé de nouvelles opportunités pour accélérer la mise en œuvre des écoles promotrices de santé en intégrant les enseignements tirés de la gestion des crises sanitaires et en développant des stratégies adaptées aux nouveaux défis du XXIe siècle. Les sociétés doivent apprendre à mieux anticiper et gérer les crises sanitaires, notamment les épidémies, et améliorer leur préparation aux catastrophes. C'est précisément dans ces circonstances que les secteurs de l'éducation, de la santé et du social doivent coopérer. Cette convergence offre une opportunité unique pour généraliser une approche globale de la santé à l'école, en capitalisant sur les concepts et l'expertise développés ces vingt dernières années.

Cependant, le développement des écoles promotrices de santé repose toujours, au niveau national et régional, sur les politiques publiques, les priorités locales, les financements disponibles et l'engagement des parties prenantes dans le domaine de la santé et de l'éducation. Il existe également d'importantes variations dans la façon dont cette approche est conceptualisée et appliquée d'un pays à l'autre au sein du réseau SHE. Les récentes restrictions budgétaires dans les secteurs de l'éducation, de la santé et du social ont eu un impact sur les programmes nationaux d'écoles promotrices de santé. Toutefois, la Commission européenne, dans le cadre de son programme de santé publique, a maintenu son soutien au réseautage entre professionnels dans l'Union européenne, y compris le financement continu des activités du réseau SHE. L'impact de ces évolutions politiques sur l'efficacité du travail en réseau à l'échelle européenne et sur le développement des écoles promotrices de santé au niveau national et local reste encore à observer. Il est certain que faire de chaque école de la région européenne une école promotrice de santé est un objectif ambitieux, et il reste encore un long chemin à parcourir pour y parvenir.

Bibliographie

Bada, E., Darlington, E., Masson, J., Marina Santos, R. (2019). European standards and indicators for Health Promoting Schools. Schools for Health in Europe Network Foundation. [en ligne] https://www.schoolsforhealth.org/sites/default/files/editor/Teachers%20resources/european_standards_and_indicators_on_hps_en.pdf (28/07/2020)

Bartelink, N. (2019). Evaluating health promotion in complex adaptive school systems: the Healthy Primary School of the Future. Maastricht. [en ligne] file:///C:/Users/Test/Downloads/c6507.pdf (27/07/2020)

Buijs, G. (2009). Better Schools through Health: networking for health promoting schools in Europe. European Journal of Education, Vol. 44, No. 4.

Buijs, G., Dadaczynski, K., Schulz, A., Vilaça, T. (2014). Equity, education and health: learning from practice. Case studies of practice presented during the 4th conference on health promoting schools, Odense, Denmark, 7-9 October 2013. Utrecht: CBO

Bundy, D. (2011). Rethinking school health: a key component of education for all. The World Bank: Directions in development.

Clift, S., Bruun Jensen, B. (Eds.) (2005). The Health Promoting School: International advances in theory, evaluation and practice. Copenhagen: Danish University of Education Press.

Dadaczynski, K., Jensen, B.B., Grieg Viig, N., Sormunen, M., von Seelen, J., Kuchma, V., Vilaça, M.T. on behalf of the conference participants (2019). Health, well-being and education: building a sustainable future. The Moscow Statement on Health Promoting Schools. [en ligne] https://www.schoolsforhealth.org/resources/conference-statements/moscow-statement (24/07/2020)

Huber, M., et al. (2011). How should we define health? British Medical Journal;343: d4163 doi: 10.1136/bmj.d4163

International Planning Committee (IPC) (1999). The European Network of Health Promoting Schools: the alliance of education and health [en ligne] https://www.euro.who.int/__data/assets/pdf_file/0004/252391/E62361.pdf (22/07/2020)

International Planning Committee (IPC) (2002). A European Conference on linking education with the promotion of health in schools: Education & Health in partnership.
International Planning Committee (IPC) (2006). Health-Promoting Schools: a resource for developing indicators.[en ligne] https://www.euro.who.int/__data/assets/pdf_file/0017/240344/E89735.pdf (03/09/2020)
Keshavarz Mohammadi, N. (2010). Complexity science, schools and health: applications for management of change in schools to promote health and education. Germany: Lambert Academic Publishing.
Kickbush, I (2003). The contribution of the World Health Organization to a new public health and health promotion. American Journal of Public Health, 93(3), 383-388
Meriam-Webster dictionary. [en ligne] https://www.merriam-webster.com/dictionary/network (29/07/2020)
Rosling, H. (2019). Factfulness-ten reasons we're wrong about the world-and why things are better than you think. London: Spectre.
Safarjan, E., Buijs, G., Ruiter, S. de (2013). SHE online school manual: 5 steps to a health promoting school. Utrecht : CBO [en ligne] https://www.schoolsforhealth.org/sites/default/files/editor/How%20to%20be%20a%20health%20promoting%20school/english-online-school-manual.pdf (29/07/20)
Samdal, O., Rowling, L. (Eds.) (2013). The implementation of health promoting schools: exploring the theories of what, why and how. Abingdon: Routledge.
Simovska, V., Dadaczynski, K., Viia, N.G., Tjomsland, H.E., Bowker, S., Woynarowska, B., de Ruiter, S., Buijs, G. (2010). HEPS Tool for Schools: a guide for school policy development on healthy eating and physical activity. Woerden, NIGZ.
SHE network (2009). Vilnius resolution: better schools through health [en ligne] https://www.schoolsforhealth.org/resources/conference-statements/vilnius-resolution (24/07/2020)
SHE research group (2020). Schools for Health in Europe Research Group: position paper. [en ligne] https://www.schoolsforhealth.org/sites/default/files/editor/position_paper_finaladj.pdf (28/07/2020).
Stewart-Brown, S. (2006). What is the evidence on school health promotion in improving health or preventing disease and, specifically, what is the effectiveness of the health promoting schools approach? [en ligne]

https://www.euro.who.int/__data/assets/pdf_file/0007/74653/E88185.pdf (23/07/2020)

Vilaca, T., Darlington, E., Miranda, M., Martinis, O., Masson, J (2019). SHE school manual 2.0 - A methodological guidebook to become a health promoting school. Haderslev: SHE network foundation [en ligne] https://www.schoolsforhealth.org/sites/default/files/editor/How%20to%20be%20a%20health%20promoting%20school/she_school_manual_2.0.pdf (27/07/2020)

World Health Organization (WHO) (1986). Ottawa Charter for Health Promotion [en ligne] https://www.who.int/healthpromotion/conferences/previous/ottawa/en/index4.html (23/07/2020)

World Health Organization (WHO) (2016). Declaration: Partnerships for the health and well-being of our young and future generations. Working together for better health and well-being: promoting intersectoral and interagency action for health and well-being the WHO European region. High Level Conference 7-8 December 2016, Paris, France [en ligne] https://www.euro.who.int/__data/assets/pdf_file/0019/325180/Paris_Declaration_ENG.pdf?ua=1 (31/08/20)

World Health Organization (WHO) (2016). Compendium of case studies. Partnerships for the health and well-being of our young and future generations. High Level Conference 7-8 December 2016, Paris, France [en ligne] https://www.euro.who.int/__data/assets/pdf_file/0011/324947/Compendium-case-studies.pdf (31/08/20)

World Health Organization (WHO) (2016). Thematic paper 2: Schools and pre-schools promoting health and well-being for all children and adolescents. High Level Conference 7-8 December 2016, Paris, France [en ligne] https://www.euro.who.int/__data/assets/pdf_file/0010/324658/Thematic-Paper-2-Education.pdf (31/08/20)

Introduction au Chapitre : Professionnel promoteur de santé : des déterminants des pratiques à des perspectives en termes de professionnalisation en promotion de la santé, rédigé par Philippe Cury et Carine Simar

La promotion de la santé, en tant que champ d'action interdisciplinaire, mobilise une diversité d'acteurs et de savoirs pour répondre aux défis contemporains de santé publique. Dans ce contexte, le chapitre apporte un éclairage important sur les pratiques sociales et les dynamiques de partage des savoirs liées à la professionnalisation des acteurs de ce champ.

En s'intéressant plus particulièrement au milieu scolaire et au rôle des enseignants, le chapitre examine les déterminants des pratiques des professionnels engagés dans la promotion de la santé. Il montre comment ces pratiques prennent forme dans un contexte spécifique, influencées par des facteurs individuels, institutionnels et contextuels. Cette analyse fine des conditions d'engagement permet de mieux comprendre la complexité des pratiques sociales en promotion de la santé à l'école.

Sur le plan du partage des savoirs, le chapitre propose une réflexion approfondie sur la professionnalisation dans ce domaine, à travers l'usage du concept de « capital professionnel ». En mobilisant les dimensions du capital humain, social et décisionnel, les auteurs offrent un cadre conceptuel original pour penser le développement des compétences et des pratiques professionnelles dans une approche intégrée. Cette perspective contribue à enrichir la compréhension des dynamiques de formation, d'engagement et d'action collective dans une logique de partage de savoirs multidimensionnels.

Le chapitre met également en avant l'importance de l'interdépendance des savoirs et de la traduction interculturelle dans les pratiques de promotion de la santé. En valorisant aussi bien les connaissances issues de la recherche scientifique que celles ancrées dans les expériences professionnelles et les réalités locales, il défend une approche inclusive des savoirs. Dans cette optique, l'écologie des savoirs apparaît comme un cadre propice au dialogue entre différentes formes de connaissances, en vue d'un partage plus équitable et pertinent.

Enfin, en abordant les enjeux de la professionnalisation, ce chapitre ouvre des pistes concrètes pour des pistes concrètes pour renforcer les compétences des professionnels de la promotion de la santé et soutenir leur efficacité dans des contextes d'intervention variés. Il propose des repères utiles pour la formation et l'accompagnement, tout en tenant compte de la diversité des contextes et des acteurs.

Ainsi, ce chapitre apporte une contribution précieuse à la compréhension des pratiques sociales en promotion de la santé et au développement d'approches innovantes pour le partage des savoirs. Il invite à repenser la formation et le développement professionnel, afin de renforcer la capacité d'agir des acteurs en faveur de la santé et du bien-être des populations.

Didier Jourdan, Carole Faucher et Valérie Ivassenko

Professionnel promoteur de santé : des déterminants des pratiques à des perspectives en termes de professionnalisation en promotion de la santé

Philippe Cury[1], Carine Simar[2]
1) Maître de conférence en sciences de l'éducation et de la formation, Laboratoire ACTé UR4281, Université Clermont Auvergne, France, philippe.cury@uca.fr
2) Maîtresse de conférence en sciences de l'éducation et de la formation, Laboratoire ACTé UR4281, Université Clermont Auvergne, France, carine.simar@uca.fr

Mots-clés : Promotion de la santé, professionnels, professionnalisation, développement professionnel, capital professionnel

Introduction

La promotion de la santé peut être définie comme « *toute combinaison d'actions planifiées de type éducatif, politique, législatif ou organisationnel appuyant des habitudes de vie et des conditions de vie favorables à la santé d'individus, de groupes ou de collectivités* » (Green et Kreuter, 2005). Ces actions appellent à la mobilisation de professionnels compétents dans une recherche d'efficacité. Si tous les acteurs des champs éducatif, social et sanitaire ont un rôle à jouer, la façon dont ils vont collaborer constitue une clé de la réussite pour prendre en compte les déterminants sociaux de la santé ou l'exigence d'équité (Potvin, 2015). Les notions d'intersectorialité et de travail collectif sont présentées et communément admises comme une solution à la complexité des questions de santé au regard de ces déterminants sociaux (Clavier et Gagnon, 2013). Concernant la qualité des acteurs de la promotion de la santé, le rapport de la Conférence Nationale de Santé (CNS, 2018) recommande ainsi de mieux reconnaître et définir ces professionnels, leurs expertises, leurs champs d'action et leur mode de coopération dans le domaine de la promotion de la santé.

Que sait-on à l'heure actuelle des pratiques promotrices de santé : approche par milieu de vie et activité des professionnels

Le champ de la promotion de la santé s'est attelé depuis quelques années à identifier des données probantes dont une des finalités est la définition d'interventions avec un niveau de preuve élevé (Lamboy et Smeding, 2022). L'exemple du programme « Unplugged » qui cible la prévention des conduites addictives en milieu scolaire illustre bien cette démarche. Le programme a été évalué par Santé Publique France à partir d'une expérimentation dans un département Français (le Loiret) pour garantir les conditions nécessaires à sa transposition dans d'autres contextes (Santé Publique France, 2019). Celles-ci concernent en particulier le nombre d'interventions (12) et la fidélité au cadre du programme dans la mise en œuvre. Ces conclusions ne sont au final guère surprenantes car elles illustrent selon nous :

- Le fait que les interventions sont dépendantes du contexte où elles prennent place ;
- Qu'à partir de là, pour en garantir l'efficacité, il faut veiller au moins à garantir un cadre de mise en œuvre précis de ce type de programme ;
- Qu'au final, c'est bien la qualité des professionnels qui sont en charge de cette mise en œuvre qui constitue une des clés de leur efficacité.

Lamboy et Smeding (2022) soulignent la difficulté à enrichir les pratiques des professionnels à partir de ces interventions probantes en raison de l'écart entre connaissances scientifiques et savoirs issus de l'expérience et la nécessité d'accompagner ces acteurs dans l'appropriation de ces interventions probantes. En réponse ou en parallèle, les projets de capitalisation des expériences en promotion de la santé (Laurent et al., 2024) cherchent à rendre accessibles et partageables l'expérience de ces professionnels en particulier pour leur intégration à la production de données probantes en complémentarité des données scientifiques.

Dans cette perspective il apparait donc important de cerner ce qui conduit un professionnel à investir le champ de la promotion de la santé, autrement dit, à identifier les déterminants des pratiques en matière de promotion de la santé. Pour ce faire, nous choisissons de nous intéresser à un milieu particulier, l'école et aux professionnels qui y œuvrent, les enseignants.

L'école, un milieu favorable à la promotion de la santé sous conditions

Parmi les milieux plébiscités pour décliner la promotion de la santé, celui de l'École y figure. Les raisons sont multiples et largement documentées dans la littérature scientifique (Busch et al. 2015 ; Chen & Lee 2016 ; Hung et al. 2014 ; Langford et al. 2014 ; McIsaac et al. 2015).

Concernant la combinaison d'actions planifiées et s'agissant des politiques éducatives et de santé qui y sont à l'œuvre, plusieurs auteurs se sont attachés à modéliser la façon dont l'École concourt à la promotion de la santé (St Leger et Young 2009). Penser les actions dans le cadre de cette approche « globale » consiste à agir sur les déterminants clés de la réussite, de la santé et du bien-être à l'école, et auprès des jeunes, de la famille et de la communauté pour contribuer à réduire les inégalités sociales de santé (Porcherie et al. 2015). L'efficacité de cette approche a été démontrée sous certaines conditions à savoir : que les actions soient globales, multifactorielles, sur le long terme, basées sur le développement des compétences psychosociales, qu'elles prennent en compte l'environnement, qu'elles mobilisent des acteurs gravitant autour des personnes et convergent avec les politiques en place (Stewart-Brown 2006).

Pour autant la question se pose de savoir si du côté des acteurs cette conviction est partagée et s'ils relayent à leur tour cette approche dans leurs pratiques professionnelles quotidiennes ?

La profession enseignante, une autonomie importante …

Les travaux que nous avons menés au sein de notre laboratoire (Cury et coll., 2017) nous ont permis d'identifier la grande hétérogénéité de ce que recouvre ce type de pratiques promotrices de santé dans notre contexte culturel (la France) et le type de professionnels rencontrés (enseignants, infirmiers, assistants de service social, éducateur de jeunes enfants, ...). On remarquera que la liste des professionnels mentionnés ici concerne des professions où ces professionnels ont à faire avec un public (élève, patient, famille, ...) dans le cadre d'une profession qui a à faire avec les questions de santé de façon globale. Ces professionnels de ce qu'il est convenu d'appeler « les métiers adressés à autrui » (Pérez-Roux 2019), - et même si nous réfutons le terme de métier -, ont pour point commun de faire l'objet de prescriptions qui, si elles cadrent leur activité professionnelle, leur laisse une large place dans la façon dont celle-ci sera mise en œuvre (Cury, 2018).

Concernant les enseignants, les notions de prescription floue (Daniellou, 2002) et d'activité discrétionnaire (Pastré, 2008) sont caractéristiques de leur activité professionnelle, au regard de l'autonomie dont ces professionnels disposent dans le choix des objectifs, des moyens et des procédures mobilisés. En conséquence, les pratiques promotrices de santé peuvent se définir comme des pratiques sociales dépendant de multiples facteurs et où les professionnels concernés mais aussi les professions sont à prendre en compte car présentant des points d'accroche qui permettent de les comprendre pour mieux les transformer.

... Conduisant à une diversité de pratiques promotrices de santé

Une première enquête quantitative conduite auprès d'enseignants en poste indiquait que près de deux sur trois déclarait s'emparer des questions d'éducation à la santé (ES) (Jourdan et al., 2002). Ce chiffre est convergent avec une étude plus récente (Sormunen, et al., 2015). Pour autant, les enquêtes qualitatives conduites depuis soulignent la difficulté récurrente pour les enseignants à borner l'objet « éducation à la santé » et donc implicitement leur capacité à rendre compte de leur contribution dans ce champ.

Il ressort des travaux conduits dans le cadre de l'analyse de l'activité enseignante en éducation à la santé (Simar & Jourdan, 2010a, 2010b, 2011, 2012) :

- Une hétérogénéité des finalités assignées à l'éducation à la santé (contribuer à assurer les besoins physiologiques des élèves, sensibiliser les élèves par rapport aux thèmes de santé, développer les compétences des élèves en matière de santé, etc.)
- Une déclinaison de l'éducation à la santé qui alterne situations formelles – formalisées (ancrage dans les programmes scolaires, projet d'établissement, rituels, etc.) et informelles – non formalisées (en réponse à un événement qui vient de se produire dans l'établissement ou à des sollicitations d'élèves), individuelles et / ou collectives.

Identifier les déterminants des pratiques promotrices de santé

Si la prescription est claire (cf. l'arrêté du 01/07/2009, dans la compétence 6 *« agir en éducateur responsable et selon des principes éthiques », l'enseignant, le conseiller principal d'éducation doit « apporter sa contribution à la mise en œuvre des éducations transversales, notamment l'éducation à la santé, l'éducation à la citoyenneté, l'éducation au développement durable et l'éducation artistique »*), les travaux scientifiques dont nous nous proposons de faire la synthèse permettent d'identifier la façon dont ce type de professionnels investit la promotion de la santé.

Ils sont ancrés dans les perspectives théoriques de l'analyse de l'activité qui postule qu'il y a toujours un écart entre travail réel et travail prescrit (Cuvelier & D. Woods, 2019). De façon générale, le *travail réel* désigne ce que le travailleur produit, ce qu'il met en œuvre pour assurer la production parfois en dépit des règles et des attentes formelles. Le travail réel déborde toujours le travail prévu. Cela signifie qu'il diffère de ce qui est attendu du travailleur, de ce qui est imaginé et formalisé dans des procédures, des directives, des marches à suivre, des codes, des programmes, etc. On parle dans ce second cas de *travail prescrit* et l'on se réfère à la *tâche*.

Deux questions se posent à ce stade. La première concerne les déterminants de ces pratiques, c'est-à-dire les facteurs qui conduisent les enseignants à prendre en compte les questions de santé dans leurs pratiques (Simar et Jourdan, 2010). La seconde concerne le processus lui-même à travers les phases de la carrière depuis la formation initiale jusqu'à la condition d'enseignant expérimenté en poste dans une perspective dynamique.

Les déterminants des pratiques promotrices de santé des enseignants débutants : l'entrée dans le métier et la construction de l'identité professionnelle en éducation à la santé

Concernant les débutants enseignants en contexte éducatif français, il ressort d'une étude longitudinale (3 ans) présentant un design mixte de recherche (Cury et al. 2018) que les déterminants de leur identité professionnelle et de leur activité en éducation à la santé renvoient à la fois aux caractéristiques du curriculum de leur formation initiale mais aussi à leur socialisation antérieure. Il a été mis en évidence qu'outre le volume de formation dédié directement à la professionnalisation en matière d'éducation à la santé, d'autres facteurs liés au « curriculum caché » sont corrélés positivement : il s'agit des différentes initiatives conduisant à la réflexivité et à l'analyse de pratiques en lien avec l'éducation à la santé (stage, mémoire, contenus disciplinaires en lien avec les sciences de la vie et de la terre et l'éducation physique et sportive). Enfin, des déterminants hors curriculum ont été identifiés, ils renvoient majoritairement à la socialisation antérieure de l'étudiant (stagiaire, aide éducateur et aux expériences professionnelles antérieures). D'autres études chez les débutants anglais convergent malgré le fait que le statut de l'éducation à la santé ne soit pas le même dans ce système éducatif (disciplinarisé ici et transversal en France). De manière générale et concernant la construction de l'identité professionnelle enseignante, de multiples facteurs interviennent et renvoient à la formation mais aussi à la culture de l'école, au partage d'expérience, au niveau de soutien et de tutorat, au niveau de socialisation précédente (Byrne et al. 2018). L'environnement socioculturel apparait également comme un déterminant de l'identité professionnelle chez l'enseignant débutant (Day 2013). Dans le champ plus spécifique de l'éducation à la santé, il a été démontré chez les enseignants novices anglais (Byrne et al. 2018), le fait que la formation initiale en matière d'éducation à la santé influence les premières années d'enseignement et que celle-ci revêt donc des enjeux forts afin de permettre à l'enseignant de structurer sur le long terme des pratiques professionnelles promotrices de santé. D'autres facteurs concourent au développement d'une identité professionnelle en éducation à la santé chez les débutants (Byrne et al. 2018). Ils renvoient d'une part à l'engagement de leurs premiers lieux d'exercices en promotion de la santé (éthique et politique de l'École en matière de santé) et d'autre part, à la qualité et a l'étendue du soutien et de l'accompagnement des équipes dans ce champ. Une école qui met l'emphase et développe une éthique sur la santé et le bien-être sont des éléments en faveur de la construction de l'identité professionnelle des enseignants de même que le leadership et le soutien institutionnel (Brown et al. 2011).

Les déterminants des pratiques promotrices de santé des enseignants en poste : trois ensembles de facteurs

Du côté des enseignants en poste, la formation apparait également comme un levier privilégié alors même, qu'à l'instar de nombreux auteurs, force est de constater que la formation continue et l'accompagnement sur la promotion de la santé dans une logique de curriculum est déficitaire au profit de matières académiques jugées plus prioritaires (Byrne et al., 2015). La formation a d'autant plus d'impact sur le développement de pratiques promotrices enseignantes, qu'elle est suffisamment intense (en termes de volume d'heure), qu'elle enrôle une partie de l'équipe de l'école (formation en équipe vs individuelle) et que son contenu est adéquat et s'inscrit en cohérence avec l'identité professionnelle enseignante et l'activité ordinaire en lien avec les programmes d'enseignement (Darlington et al. 2017 ; Pommier et al. 2011 ; Simar et Jourdan 2010). Les enseignants engagés dans le domaine de l'éducation à la santé le sont parce qu'ils possèdent un intérêt clair sur ces questions et se sentent suffisamment compétents, mais aussi parce qu'à l'échelon de l'école, l'éducation à la santé figure explicitement et est institutionnalisée comme une priorité de l'École (Jourdan et al. 2018). Il ressort des travaux scientifiques que la promotion de la santé fait sens pour les enseignants dès lors que la complexité inhérente au développement de leurs pratiques est prise en compte (El Hage 2020 ; Morin 2005) dans la formation, l'accompagnement ou plus largement à travers les programmes proposés dans ce champs. En effet, les facteurs sous-tendant les pratiques enseignantes promotrices de santé sont multiples, de nature différente, interviennent à plusieurs niveaux et sont en constante interaction ; ainsi trois grandes catégories de facteurs se dégagent dans la littérature (Darlington et al. 2016 ; Darlington et al. 2017 ; Guével et al. 2013 ; Simar et al. 2018 ; Simar et Jourdan, 2010, 2012 ; Violon et al. 2016) :

- Des facteurs personnels et individuels : intérêt et sentiment de compétences en promotion de la santé, représentations et conceptions en matière de santé et de promotion de la santé, visions du métier d'enseignant, le vécu personnel en matière de santé et la socialisation antérieure,
- Des facteurs institutionnels : perception des prescriptions en la matière, disponibilité des ressources, soutien institutionnel et leadership en Promotion et éducation à la santé, politique en faveur du bien-être et de la santé,
- Des facteurs contextuels : taille et contexte de l'école, qualité du climat, dynamiques collectives de travail en général et spécifiquement en promotion et éducation à la santé, équipe formalisée engagées en promotion et éducation à la santé.

Des repères pour un développement des enseignants en promotion de la santé

Il ressort de ces travaux que les enseignants apparaissent comme des professionnels clés dans le champ de la promotion et de l'éducation à la santé et leur contribution singulière a démontré sa pertinence au regard des enjeux plus globaux de la promotion de la santé.

Ces travaux donnent aussi à voir la façon dont le développement professionnel des enseignants dans le champ de la promotion de la santé peut s'enclencher dans une dynamique longue et un apprentissage tout au long de la vie faite de socialisations multiples et d'expériences professionnelles. Cette dynamique si elle est d'abord individuelle est aussi collective (le collectif enseignant, l'institution, les partenaires). Elle doit être accompagnée et soutenue afin que les enseignants puissent développer un rapport actif à leur milieu afin de penser la question d'un environnement protecteur pour les questions de santé et de bien-être mais aussi de développement des capacités des élèves à prendre soin de leur santé. La formation (initiale et continue) permet de l'accélérer et d'inscrire la promotion de la santé au cœur des préoccupations et des pratiques ordinaires des enseignants.

Professionnaliser en promotion de la santé : un capital à développer ?

Nous souhaitons dans la suite du propos, sur la base des considérations sur le développement professionnel des enseignants en promotion de la santé, faire des propositions pour professionnaliser les professionnels dans le champ de la promotion de la santé. Pour ce faire, nous choisissons de prendre appui, dans un premier temps sur les référentiels de compétences en promotion de la santé qui donnent à voir les attendus de l'offre de professionnalisation (Wittorski, 2007).

Les référentiels de compétences attendues en promotion de la santé

Une première étude (Foucaud et Hamel, 2014) a cherché à identifier les compétences communes à tous ces professionnels et élaborant un référentiel de compétences en promotion de la santé. Les auteurs se sont attachés à interroger 126 professionnels du sanitaire, du social, de l'éducatif et des personnes en charge de la coordination des actions afin de recueillir leurs conceptions et valeurs dans le champ, les actions conduites et leurs modalités de travail. La notion de référentiel de compétences nous semble intéressante en ce sens qu'elle doit donner à voir à la fois la nature et la diversité des activités professionnelles mais aussi permettre d'envisager des contenus de formation pour acquérir les capacités nécessaires à la réalisation de ces activités (Wittorski, 2008). Le projet politique en arrière-plan du recours de plus en plus systématique aux référentiels de compétences donne également à voir le projet de changement dans les pratiques sociales porté par les organisations, les institutions ou les employeurs (Wittorski, 2016). La Conférence Nationale de Santé (CNS, 2018) propose d'ailleurs de retenir le référentiel de compétences Européen CompHP (Dempsey et Coll., 2011) comme référence pour ce qui des qualités attendues d'un professionnel promoteur de santé.

Professionnalisation : de quoi parle-t-on ?

Hargreaves et Fullan (2012) ont exploré l'idée d'un capital professionnel pour identifier la façon dont on pourrait investir un milieu professionnel à des fins de changement. Le modèle prend en compte, à la lumière des réformes des systèmes éducatifs en particulier, différents niveaux en interaction depuis les politiques en cours, les actions de leadership et la contribution des professionnels aux différentes étapes de la carrière. La notion de capital, empruntée au champ de l'économie et plus récemment à celui de la sociologie, peut être définie comme l'ensemble des ressources dont disposent les individus et les groupes et qui affectent leurs trajectoires ici professionnelle (Coulangeon, 2021). D'après les auteurs ce capital professionnel qui serait donc à développer et transmis est constitué de 3 types de capitaux :

- Le capital humain (lié à la qualité de l'individu = ses savoirs et compétences professionnelles mais aussi ses croyances, attitudes et émotions),
- Le capital social (lié à la qualité du groupe = le collectif de professionnels, les normes professionnelles, les pratiques collaboratives),
- Le capital décisionnel (lié à la qualité des jugements des professionnels = leur capacité à prendre des décisions autonomes dans des situations complexes).

Ces ressources sont potentiellement celles qui peuvent figurer dans la base d'orientation (Savoyant, 2010) d'un professionnel c'est à dire les savoirs, connaissances et capacités qui seront utiles pour élaborer l'action en promotion de la santé.

Professionnalisation en promotion de la santé : des perspectives

Sur la base des travaux conduits sur les déterminants des pratiques enseignantes en promotion de la santé, nous formulons ci-dessous des recommandations en termes de professionnalisation en promotion de la santé :

Capital humain	Capital social	Capital décisionnaire
- Définition holistique de la santé - Conceptions et connaissances en promotion de la santé (dont programmes probants) - Connaissance des publics, des contextes (y compris politiques) - Liens avec la pratique professionnelle - Valeurs - Dimensions éthiques - Style professionnel	- Genre professionnel - Dimensions collaboratives - Dimensions partenariales et intersectorialité	- Appropriation des enjeux (lutte contre les ISS) - Faire avec la complexité - Plaidoyer

Tableau 1 : Caractéristiques des 3 formes de capitaux pour professionnaliser en promotion de la santé

Concernant le capital humain, il s'agit ici d'identifier les connaissances nécessaires plus particulièrement développées dans le cadre des formations. Ainsi, un professionnel promoteur de santé doit pouvoir s'appuyer sur une conception large de la santé qui dépasse la présence ou l'absence de maladie en tant que ressource visant le bien-être des personnes (O.M.S., 1946). Il doit également, en lien avec son contexte d'exercice professionnel, comprendre au regard des déterminants de la santé la façon dont les pratiques promotrices de santé permettent de prendre en compte le contexte dans lequel vivent les individus et son rôle dans le développement des capacités de ces derniers pour prendre en charge leur santé (Grabowki, 2017) dans une optique de réduction des inégalités sociales de santé. L'identification des programmes probants en lien avec les thématiques de santé figure dans cette dimension. Cet objectif appelle à identifier les valeurs qui sous-tendent la promotion de la santé et les dimensions éthiques de l'intervention (équité en santé, justice sociale, participation des individus) (Jourdan, 2017). La mention au style professionnel (Clot, 1999) nous permet d'affirmer que c'est aussi la sensibilité des professionnels sur un plan personnel qui conditionne la mise en œuvre de telles pratiques. Ceci nous amène, en prolongement des travaux sur l'analyse de l'activité, à mettre la focale sur les individus et la prise en compte de leurs spécificités dans une perspective andragogique.

Concernant le capital social, il repose sur les capacités des professionnels développées au sein des professions ou des collectifs professionnels. Il tient en grande partie à l'arrimage au genre professionnel (Clot, 1999) dans lequel les situations de travail se déroulent. Développer la façon dont un collectif s'empare de ces questions de santé met en jeu à la fois un lexique commun mais aussi des normes collectivement partagées qui vont conditionner les actions mises en œuvre. Cette référence au genre est également première quand il s'agit de travailler entre professionnels de professions différentes car nécessitant plus de temps de concertation et de compromis dans la prise de décision. Si la qualité de l'apprentissage en situation repose en grande partie sur la qualité des collectifs et sur le leadership (Fullan, 2021), nous pensons que des dispositifs type analyse de pratiques ou des formations pluri-catégoriels peut aider à développer ce type de capital.

Concernant le capital décisionnaire, Hargreaves et Fullan indiquent qu'il ne peut être efficace qu'en interaction avec les 2 autres formes de capitaux. S'agissant de professionnels promoteurs de santé, la prise de décision est à rechercher du côté de la lutte contre les inégalités sociales de santé qui constitue la finalité partagée par l'ensemble de ces professionnels. Par ailleurs, la question du « *plaidoyer en santé* » (Hancock, 2015) en tant que stratégie collective pour entrainer un changement systémique visant à influencer les processus décisionnels est au cœur de l'activité de ces professionnels, au sens où il leur appartient de plaider pour que leur activité professionnelle soit reconnue comme participant à la santé et au bien-être des populations. La finalité est également en lien avec le sentiment de légitimité que permet d'acquérir ce type de démarche qui témoigne de la façon dont la promotion de la santé peut être partie intégrante de leur identité professionnelle (Parayre et coll., 2017).

Au final, cette notion de capital professionnel a pour finalité la construction d'une identité professionnelle en promotion de la santé fondée sur la légitimité des professionnels à faire avec les questions de santé mais aussi la mise en œuvre de pratiques ordinaires fondée sur des critères d'efficacité.

Conclusion

La santé est l'affaire de tous et la crise sanitaire liée à la pandémie de COVID19 nous rappelle combien nous sommes dépendants les uns des autres pour faire face efficacement aux défis qu'elle nous pose. Cette attention nécessaire à l'autre est au cœur des pratiques des professionnels qui cherchent à promouvoir la santé du plus grand nombre dans la mise en œuvre de pratiques dites de promotion de la santé. En ce sens, il convient de définir alors ce qu'est une pratique promotrice de santé et comment s'agissant de professionnels divers, elles présentent des points communs ou des spécificités. Nous avons choisi dans cet article de faire part des réflexions qui sont les nôtres entre les pratiques dites de promotion de la santé, ce qui caractérise ces pratiques et la place des professionnels qui les mettent en œuvre et ce que la recherche peut apporter à la compréhension de celles-ci. Nous défendons l'idée que ces pratiques sont à la croisée de textes juridiques et institutionnels qui font de la prévention, par exemple, un axe fort des politiques de santé (voir par exemple la stratégie nationale de santé en France 2018-2022), de l'interpellation des professionnels qui ont à voir avec les questions de santé (voir l'introduction du service de santé universitaire en France en 2018), mais aussi d'un champ de recherche qui se structure pour comprendre la façon dont ces pratiques sont favorables à la protection de la santé des individus et des populations (voir par exemple la Chaire Unesco Éducations & Santé créée en 2018). Les propositions que nous avons faites concernant la professionnalisation de ces professionnels se veulent être des points de repères pour les institutions ou les employeurs, les formateurs impliqués et les professionnels eux-mêmes. Elles peuvent utilement servir de cadre de lecture et de négociation entre ces différentes parties-prenantes.

En résumé, la professionnalisation des professionnels en promotion de la santé doit être définie comme un projet, un itinéraire et le développement professionnel comme le chemin, jamais définitivement connu et balisé que suivront ces professionnels vers l'horizon que constitue le capital professionnel. Nous nous efforçons de les y accompagner au mieux.

Bibliographie

Brown, J., Busfield, R., O'Shea, A., & Sibthorpe, J. (2011). School ethos and personal, social, health education. https://doi.org/10.1080/02643944.2011.573491

Busch, V., De Leeuw, J. R. J., Zuithoff, N. P. A., Van Yperen, T. A., & Schrijvers, A. J. P. (2015). A Controlled Health Promoting School Study in the Netherlands : Effects After 1 and 2 Years of Intervention. Health Promotion Practice, 16(4), 592-600. https://doi.org/10.1177/1524839914566272

Byrne, J., Shepherd, J., Dewhirst, S., Pickett, K., Speller, V., Roderick, P., Grace, M., & Almond, P. (2015). Pre-service teacher training in health and well-being in England : The state of the nation. European Journal of Teacher Education, 38(2), 217-233. https://doi.org/10.1080/02619768.2015.1030069

Byrne, Jenny, Rietdijk, W., & Pickett, K. (2018). Teachers as health promoters : Factors that influence early career teachers to engage with health and wellbeing education. Teaching and Teacher Education, 69, 289-299. https://doi.org/10.1016/j.tate.2017.10.020

Chen, F.-L., & Lee, A. (2016). Health-promoting educational settings in Taiwan : Development and evaluation of the Health-Promoting School Accreditation System. Global Health Promotion, 23(1_suppl), 18-25. https://doi.org/10.1177/1757975916638286

Clavier, C., & Gagnon, F. (2013). L'action intersectorielle en santé publique ou lorsque les institutions, les intérêts et les idées entrent en jeu. The Innovation Journal, 18(2), 0_1.

Clot, Y. (2014). Travail et pouvoir d'agir. Presses universitaires de France.

Coulangeon, P. (2021). Capital. Sociologie.

Cury, P., Jourdan, D., Pironom, J., & Simar, C. (2018). Éducation et santé à l'école : Analyse de l'activité enseignante et perspectives en matière de formation initiale et continue. Administration Education, N° 157(1), 61-66.

Cury, P., Simar, C., Pironom, J., & Jourdan, D. (2017). Promotion de la santé à l'école et pratiques enseignantes : Quels enjeux en formation initiale ? in Parayre, Séverine ; Guiet-Silvain, Jeanne ; Numa Bocage, Line (dir.), Revue Education, Santé, Sociétés, Vol. 3, No. 2. Formation, éducation, santé : enjeux, évolutions et apports de la recherche., Editions des archives contemporaines, Coll. « Revue

Education, Santé, Sociétés », France, ISBN : 9782813002921, pp. 95-111, doi : 10.17184/eac.810.
Cuvelier, L., & Woods, D. D. (2019). Sécurité réglée et/ou sécurité gérée : quand l'ingénierie de la résilience réinterroge l'ergonomie de l'activité. Le travail humain, 82(1), 41-66.
Daniellou, F. (2002). Le travail des prescriptions. XXXVème Congrès SELF, 9-16.
Darlington, E. J., Simar, C., & Jourdan, D. (2017). Implementation of a Health Promotion Programme : A Ten-Year Retrospective Study. Health Education, 117(3), 252-279. https://doi.org/10.1108/HE-09-2016-0038
Darlington, E., Violon, N., Jourdan, D., Sabalot, L., & Charron, A. (2016). Violon Nolween, Didier Jourdan, Emily Darlington, Ludivine Salabot, Annie Charron, et al.. Analyse des déterminants de l'implantation d'un dispositif de promotion de la santé dans différents contextes scolaires. Éducation, Santé, Sociétés, Editions des archives contemporaines, 2016, 2 (2), pp.17-42. Education Santé Sociétés.
Day, C. (2013). The New Lives of Teachers. In M. A. Flores, A. A. Carvalho, F. I. Ferreira, & M. T. Vilaça (Éds.), Back to the Future : Legacies, Continuities and Changes in Educational Policy, Practice and Research (p. 57-74). SensePublishers. https://doi.org/10.1007/978-94-6209-240-2_4
Dempsey, C., Battel-Kirk, B., & Barry, M. M. (2011). The CompHP core competencies framework for health promotion handbook. Galway: Health Promotion Research Centre, National University of Ireland.
El Hage, F. (2020, novembre 10). Un cadre opérationnel pour l'éducation à la santé : Les apports du paradigme de la complexité. Webinaire Chaire UNESCO Éducations et santé. https://www.youtube.com/watch?v=s5jRJfmIle4
Fullan, M. (2021). Politiques et pratiques de la formation professionnelle à différents niveaux du système. Notes des experts, 5.
Grabowski, D., Aagaard-Hansen, J., Willaing, I., & Jensen, B. B. (2017). Principled promotion of health: implementing five guiding health promotion principles for research-based prevention and management of diabetes. Societies, 7(2), 10.
Guével, M.-R., Cury, P., Bissège, F., Pironom, J., Dollet, A., Quidu, F., Porcherie, M., Gasquet, C., & Simar, C. (2019). How early

childhood services address health inequalities and child wellbeing in France. EUPHA 12th European Public Health Conference, Building bridges for solidarity and public health, Marseille, France.
Green, L. W. (2005). Health program planning: An educational and ecological approach. Mountain View.
Guével, M.-R., Pommier, J., & Jourdan, D. (2013). Évaluation d'un dispositif de formation et d'accompagnement en promotion de la santé dans les écoles primaires françaises : Implications pour la pratique. Global Health Promotion, 20(2_suppl), 13-19. https://doi.org/10.1177/1757975913483340
Hancock, T. (2015). Advocacy: It's not a dirty word, it's a duty/Le plaidoyer pour la santé*: ce n'est pas un gros mot| c'est un devoir. Canadian Journal of Public Health, 106(3), E86.
Hargreaves, A., & Fullan, M. (2013). The power of professional capital. The Learning Professional, 34(3), 36.
Hung, T. T. M., Chiang, V. C. L., Dawson, A., & Lee, R. L. T. (2014). Understanding of factors that enable health promoters in implementing health-promoting schools : A systematic review and narrative synthesis of qualitative evidence. PloS One, 9(9), e108284. https://doi.org/10.1371/journal.pone.0108284
Jourdan, D., Pironom, J., Simar, C., & Sormunen, M. (2018). Health education in schools : Factors influencing parents' views of the home–school relationship in France. International Journal of Health Promotion and Education, 56(1), 32-50. https://doi.org/10.1080/14635240.2017.1408419
Lamboy, B., & Smeding, A. (2022). Développer des interventions de prévention et de promotion de la santé fondées sur les données probantes: la Démarche EValuation Action (DEVA). Pratiques psychologiques, 28(4), 209-223.
Langford, R., Bonell, C., Jones, H., Pouliou, T., Murphy, S., Waters, E., (2014). The WHO Health Promoting School framework for improving the health and well-being of students and their academic achievement. Cochrane Database of Systematic Reviews (4). https://doi.org/10.1002/14651858.CD008958.pub2
Laurent, A., Ferron, C., & Lombrail, P. (2024). Promotion de la santé fondée sur les preuves : place de la capitalisation des expériences et des connaissances expérientielles. Santé Publique, 36(4), 61-77.
Morin, E. (2005). Complexité Restreinte, Complexité Générale. Colloque « Intelligence de la complexité : épistémologie et

pragmatique» Cerisy-La-Salle. http://www.intelligence-complexite.org/fileadmin/docs/conseilscient/1003morin.pdf.pdf

Parayre, S., Guiet-Silvain, J., & Numa-Bocage, L. (2017). Les formations en éducation en santé : les chemins vers la transformation des identités professionnelles. Education, Santé et Sociétés, 3(2), 7-16.

Pastré, P. (2008). La didactique professionnelle : origines, fondements, perspectives. Travail et apprentissages, 1(1), 9-21.

Perez-Roux, T., Leblanc, S., Mukamurera, J., & Vidal-Gomel, C. (2019). Comprendre le travail dans les « métiers adressés à autrui » : Regards croisés issus des sciences de l'éducation. Introduction. Activités, (16-1).

Pommier, J., Guével, M.-R., & Jourdan, D. (2011). A health promotion initiative in French primary schools based on teacher training and support : Actionable evidence in context. Global Health Promotion, 18(1), 34-38. https://doi.org/10.1177/1757975910393585

Potvin, L. (2015). Un thème plus actuel que jamais : promouvoir la santé et l'équité. Global Health Promotion, 22(1), 71-73.

Porcherie, M., & Ferron, C. (2015, January). Agir sur les déterminants sociaux par une mobilisation des acteurs. In Colloque « La recherche en promotion de la santé ».

Simar, C., Darlington, E., Bernard, S., & Berger, D. (2018). Promouvoir la santé à l'école : Enjeux et perspectives scientifiques. Administration Education, N° 157(1), 143-150.

Simar, C., & Jourdan, D. (2010). Education et santé à l'école : Étude de l'impact d'un dispositif de formation et d'accompagnement sur l'implication des enseignants dans une démarche de promotion de la santé. Recherches & éducations, 3, 141-172.

Simar, C., & Jourdan, D. (2012). L'éducation à la santé, entre discipline scolaire et approche transversale : Analyse de la tâche représentée des enseignants dans les systèmes éducatifs français et irlandais. Spirale - Revue de recherches en éducation, 50(1), 125-137. https://doi.org/10.3406/spira.2012.1094

St Leger, L., & Young, I. M. (2009). Creating the document 'Promoting health in schools: from evidence to action'. Global health promotion, 16(4), 69-71.

Stewart-Brown, S. (2006). What is the evidence on school health promotion in improving health or preventing disease and, specifically, what is the effectiveness of the health promoting schools approach?. In What is the evidence on school health

promotion in improving health or preventing disease and, specifically, what is the effectiveness of the health promoting schools approach?.
Violon, N., Jourdan, D., Darlington, E., Salabot, L., Charron, A., Pironom, J., & Simar, C. (2016). Analyse des déterminants de l'implantation d'un dispositif de promotion de la santé dans différents contextes scolaires. Éducation, Santé, Sociétés, 2(2), 17-42.
Wittorski, R. (2008). La professionnalisation. Savoirs, (2), 9-36.
Wittorski, R. (2008). La professionnalisation. Savoirs, (2), 9-36.
Wittorski, R. (2016). A propos de la professionnalisation. La professionnalisation en formation : textes fondamentaux, 63-74.

Introduction au chapitre : Une réflexion critique sur l'approche de la promotion de la santé, rédigé par Marie-Claude Lamarre

La promotion de la santé, telle qu'elle est conceptualisée et pratiquée aujourd'hui, représente un champ d'action complexe et multidimensionnel qui s'efforce de créer les conditions nécessaires à la santé de tous. Ce chapitre propose une réflexion critique sur cette approche, en examinant ses forces, ses faiblesses, ses menaces et ses opportunités dans le contexte contemporain de la santé publique.

En termes de pratiques sociales, cette analyse critique éclaire plusieurs aspects essentiels. Tout d'abord, elle met en lumière l'importance d'une approche intégrale de la santé publique, qui prend en compte l'ensemble des déterminants de la santé, y compris les facteurs sociaux, économiques et environnementaux. Cette perspective holistique encourage les praticiens à dépasser les interventions centrées uniquement sur les comportements individuels pour s'attaquer aux causes structurelles des inégalités de santé.

Le chapitre aborde également les défis pratiques auxquels fait face la promotion de la santé, notamment le manque de mise en œuvre effective due à la complexité perçue de l'approche, et le déficit d'engagement politique à tous les niveaux. Ces observations invitent les professionnels à repenser leurs stratégies de plaidoyer et de mise en œuvre, en cherchant des moyens de simplifier et de contextualiser leurs interventions sans perdre de vue la complexité des déterminants de la santé.

En ce qui concerne le partage des savoirs, ce chapitre apporte une contribution significative. Il met en évidence la nécessité d'une approche plus inclusive et interdisciplinaire dans la production et la diffusion des connaissances en promotion de la santé. L'auteure souligne l'importance de valoriser non seulement les données probantes issues de la recherche biomédicale, mais aussi les savoirs expérientiels, culturels et communautaires. Cette perspective encourage un dialogue plus ouvert entre différents types de connaissances et d'acteurs, favorisant ainsi une co-production de savoirs plus riche et plus pertinente pour les contextes locaux.

De plus, le chapitre aborde la question cruciale de la littératie en santé, soulignant son rôle dans l'autonomisation des individus et des communautés. Cette emphase sur la littératie en santé invite à repenser les modes de communication et de partage des informations en santé, en les rendant plus accessibles et plus significatives pour les populations ciblées.

Enfin, la réflexion critique proposée dans ce chapitre contribue au partage des savoirs en identifiant les lacunes et les opportunités dans le domaine de la recherche en promotion de la santé. L'auteure plaide pour une recherche plus participative et contextuelle, qui prenne en compte la complexité des écosystèmes humains et qui s'engage véritablement avec les communautés concernées. Cette approche favorise non seulement un partage plus équitable des connaissances entre chercheurs et communautés, mais aussi une meilleure intégration des savoirs locaux et expérientiels dans le corpus de connaissances en promotion de la santé.

Didier Jourdan, Carole Faucher et Valérie Ivassenko

Une réflexion critique sur l'approche de la promotion de la santé

Marie-Claude Lamarre[1]
1) Ancienne directrice exécutive de l'IUHPE, Chaire UNESCO Éducations & Santé

Mots clés : Promotion de la santé ; déterminants sociaux de la santé ; salutogénèse ; développement social ; développement durable

Introduction

Tout ou à peu près tout a été dit de la promotion de la santé y compris de la manière dont elle a ouvert le champ de la santé publique au cours des 40 dernières années et continue de le faire. Lors de son « officialisation » en 1986 en tant qu'approche intégrale de santé publique encadrée par la Charte d'Ottawa, le terme – plus que le concept – et l'approche de promotion de la santé n'étaient pas encore bien compris à la hauteur des enjeux qu'ils proposaient (Deschamps, 2003), si ce n'est par un groupe relativement restreint de penseurs avec une vision, après des décennies de recul, relativement occidentalo-centrée. Si la perception de la promotion de la santé varie selon, entre autres, le milieu de pratique et le contexte géopolitique, il est important de se souvenir que « les bonnes fées » qui ont porté la Charte d'Ottawa jusqu'à sa naissance étaient à quelques exceptions près nord-américaines et européennes. Elle est advenue d'un sens de frustration par ces mêmes acteurs que la santé publique continuait (et continue d'ailleurs) d'être largement médicalisée, avec un fort accent sur les risques individuels pour la santé et les choix de mode de vie (Nutbeam, 2021).

Mon parcours professionnel s'est déroulé au sein du réseau mondial de l'Union internationale de Promotion de la Santé et d'Éducation pour la Santé (UIPES) en tant que Directrice Exécutive de 1991 à 2017. Cette position m'a offert de multiples occasions de participer à ses projets, à ses évènements, à son rayonnement partout dans le monde, en ayant le privilège de travailler avec ses membres et ses organismes partenaires, d'observer, d'échanger, et d'apprendre à leurs côtés. L'UIPES est une association mondiale unique, indépendante et professionnelle, qui rassemble des individus et des organisations engagés dans l'amélioration de la santé et du bien-être à travers l'éducation, l'action communautaire et le développement de politiques publiques favorables à la santé (www.iuhpe.org).

L'intention de ce chapitre est de décrire succinctement ce que je comprends aujourd'hui comme étant les attributs de la promotion de la santé qui en font une vision stratégique essentielle des politiques et des pratiques de santé publique, pour promouvoir, protéger, maintenir et développer la santé des populations. Je souhaite également dans ce chapitre souligner ce que la promotion de la santé peut apporter plus que jamais aujourd'hui dans une perspective qui englobe les écosystèmes, la surveillance des maladies, les traditions et contextes culturels, la résilience communautaire, le renforcement des systèmes de santé, des institutions scientifiques et des capacités des personnes œuvrant dans ce champ, le développement de l'information, la coopération et la solidarité.

Comme il est impossible d'être exhaustif dans ce genre d'exercice, j'ai choisi d'en résumer, ce que sont, toujours de mon point de vue, quelques-unes de ses principales **forces**, **faiblesses, menaces et possibilités** dans la pratique contemporaine de la santé publique.

Les forces

La prise en compte de tous les déterminants de la santé

La première force de la promotion de la santé réside dans la prise en compte de tous les déterminants de la santé des individus et des populations, y compris les déterminants des inégalités en santé. La question des causes des causes, déterminées socialement, a montré s'il en était besoin que les facteurs de risque comportementaux ne sont pas les seules ou nécessairement les principales causes de la morbidité ou mortalité prématurée. Est-il besoin de rappeler que « *Les circonstances dans lesquelles les individus naissent, grandissent, vivent, travaillent et vieillissent,* [mais aussi consomment] *ainsi que les systèmes mis en place pour faire face à la maladie* et développer la santé [...] mais aussi économiques, éducatifs et autres, *reflètent des choix politiques, dépendent de la répartition du pouvoir, de l'argent et des ressources à tous les niveaux, mondial, national et local. Les déterminants sociaux de la santé sont l'une des principales causes des inégalités en santé, c'est à dire des écarts injustes et importants que l'on enregistre au sein d'un même pays ou entre les différents pays du monde* » (OMS, 2008). Ils n'agissent pas isolément : c'est la combinaison de leurs effets qui influe sur l'état de santé. La crise sanitaire, sociale et économique de la COVID-19 et les mesures prises pour tenter d'en venir à bout ont montré le rôle puissant que les conditions de vie, l'accès ou non aux ressources matérielles et sociales et la littératie en santé jouent dans les inégalités en matière de santé. Le confinement dans des logements exigus, le manque d'équipement informatique, les difficultés d'accès à Internet, la surabondance d'informations pas toujours bien comprises et souvent anxiogènes, la perte parfois des moyens de subsistance et de la vie sociale ont été autant de facteurs qui ont entraîné des risques importants de mal-être physique et mental, d'abandon scolaire pour les élèves ou les étudiants qui ont vécu dans ces conditions, entraînant à leur tour des inégalités dans les résultats de ces mêmes élèves ou étudiants, inégalités qui sont directement liées aux inégalités en matière de santé. D'après l'UNICEF, 463 millions d'enfants n'ayant pu accéder à l'enseignement à distance, subiront des retards d'apprentissage[1].

Comme nous le savons, de nombreux facteurs sont en cause dans la fabrication de ces inégalités sociales de santé. Il peut s'agir du contexte politique et économique (chômage, crise économique, climat sociétal), de la position économique dans une hiérarchie sociale, des comportements de santé parfois adoptés dans le cadre de normes de ses groupes de référence et des conditions de vie et de travail, plus ou moins générateurs de stress aigu ou chronique qui ont des effets sur l'adoption de certains comportements de santé. Cela étant, si la base de données étiologiques est relativement bien développée pour les déterminants sociaux en tant que facteurs causals clés influant sur l'état de santé, la base de données probantes sur l'efficacité de certaines interventions de santé publique (programmes et politiques) visant à réduire la mauvaise santé globale d'une société, tout en réduisant les inégalités en matière de santé selon le statut socioéconomique, est beaucoup moins bien développée (Inglis, Archibald, Doi, Laird, Malden, Marryat, McAteer, Pringle, Frank, 2018).

[1] UNICEF DATA. Impact of COVID-19 on multidimensional child poverty [Internet]. 2020 [2021]. https://data.unicef.org/resources/impact-of-covid-19-on-multidimensional-child-poverty/; Cambon, Bergeron, Castel, Ridde, Alla, 2021

La reconnaissance de la salutogenèse

Tout aussi révélatrice a été selon moi la reconnaissance de la salutogénèse sur laquelle se fonde la promotion de la santé, qui met l'accent sur la valorisation et l'amélioration des ressources individuelles et collectives plutôt que sur l'identification des problèmes et déficits et la réponse qui leur est apportée. De cette manière, la promotion de la santé envisage la santé comme un concept positif qui va au-delà de la capacité physique et incorpore les ressources sociales et personnelles (OMS, 1986). L'approche et les travaux poursuivis par la Plateforme Rawak Al Diam[1], au Sénégal sont de mon point de vue un parfait exemple d'une approche salutogène de développement communautaire. Une étape préliminaire essentielle dans cette action a été de renforcer le sentiment d'appartenance communautaire et de créer des visions communes enracinées dans la culture des villages concernés. Cela a permis aux habitants de comprendre leur contexte et d'identifier et prioriser les défis, les ressources et les possibilités qu'ils avaient d'améliorer les services de santé et plus largement leurs conditions de vie au sein du village. Le succès du processus réside dans le fait de renforcer le sens de la gestion (assurer des ressources adéquates) par la perception que le village dans sa globalité était capable de donner un sens (assurer la pertinence) aux actions pragmatiques envisagées et était donc digne d'investissement et d'engagement. Cela a permis de créer une vision pour la communauté afin d'orienter les décisions collectivement prises vers les objectifs à atteindre. « Pour être en mesure d'agir, les personnes concernées » par une situation, un problème, un besoin particulier, « doivent avoir la possibilité de participer, de s'approprier et d'ajuster la réponse » (Cambon, Bergeron, Castel, Ridde, Alla, 2021).

L'apport d'une dimension politique

Semble ensuite déterminant l'apport d'une dimension politique forte et essentielle à tous les niveaux : la reconnaissance des inégalités

[1] Plateforme Rawal Ak Diam : une plateforme sénégalaise pour lutter contre la mortalité maternelle et néonatale co-créée par et pour les communautés et acteurs locaux. Elle est le résultat d'une approche holistique, centrée sur les bénéficiaires et se base sur un travail de terrain pour identifier les déterminants de la santé, les initiatives existantes et les expériences vécues par les femmes et leurs familles.

sociales en santé et des droit humains à la santé dans leur expression la plus large a apporté une dimension plus politique à une discipline auparavant beaucoup plus technique. Cette reconnaissance en théorie s'est toutefois révélée difficile à traduire en action. Depuis toujours la promotion de la santé reconnait les principes de justice [ou d'injustice] sociale et économique qui structurent un monde qui affecte la santé de tous (Galea, Vaughan, 2019).

L'importance de la littératie en santé

Un autre axe décisif de la promotion de la santé repose dans l'élaboration de stratégies visant à accroître la littératie en santé, à évaluer l'incidence sur la santé des politiques, des plans et des programmes avant leur mise en œuvre (et à remédier aux répercussions négatives) – à savoir l'évaluation d'impact sur la santé et l'approche par les lieux de vie.

Si l'on reprend encore une fois l'exemple de la crise sanitaire, sociale et économique que le monde entier a traversée, la spécificité de cette épidémie résidait dans la nature du risque, à la fois individuel et collectif et dans sa temporalité, il était immédiat. Si l'information répétée semaine après semaine était de toute évidence une des conditions pour l'adoption, dans la durée, des gestes barrières et de distanciation physique, sans parler des autres recommandations comme la vaccination et obligations, elle s'est avérée insuffisante, car encore eut-il fallu que cette information soit comprise, qu'elle ait du sens pour les personnes qui la recevaient et que chacune et chacun aient pu se l'approprier[1].

La recherche sur la littératie en santé a montré que plus d'un tiers de la population mondiale a de la difficulté à trouver, à comprendre, à évaluer et à utiliser l'information nécessaire pour gérer sa santé (Sørensen, Pelikan, Röthlin, Ganahl, Slonska, Doyle, Falcon, 2015 ; Duong, Aringazina, Baisunova, Pham, Pham, Truong, Huang, 2017). Par ailleurs, jamais dans l'histoire de l'humanité il n'y a eu une telle abondance d'informations sur la santé disponibles auprès de nombreuses sources plus ou moins fiables (Abel, McQueen, 2020).

[1] Littératie en santé - De l'accès à l'utilisation de l'information santé | Promotion Santé IdF. (2023, novembre 20). https://www.promotion-sante-idf.fr/sinformer/trouver-ressources/ressources-documentaires/litteratie-sante-lacces-lutilisation

L'évaluation d'impact sur la santé

L'évaluation d'impact sur la santé quant à elle peut être envisagée comme un moyen d'accroître la connaissance et la sensibilité des décideurs qui ne sont pas du secteur de la santé sur les liens entre leur domaine et les déterminants de la santé. L'institutionnalisation de cette pratique dans le processus politique et administratif a montré qu'elle pouvait favoriser la gestion horizontale à l'intérieur des gouvernements tout en contribuant à la transparence du processus de décision puisqu'elle encourage la participation d'un ensemble d'acteurs tant gouvernementaux que non gouvernementaux dans la démarche (St Pierre, Hamel, Lapointe, McQueen, Wismar, 2009).

L'approche par les milieux de vie

L'approche par les lieux de vie (écoles, lieux de travail, hôpitaux, centres carcéraux, promoteurs de santé) permet de se centrer sur les lieux où la santé se crée, se maintient et/ou se dégrade, d'identifier relativement facilement les parties prenantes permettant ainsi de reconnaître des niveaux multiples d'influence sur la santé, d'observer et de mesurer les impacts d'une intervention pour identifier des leviers pour des changements pérennes dans la société (Organisation mondiale de la Santé, Santé et Bien-être Canada, Association canadienne de Santé publique, 1986). Cette approche par les lieux de vie implique de comprendre et d'exploiter leur nature multidimensionnelle – et la relation entre le lieu et les personnes, entre la dimension structurelle fournie par leurs contextes, leurs installations, les services et programmes qu'elles proposent et l'action humaine au sein de ces lieux (Dooris, Farrier, Doherty, Holt, Monk, Powell, 2018).

Ce que la promotion de la santé a permis, c'est de faire la distinction entre le concept de « *faire de la promotion de la santé dans un lieu de vie* » qui se traduit le plus souvent par la mise en place de programmes de modification de comportements individuels et celui de déployer une approche positive et intégrée de promotion de la santé impliquant de multiples interventions interconnectées ayant pour objectif de modifier positivement les conditions de vie dans ce lieu. L'entrée d'une école ou d'un établissement dans une démarche d'École promotrice de santé facilite le déploiement d'actions éducatives et pédagogiques en promotion de la santé, mobilise l'ensemble de la communauté éducative, engage les élèves, implique une collaboration avec les parents d'élèves et favorise les partenariats avec les collectivités territoriales, les ressources et les associations parties prenantes de cette éducation à l'échelle du territoire (Ministère de l'Éducation nationale et de la Jeunesse, 2019).

Les faiblesses

Un déficit de mise en œuvre

La promotion de la santé, pouvant souvent être perçue comme « paralysante » car « trop complexe » ou « trop touche à tout » dans des systèmes encore très cloisonnés, souffre d'un déficit de mise en œuvre. En raison de l'accent mis sur la complexité et les influences à grande échelle, l'approche écologique sur laquelle se fonde la promotion de la santé a souvent été perçue comme intimidante et difficile à mettre en œuvre (Green, Richard, Potvin, 1996). Cela est dû en particulier à un manque de compréhension de l'interdépendance des influences et des délais dans lesquels la réussite d'une intervention peut être mesurée. McQueen (McQueen, 2015) fait valoir que pour faire avancer la cause de la promotion de la santé [appliquée aux maladies infectieuses et non transmissibles], celle-ci doit se concentrer davantage sur la recherche interventionnelle et comprendre les processus de mise en œuvre, plutôt que sur les résultats et la causalité. Comme les interventions sont dynamiques et sujettes à changement au cours de leur mise en œuvre, les méthodes participatives devraient être davantage développées, reconnues et documentées dans la littérature scientifique et dans les protocoles de recherche.

Un manque d'engagement politique

Nous observons un déficit de volonté/courage politique à tous les niveaux y compris celui des instances internationales. On sait ce qu'il faut faire et on ne le fait pas, ou si peu. Une des difficultés provient du fait que les recommandations émises et décisions prises par des Agences des Nations Unies, à commencer par l'OMS, ne sont que le reflet des recommandations émises et décisions votées par les États-Membres souverains et tous à égalité dans le processus de décision, mais largement influencés par les grandes puissances et blocs géopolitiques qui s'affrontent et contribuent selon leur bon vouloir et au-delà des contributions obligatoires de chaque pays membre, au budget insuffisant de l'Agence, mettant ainsi en péril l'indépendance de l'Organisation et déterminant le choix des priorités de l'agenda mondial de la santé, en fonction de leurs intérêts. Les grands groupes privés donateurs ont eux aussi une influence considérable sur le fonctionnement et l'ordre du jour des Agences (Haski, 2020).

Habituellement, l'élaboration de politiques se fait à l'intérieur de silos stratégiques où les ministères se voient confier des mandats précis et un budget de mise en œuvre réservé. Il peut être très difficile de convaincre les décideurs d'intégrer les considérations d'équité en santé, car ce n'est probablement pas un objectif qui existe dans leur silo (Shankardass, Hemsing, Greaves, 2017).

Si, effectivement, depuis toujours, la promotion de la santé reconnait les principes de justice sociale et économique, il faut véritablement passer du principe à l'action en investissant prioritairement dans la santé des populations marginalisées. Il ne peut certainement pas y avoir de justice sociale si des groupes particuliers, rendus vulnérables par des circonstances de naissance ou de hasard au cours de leur vie, sont laissés à eux-mêmes sans un effort sincèrement consenti et concerté des responsables de notre santé collective. « La justice sociale est notre cœur battant mais il pourrait battre plus vigoureusement ! » (Mittelmark, 2021).

Un exemple est donné avec les crises migratoires que nous connaissons et qui, compte tenu des déséquilibres démographiques, économiques et climatiques entre différentes régions du monde, et des conflits armés, chassent les populations hors de leurs racines, de leurs cultures, de leurs communautés, de leurs terres, de leurs métiers. Ces crises, lorsqu'elles se déroulent loin de notre territoire semblent être moins susceptibles de nous toucher directement, au sens propre et figuré, et lorsqu'elles n'affectent pas nos intérêts stratégiques et économiques, ni le confort de notre vie quotidienne, suscitent au mieux de la gêne, quelques minutes d'empathie provoquée le plus souvent par une surmédiatisation sélective et brève, mais le plus souvent de l'indifférence, voire des attitudes de repli sur soi face à des débats politiques houleux et désespérants entre pays qui n'arrivent pas à trouver ensemble de manière coordonnée des solutions humaines, dignes et solidaires d'accueil de ces détresses et éventuellement durables. C'est le reflet d'un rapport au monde et aux autres dont l'empathie sélective est une des caractéristiques. Pourtant, les mesures qui restreignent l'accès aux services de santé de ces populations, les mesures qui menacent la cohésion des familles immigrantes et les mesures qui limitent les possibilités de réussite économique des migrants vont tout simplement à l'encontre des principes et des valeurs mêmes de la promotion de la santé (Galea, Vaughan, 2019).

De même, l'évolution des connaissances sur ce qui crée la santé et la maladie a permis de prendre conscience que les gains véritables en matière de santé publique ne peuvent s'obtenir qu'en élargissant la vision traditionnelle axée sur les soins et l'éducation pour la santé pour englober aussi les conditions dans lesquelles vivent les individus et les politiques qui améliorent ou aggravent ces conditions. Cette prise de conscience est à la base de l'idée d'intégrer les questions de santé dans toutes les politiques (Stahl, Wismar, et al., 2006).

Un phénomène de « mode »

Ce qui est frappant, c'est ce retour permanent aux thèmes abordés le plus souvent en silo : tabac, alcool, activité physique, alimentation, vaccination qui cloisonne les interventions, les acteurs et les moyens, au lieu de mettre en place des stratégies intégrées. Ce qui une année est LA priorité des priorités, vers laquelle convergent toutes les ressources intellectuelles, institutionnelles et matérielles, elle ne l'est plus l'année suivante ou celle d'après, remplacée par une autre thématique alors que les recommandations énoncées dans la précédente n'ont même pas commencé à être mises en œuvre, y compris dans les pays qui possèdent un système de santé plutôt performant.

Une temporalité longue

La promotion de la santé s'inscrit inévitablement dans un agenda durable long par rapport à un agenda politique et médiatique court (et parfois opportuniste). Le changement social ne se fait pas du jour au lendemain. La promotion de la santé doit se concentrer sur les approches qui créent ou nuisent à la santé et au bien-être, qui, pour de nombreuses personnes, se cumulent positivement ou négativement au fil du temps et de la vie (Kickbusch, 2021).

Une disproportion de moyens par rapport au domaine des soins

En raison des approches conventionnelles qui perdurent favorisant les approches à facteur de risque unique et/ou de modification des comportements individuels qui consomment la plupart des ressources pour les programmes d'action, relativement peu de fonds sont accordés dans une perspective plus large de promotion de la santé.

Les États-Unis, premier bailleur de fonds de la recherche en santé mondiale, continuent de privilégier les études biomédicales. Dans le domaine de la santé publique et plus spécifiquement de la promotion de la santé, cela a contribué à un manque d'attention et d'intérêt à l'égard de questions complexes, compliquées nécessitant une approche de l'ensemble des sciences sociales. Par exemple, les questions de contexte social et culturel et l'influence sur la santé des différents systèmes politiques et de gouvernance ne retiennent pas suffisamment l'attention nécessaire à la recherche. La recherche multidisciplinaire est maintenant largement reconnue comme importante, mais elle n'est toujours pas pratiquée couramment parce que les chercheurs, les financeurs et les maisons d'édition continuent d'être plus à l'aise de fonctionner à l'intérieur de frontières disciplinaires traditionnelles.

Il est à noter également la domination mondiale presque complète de la langue anglaise parmi les bailleurs de fonds et les éditeurs de la recherche, ce qui a tendance à perpétuer un éventail conceptuellement limité de modèles de recherche dans de nombreux domaines (Frank, Abel, Campostrini, Cook, Lin, Mcqueen, 2020).

Une insuffisante prise en compte des contextes et la pluralité du sens des mots

Un seul exemple : même s'il est communément admis que l'activité physique est bonne pour la santé, pratiquer une activité physique régulière n'a pas le même sens selon le contexte, en fonction des réalités et des cadres socio-culturels des pays ou territoires.

Les menaces

L'impact de ces faiblesses connues et reconnues de la promotion de la santé représente une menace pour son intégration dans les systèmes de santé et son adoption par l'ensemble des acteurs de la santé, de l'éducation et du développement social, notamment sa marginalisation et son absorption par une santé publique traditionnelle focalisée sur l'épidémiologie et la surveillance des maladies et des risques. Le phénomène est déjà perceptible dans de nombreux pays.

Elle s'accompagne d'une perte de crédibilité et une défiance y compris auprès des populations auxquelles elle s'adresse lorsqu'il y a - et c'est presque toujours le cas - discontinuité des efforts et des moyens de soutien. On passe à autre chose avant même d'avoir terminé ou consolidé ce que l'on vient d'entreprendre, sans parler d'en mesurer l'impact.

Perspectives et Possibilités

Il ne fait aucun doute cependant que la promotion de la santé continue d'avoir un rôle clé à jouer pour affronter et influencer de manière positive les grands bouleversements et défis de nos sociétés et leur impact sur la santé des populations, notamment :

- **L'association de la promotion de la santé au développement durable** et la prise en compte des questions écologiques : les Objectifs de développement durable (ODD) ont été élaborés pour faire en sorte que tous les êtres humains puissent réaliser leur potentiel dans la dignité et l'égalité et dans un environnement sain. Jamais auparavant la promotion de la santé n'a été placée aussi clairement au centre d'un programme mondial qui peut transformer notre monde (Kickbush, Nutbeam, 2017). Cette orientation stratégique est de fait très liée à l'intérêt croissant des chercheurs et des praticiens de la promotion de la santé pour le développement durable, comme en témoigne le choix de la « santé planétaire et développement durable » comme thème de la 23ème Conférence mondiale de l'UIPES en Promotion de la Santé qui s'est tenue à Rotorua en Nouvelle-Zélande en avril 2019 (Ratima, 2019). Dans la Déclaration de cette Conférence, il est indiqué que les

ODD reconnaissent que l'éradication de la pauvreté et des inégalités, la création d'une croissance économique inclusive et la préservation de la planète sont inextricablement liées les unes aux autres et à la santé de la population (World Health Organization, 2015). Un des objectifs majeurs de la Conférence mondiale et d'un numéro hors-série de *Global Health Promotion* « WhenuaOra : Territoires en santé, Peuples en santé » paru en mars 2019 était de privilégier les voix et les connaissances autochtones sur la scène de la promotion de la santé mondiale, et de les voir mises en avant, ainsi que d'autres voix et systèmes de connaissances autochtones, dans les initiatives en promotion de la santé pour trouver des moyens significatifs et durables d'aborder les crises écologiques […] qui ont un impact disproportionné sur les populations autochtones étant donné leur situation déjà marginalisée dans les États-nations (Ratima, Martin, Castleden, Delormier, 2019).

Le nouveau programme « People-Planet-Health » mené conjointement par l'Union internationale de Promotion de la Santé et d'Education pour la Santé (UIPES), l'Université des Arts et Sciences appliqués de Lucerne, l'Université de Nottingham et l'Université d'Irlande Galway, est un autre témoignage du rôle de la promotion de la santé dans la santé planétaire.

C'est pourquoi une pratique de la promotion de la santé qui serait axée uniquement sur le « social » (équité, diversité, inclusion, etc.), en attendant que d'autres s'occupent de l'« écologie » (l'environnement et les systèmes vivants dont nous dépendons) – ou vice versa – ne sont plus suffisants si l'objectif est de promouvoir la santé des générations d'aujourd'hui et de demain (Tu'itahi, Watson, Egan, Parkes, Hancock, 2021).

- **Une stratégie renouvelée de la promotion de la santé :** lors de la Conférence mondiale de l'OMS sur la Promotion de la Santé, à Shanghai en 2016, on a donné à la littératie en santé une portée élargie, en considérant que grâce à un meilleur accès à l'information, les citoyens sont mieux placés pour améliorer leurs connaissances en matière de santé d'une manière qui leur donne les moyens de prendre des décisions éclairées pour eux-mêmes et leur famille, mais aussi de mieux comprendre et évaluer l'impact des politiques et des décisions politiques sur la santé, et de demander des comptes aux dirigeants politiques et aux décideurs.

Le projet « People-Planet-Health » évoqué ci-dessus vise à recueillir, à communiquer et à connecter les initiatives et projets existants dans un processus « ascendant » afin de donner une voix, une visibilité, un soutien, un réseau et des opportunités de durabilité aux projets, initiatives, idées et groupes à l'échelon local qui relient la santé planétaire et la promotion de la santé. La parole a ainsi été donnée aux initiatives locales et aux groupes d'activistes dirigés par des jeunes dans la préparation d'un document de position / plaidoyer qui a pour objectif d'illustrer la participation active de la société civile au développement des politiques mondiales et à la stratégie de l'OMS sur la promotion de la santé et le bien-être en y ajoutant l'approche globale de la santé planétaire. En reliant les jeunes du monde entier pour leur permettre d'influencer directement l'avenir de la santé planétaire et humaine, ce projet fournit un modèle pour l'élaboration de politiques participatives mondiales.

- **Une urgence sanitaire comme celle que nous avons traversée** dont les effets se sont répercutés sur l'économie, le commerce international, la politique et les inégalités, peut ouvrir une fenêtre de réflexion et d'apprentissage. « En fait, la pandémie de Coronavirus a révélé très clairement la nécessité et le rôle clé de la promotion de la santé mondiale dans l'avenir de la santé publique. L'impuissance de la médecine clinique à faire face à la pandémie a été révélatrice. Dans la majeure partie du monde et, plus particulièrement, dans les économies les plus avancées de notre planète, la santé publique traditionnelle a été jugée insuffisante pour faire face à la pandémie. Ce qui a été révélé, c'est le rôle de la littératie en santé, des politiques publiques, de la complexité, de la communication, le racisme et les préjugés lors de la pandémie – tous des domaines qui sont profondément ancrés dans la mission de la promotion de la santé et qui sont liés au discours sur ce qu'est réellement la promotion de la santé publique » (McQueen, 2021).

- **Le développement des capacités en santé publique à travers le prisme de la promotion de la santé :** rares sont les pays qui offrent de bons programmes de formation en promotion de la santé. Il faudrait pouvoir multiplier partout dans le monde des initiatives comme la création de la licence professionnelle en éducation pour la santé et promotion de la santé à Dakar au Sénégal dont un des objectifs clés est de créer précisément une culture de la promotion de la santé ancrée dans les territoires et s'appuyant sur les savoirs et expériences d'une vaste communauté de professionnels, acteurs locaux, nationaux et internationaux, responsables associatifs, citoyens engagés, enseignants et chercheurs[1].

- **L'intégration des sciences politiques dans des cursus diplômants** pour acquérir de meilleures connaissances des mécanismes de développement des politiques publiques et mieux comprendre leurs enjeux et leur impact potentiel sur la santé de tous.

Conclusions

Je partage le point de vue de nombreux acteurs de la promotion de la santé et de la santé publique à l'échelle mondiale, à savoir que ce ne sont ni les Chartes, ni les Déclarations, et autres documents qui font l'action et les changements qui peuvent en découler. Mais elles constituent une aspiration, un cadre de référence et d'action. Le plus grand mérite de la Charte d'Ottawa pour la Promotion de la Santé et des Déclarations successives complémentaires jusqu'à celle récente de Genève[2] est d'avoir favorisé un changement de pensée, une prise de conscience et une intégration des facteurs déterminants de la santé et de la qualité de vie, en positionnant la santé justement dans la vie, comme un projet de société. Elle a placé la santé définitivement – difficile d'imaginer un retour en arrière – dans le champ de multiples disciplines, sociologie, éducation, anthropologie, économie, science politique, etc.) en expliquant précisément comment l'organisation sociale et économique d'un groupe, avec son administration, son gouvernement, ses politiques, ses structures, ses modes de décision et d'exécution, ses services, sa culture et ses traditions, c'est-à-dire toutes ces constructions sociales voulues et installées délibérément pouvaient favoriser le développement social et le bien être des personnes ou au contraire engendrer des inégalités, de l'exclusion, des manques, et du mal-être encore une fois physique, mental, et social. Une des forces de la promotion de la santé est de saisir les interactions complexes entre divers déterminants de la santé à différents niveaux. Elle est

[1] *Lancement d'une licence professionnelle en promotion de la santé à Dakar – Chaire UNESCO Éducations & Santé (s. d.).* Consulté le 27 juin 2025, à l'adresse https://chaireunesco-es.org/2022/05/11/lancement-dune-licence-professionnelle-en-promotion-de-la-sante-a-dakar/
[2] https://www.who.int/fr/publications/m/item/the-geneva-charter-for-well-being

l'aboutissement d'une réflexion de son temps dans le contexte d'une époque, mais ses principes, complétés par d'autres réflexions et d'autres enjeux, au cours des 40 dernières années, sont encore aujourd'hui incontestables. La promotion de la santé reste un investissement essentiel du développement économique et social.

La promotion de la santé constitue une vaste communauté d'acteurs, chercheurs professionnels, qui se positionne comme un mouvement social positif et s'engage avec des vues optimistes sur ce qui détermine la santé et le bien-être humain, écologique et planétaire. Nous luttons également pour la justice sociale et la réduction de toutes les inégalités (sociales, écologiques, culturelles, ou créées par tout autre paramètre), qui influencent négativement la santé (Clavier, de Leeuw, Frohlich, 2021).

Les dimensions fondamentales de la promotion de la santé dans les prochaines années sont susceptibles d'inclure de nouveaux efforts et développements dans la littératie en santé, la diplomatie mondiale de la santé, la création de la santé dans les contextes de la vie quotidienne (villes en santé, écoles promotrices de santé, entreprises favorables à la santé, régions, îles, etc. en santé), en mettant l'accent sur des solutions efficaces et abordables. Assurer la santé et le bien-être au 21ème siècle exige que l'on aborde la santé dans le contexte des grandes transitions mondiales : démographie, organisation, consommation d'énergie et changement climatique, systèmes alimentaires et nutrition, tendances épidémiologiques et changement technologique rapide (Krech, 2020), d'où l'importance de la dimension politique territoriale, nationale et internationale.

Il faut créer des espaces pour différentes traditions épistémologiques qui déterminent la façon dont nous voyons le monde, la façon dont nous nous organisons dans celui-ci, les questions que nous posons et les solutions que nous recherchons. À mesure que nous intégrons d'autres épistémologies, nous reconnaissons l'importance de collaborer véritablement avec ceux qui ont souvent été « les étudiés » pour prendre part à la recherche dans l'intérêt de tous en utilisant des approches de recherche participatives et communautaires. De telles approches participatives nous obligent à réfléchir à notre positionnement dans la recherche et à réfléchir aux façons dont nous pouvons mieux faire entendre la voix, les besoins et les priorités des communautés en tant qu'alliés (Barry, 2021 ; Wallerstein, Duran, 2006).

Nous aspirons à une promotion de la santé qui repousse les limites des politiques favorables à la santé, au bien-être et à l'équité. Nous voulons réfléchir à la manière dont peuvent être repensées l'intégration des services publics et l'intégration de la santé dans toutes les politiques pour remédier efficacement aux inégalités que la promotion de la santé cherche à vaincre (Barry, 2021).

La promotion de la santé continue d'être un projet que certains diront utopiste de société, indissociable des valeurs sur lesquelles elle s'appuie, mais un cap vers lequel toutes les pièces du puzzle à construire peuvent s'imbriquer, à l'échelle planétaire, nationale, territoriale et locale. Comme pour toutes les grandes entreprises c'est souvent une poignée de personnes sur le terrain, reconnues, motivées qui font la différence et opèrent des changements positifs dans la vie des personnes et des communautés dans lesquelles elles résident ou s'impliquent.

Au cours des 40 dernières années, le champ de la promotion de la santé a continué d'évoluer, en élaborant et en mettant en œuvre des politiques territoriales, nationales et internationales, au gré de changements technologiques majeurs, en fournissant des données probantes sur l'efficacité de certaines interventions et en préconisant des mesures sur les déterminants de la santé à tous les niveaux de gouvernance.

Ressources

Health Promotion in Canada –Fourth Edition – New Perspectives on Theory, Practice, Policy and Research – Edited by Irving Rootman, Ann Pederson, Katherine L. Frohlich, et Sophie Dupéré (2017)
La Promotion de la santé – Comprendre pour agir dans le monde francophone – 2e édition. Sous la direction de Éric Breton, Françoise Jabot, Jeanine Pommier et William Sherlaw - Presses de l'Ecole des Hautes Études en Santé Publique, Rennes, France. (2020)
Renforcer les capacités d'adaptation des individus et des communautés en contexte de pandémie : le rôle clé du sentiment de cohérence – décembre 2020 – Rédigé par Mélissa Généreux, Mathieu Roy, Claudia Paré, Julie Lévesque – Endossé par l'UIPES et le REFIPS.
Global Health Promotion – Décembre 2021 Vol. 28 (4) – Numéro spécial 70ème anniversaire de l'Union internationale de Promotion de la Santé et d'Education pour la Santé.
Faire reconnaître la valeur de la promotion de la santé – Réflexion et appel à l'action. REFIPS, Mai 2023.

Bibliographie

Abel, T., McQueen, D.V. (2020). Critical health literacy and the COVID-19 crisis. Health Promotion International. Oxford University Press. Downloaded from https://academic.oup.com/heapro/advance-article-abstract/doi/10.1093/heapro/daaa040/5815087)
Barry, M.M. (2021). Un regard sur l'avenir de la promotion de la santé : apprendre du passé, façonner l'avenir. Global Health Promotion 1757-9759; Vol 28(4): 123–126.
Cambon, L., Bergeron, H., Castel, P., Ridde, V., Alla, F. (2021). Quand la réponse mondiale à la pandémie de COVID 19 se fait sans la promotion de la santé, Global Health Promotion, Volume 28 Issue 2, June 2021
Frank, J., Abel, T., Campostrini, S., Cook, S., Lin, V. K., Mcqueen, D. V. (2020). The Social Determinants of Health: Time to Re-Think? International Journal of Environmental Research and Public Health
Deschamps, J-P. (2003). Une "relecture" de la Charte d'Ottawa. Santé Publique. 2003/3 (Vol.15), pp. 313-325.
Galea, S., Vaughan, R. D. (2019), Vol 109, No. 8 AJPH, Editorial.
Galea, S., Vaughan, R. D. (2019), Vol 109, No. 10 AJPH, Editorial.

Green, L.W., Richard, L., Potvin, L. (1996). Ecological foundations of health promotion. Am J Health Promot.;10(4):270-281. doi:10.4278/0890-1171-10.4.270.

Inglis, G., Archibald, D., Doi, L., Laird, Y., Malden, S., Marryat, L., McAteer, J., Pringle, J., Frank, J. (2018). Credibility of sub-group analyses by socioeconomicstatus in public health intervention evaluations: An underappreciatedproblem? Soc. Sci. Med. Popul. Health, 6, 245–251.11.

Jock, B.WI., Clavier, C., de Leeuw, E., Frohlich, K.L. (2021). Il faut démanteler le statu quo et promouvoir des politiques pour la santé, le bien-être et l'équité : un prélude à l' « IUHPE2022 ». Glob Health Promot. 1757-9759 ; Vol 28(3).

Kickbush, I., Nutbeam D. (2017). A watershed for health promotion: The Shanghai Conference2016.Health Promotion International, Volume 32, Issue 1, Pages 2-6, https://doi.org/10.1093/heapro/daw112

Kickbush, I. (2021). Visioning the future of health promotion. Global Health Promotion 1757-9759; Vol 28(4): 56–63.

McQueen, D. V. (2015). Health promotion applied to infectious diseases. Global Health Promotion, 22(2), 3.

McQueen, D.V. (2021). Statement on the 70th Anniversary of the International Union for Health Promotion and Education. Global Health Promotion 1757-9759; Vol 28(4): 115-116

Mittelmark, M. (2021). The 70th anniversary of the International Union for Health Promotion and Education: reflections on advancing our social justice mission. Global Health Promotion 1757-9759 ; Vol 28 (4): 112-114)

Nutbeam, D. (2021). From health education to digital health literacy – building on the past to shape the future. Global Health Promotion 1757-9759 ; Vol 28(4) : 51–55

Organisation mondiale de la Santé, Santé et Bien-Être Canada, Association canadienne de Santé publique (1986). Charte d'Ottawa pour la promotion de la santé.

Organisation mondiale de la Santé (2008). Combler le fossé en une génération : instaurer l'équité en santé en agissant sur les déterminants sociaux de la santé : rapport final de la Commission des Déterminants Sociaux de la Santé.

Ratima, M. (2019). Leadership for planetary health and sustainable development : health promotion community capacities for working

with Indigenous peoples in the application of Indigenous knowledge. Global Health Promotion 1757-9759 ; Vol.26 (4) :3-5.
Ratima, M., Martin, D. Castleden, H., Delormier T. (2019). Indigenous voices and knowledge systems – promoting planetary health, health equity and sustainable development now and for future generations. Global Health Promotion 1757-9759 ; Vol 26 Supp. 3 :3-5.
Shankardass, K., Hemsing, N., Greaves, L., (2017). Health in All Policies. Health Promotion in Canada – Fourth Edition – New Perspectives on Theory, Practice, Policy and Research – Edited by Irving Rootman, Ann Pederson, Katherine L. Frohlich, et Sophie Dupéré. Chapter 18, Pages 343-356.
Sørensen, K., Pelikan, J. M., Röthlin, F., Ganahl, K., Slonska, Z., Doyle, G., Falcon, M. (2015). Health literacy in Europe: comparative results of the European health literacy survey (HLS-EU). European Journal of Public Health, 25(6), 1053-1058.
Stahl, T., Wismar, M. et al. (2006). Health in All Policies: Prospects and Potentials. Finland Finnish Ministry of Social Affairs and Health; European Observatory on Health Systems and Policies.
St Pierre, L., Hamel, G., Lapointe, G., McQueen, D., Wismar M., (2009). Governance Tools and Framework for Health in All Policies.
Tu'itahi, S., Watson, H., Egan, R., Parkes, M. W., Hancock, T. (2021). Global Health Promotion 1757-9759; Vol 28(4): 73–82).
Wallerstein, N. B., Duran, B. (2006). Using community-based participatory research to address health disparities. Health PromotPract; 7: 312–323.
World Health Organization, (2015). Health in 2015: from MDGs, millennium development goals to SDGs, sustainable development goals. Geneva: World Health Organization.

Références sur le web

Chaire UNESCO et Centre collaborateur OMS Éducations & Santé - https://chaireunesco-es.org/2021/12/17/developpement-des-capacites-des-acteurs-une-licence-professionnelle-en-education-et-promotion-de-la-sante-epros-prochainement-ouverte-a-dakar/
Haski P. - Chine/Etats-Unis, la bataille de l'OMS - https:/www.youtube.com/watch?v=JQ8NU_CGESk
Krech, R. (2020). No health without planetary health. Project launch webinar. International Union for Health Promotion and Education.

https://www.iuhpe.org/index.php/en/sustainable-development/people-planet-health

Ministère de l'Education nationale et de la Jeunesse (2019) - Vademecum - L'École promotrice de santé. https://eduscol.education.fr/cid58510/la-mise-en-oeuvre-de-la-demarche-ecole-promotrice-de-sante.html).

People-Planet-Health (2021). Available from: www.people-planet-health. com

PromoSanté Ile-de-France – COPRODUIRE ET PARTAGER pour développer la promotion de la santé (2019). LITTERATIE EN SANTE – De l'accès à l'utilisation de l'information santé. https://www.promosante-idf.fr/dossier/litteratie

UNICEF DATA. Impact of COVID-19 on multidimensional child poverty [Internet]. 2020 [2021]. https://data.unicef.org/resources/impact-of-covid-19-on-multidimensional-child-poverty/

https://cdn.who.int/media/docs/default-source/health-promotion/geneva-charter---unedited---15.12.2021.pdf?sfvrsn=f55dec7_5&download=trueinclure

PARTIE 2

LA PROMOTION DE LA SANTÉ, ESPACE D'ÉCHANGES DE SAVOIRS

La promotion de la santé est un champ d'action et de recherche qui, depuis sa formalisation dans la Charte d'Ottawa en 1986, s'est constamment réinventé pour répondre aux défis sanitaires et sociaux émergents. Au cœur de cette évolution se trouve la reconnaissance croissante de l'importance des savoirs multiples et de leurs interactions dans la construction d'interventions efficaces et équitables. Cette deuxième partie de l'ouvrage "La promotion de la santé aujourd'hui : pratiques sociales et partages de savoirs" explore en profondeur comment la promotion de la santé peut et doit devenir un véritable espace d'échanges de savoirs.

En se référant au cadre éthique et épistémologique présenté au début de cet ouvrage, cette partie met en lumière deux dimensions fondamentales de la promotion de la santé contemporaine : l'écologie des pratiques et l'écologie des savoirs. L'écologie des pratiques souligne l'importance de considérer la diversité des approches et des interventions en promotion de la santé, non pas comme des éléments isolés, mais comme faisant partie d'un écosystème complexe où chaque pratique influence et est influencée par les autres. L'écologie des savoirs, quant à elle, reconnaît la pluralité des formes de connaissances – scientifiques, expérientielles, traditionnelles – et leur importance égale dans la compréhension et l'amélioration de la santé des populations.

Cette partie de l'ouvrage illustre comment ces concepts se manifestent concrètement dans divers contextes de promotion de la santé. Elle met en évidence la nécessité de dépasser les approches cloisonnées et hiérarchisées du savoir pour embrasser une vision plus inclusive et collaborative de la production et du partage des connaissances en santé.

Les chapitres de cette partie explorent différentes facettes de cet échange de savoirs en promotion de la santé :

Le chapitre « Le rôle des savoirs des matrones dans la promotion de la santé, l'éducation à la santé et la prévention en Haïti » par Obrillant Damus, offre un exemple concret de l'importance des savoirs traditionnels dans la promotion de la santé. En explorant le rôle des matrones haïtiennes, ce chapitre montre comment les connaissances ancestrales peuvent compléter et enrichir les approches biomédicales modernes, illustrant ainsi l'écologie des pratiques en action. Il souligne également l'importance de reconnaître et d'intégrer ces savoirs dans les politiques et programmes de santé pour une promotion de la santé plus efficace et culturellement adaptée.

Le chapitre « La nécessaire prise en compte du point de vue des enfants et des adolescents dans les recherches en promotion de la santé et en éducation pour la santé » par Stephanie Alexander et Aurélie Maurice, aborde l'importance d'inclure les perspectives des jeunes dans la recherche et les interventions en promotion de la santé. Ce chapitre illustre comment l'écologie des savoirs peut s'étendre au-delà des connaissances des adultes pour inclure les expériences et les points de vue uniques des enfants et des adolescents, enrichissant ainsi notre compréhension des déterminants de la santé à différents stades de la vie.

Ensemble, ces chapitres démontrent que la promotion de la santé, pour être véritablement efficace et équitable, doit devenir un espace d'échange et de co-construction de savoirs. Ils soulignent l'importance de reconnaître la valeur des différentes formes de connaissances, qu'elles soient issues de la recherche scientifique, de l'expérience vécue, ou des traditions culturelles. Cette approche inclusive et collaborative est essentielle pour relever les défis complexes de santé publique auxquels nous sommes confrontés aujourd'hui.

En adoptant une perspective d'écologie des pratiques et des savoirs, cette partie de l'ouvrage invite les lecteurs à repenser les fondements épistémologiques de la promotion de la santé. Elle encourage une réflexion critique sur les relations de pouvoir qui sous-tendent la production et la validation des connaissances en santé, et plaide pour une démocratisation de ce processus. Cette approche est particulièrement pertinente dans un contexte global où les inégalités de santé persistent et où les défis sanitaires deviennent de plus en plus complexes et interconnectés.

Les chapitres de cette partie offrent également des pistes concrètes pour mettre en œuvre cette vision plus inclusive de la promotion de la santé. Ils montrent comment l'intégration de savoirs divers peut conduire à des interventions plus efficaces, plus acceptables pour les communautés concernées, et plus durables. Que ce soit à travers la reconnaissance des savoirs des matrones en Haïti ou l'inclusion des perspectives des enfants et des adolescents dans la recherche, ces chapitres illustrent les multiples façons dont la promotion de la santé peut devenir un véritable espace d'échanges de savoirs.

Cette partie de l'ouvrage propose une vision renouvelée de la promotion de la santé comme un champ dynamique et inclusif, où différentes formes de connaissances et de pratiques se rencontrent, s'enrichissent mutuellement et contribuent ensemble à l'amélioration de la santé des populations. Elle invite les chercheurs, les praticiens et les décideurs en promotion de la santé à embrasser cette diversité de savoirs et à travailler activement à la création d'espaces d'échange et de collaboration, pour une promotion de la santé plus juste, plus efficace et plus adaptée aux réalités complexes de notre monde contemporain.

Introduction au chapitre : Le rôle des savoirs des matrones dans la promotion de la santé, l'éducation à la santé et la prévention en Haïti, rédigé par Obrillant Damus

À partir de l'analyse des pratiques des matrones haïtiennes, le chapitre d'Obrillant Damus offre un éclairage précieux et concret sur les enjeux et sur la manière dont l'écologie des savoirs et des pratiques peut être mise en œuvre.

Le chapitre met en lumière les pratiques sociales des matrones en Haïti, illustrant comment ces actrices de la santé communautaire mobilisent des savoirs locaux, expérientiels et traditionnels pour promouvoir la santé maternelle et infantile. L'auteur démontre que ces pratiques, ancrées dans un contexte culturel spécifique, répondent à des besoins concrets des communautés rurales sous-médicalisées. En explorant les dimensions multiples des connaissances des matrones – allant de l'obstétrique traditionnelle à la gestion durable de l'environnement –, Damus met en évidence l'importance de ces savoirs dans la création de conditions favorables à la santé.

Ce chapitre contribue de manière significative au partage des savoirs en proposant une réflexion critique sur l'articulation entre les connaissances locales et les approches biomédicales dominantes. L'auteur plaide pour une reconnaissance et une intégration des savoirs des matrones dans les curricula scolaires et les programmes socio-sanitaires, soulignant ainsi la nécessité d'une approche plurielle et inclusive en matière de promotion de la santé. Cette perspective s'aligne parfaitement avec l'objectif global de l'ouvrage de repenser le cadre épistémologique de la promotion de la santé.

En abordant les concepts d'exo-épistémicide, d'endo-épistémicide et d'auto-épistémicide, Damus mobilise un cadre analytique novateur pour comprendre les défis liés à la préservation et à la valorisation des savoirs locaux. Cette approche permet de saisir les dynamiques complexes à l'œuvre dans la rencontre entre différents systèmes de connaissances et de pratiques en santé.

Le chapitre illustre également comment les savoirs des matrones contribuent à une approche holistique de la santé, intégrant des dimensions souvent négligées par la médecine moderne, telles que les aspects psychologiques, sociaux et environnementaux de la grossesse et de l'accouchement. Cette perspective enrichit notre compréhension des pratiques de promotion de la santé en mettant en avant l'importance du contexte culturel et des savoirs expérientiels.

Enfin, en proposant des pistes concrètes pour l'intégration des matrones dans les programmes de promotion de la santé, d'éducation à la santé et de prévention, ce chapitre offre des perspectives pratiques pour une approche plus inclusive et culturellement adaptée de la santé publique. Il contribue ainsi à la réflexion sur les moyens de réduire les inégalités en santé et de promouvoir une justice cognitive dans le domaine de la santé maternelle et infantile.

Didier Jourdan, Carole Faucher et Valérie Ivassenko

Le rôle des savoirs des matrones dans la promotion de la santé, l'éducation à la santé et la prévention en Haïti

***Obrillant Damus*[1]**
1) Professeur à l'Université d'État d'Haïti, Professeur associé à l'Université de Sherbrooke (Québec, Canada).

« Les usages des autres qui nous paraissent incompréhensibles et sauvages procèdent en fait des mêmes logiques associatives, des mêmes systèmes de raisonnement et des mêmes systèmes d'observation sinon d'expérimentation que ceux que nous connaissons chez nous » (Françoise Héritier-Augé, 1993).

Mots-clés : savoirs locaux, matrones, promotion de la santé maternelle et infantile, écologie des pratiques, écologie des savoirs.

Introduction

En Haïti, la paupérisation des classes sociales, la procrastination anthropolytique[1], l'ubiquité des pratiques de corruption, les conséquences du changement climatique, les épidémies de violence, l'analphabétisme, la faiblesse des ressources institutionnelles, de l'État-providence et des politiques du care de l'État sont les principaux facteurs qui limitent sérieusement les stratégies de gestion de la santé aux niveaux ontosystémique (individuel), microsystémique (familial), mésosystémique (communautaire) et macrosystémique (national). Il n'en reste pas moins que dans les communautés rurales, urbaines et périurbaines, les personnes ont développé des savoirs locaux, ainsi que des modes d'action et de pensée pour faire face à leur vulnérabilité ontologique (Damus, 2016) et à leur pauvreté socio-économique. L'intégration des savoirs des locaux comme ceux des matrones dans les

[1] La notion anthropolytique (anthropos, être humain ; lytique, destruction) a été forgée (par nous) en juillet 2018. Elle renvoie à l'inaction des responsables politiques dont les conséquences multiples sont destructrices dans toute l'acception du terme. Le manque de confiance envers les autorités sanitaires haïtiennes constitue l'un des obstacles à la promotion de la santé et à la prévention. Nous nous rappelons avoir vu un homme refuser de prendre des comprimés antifilaires des mains d'un agent de santé communautaire sous prétexte que le but inavoué de l'État est de tuer les gens qui en consomment.

programmes de promotion de la santé, d'éducation à la santé et de prévention contribuera à leur efficacité intrinsèque (complexité des contenus) et instrumentale (atteinte des résultats attendus). Elle contribuera à la réduction des écarts entre les savoirs du centre et les savoirs de la périphérie (Santos, 2011), ainsi qu'à des innovations en santé. Les savoirs locaux, qui renvoient à une galaxie de pratiques sociales, politiques, économiques, professionnelles et culturelles, peuvent disparaître dans le tourbillon de la modernité s'ils ne sont pas mis à profit dans le cadre d'un processus de construction épistémologique plurielle devant sous-tendre la promotion de la santé co-émancipatrice dans le monde et particulièrement en Haïti (promotion de la santé en créole et en français).

L'aliénation culturelle et sociale induite par les processus éducatifs occidentalocentrés constitue un obstacle à la valorisation individuelle et collective de la langue maternelle des populations rurales et urbaines. Dans l'imaginaire de beaucoup d'Haïtiens ayant fait de hautes études par exemple, le créole n'est pas considéré comme une langue de la science. La reconnaissance de la diversité de savoirs (épistémologie plurielle) doit aller de pair avec celle de la diversité linguistique (justice cognitivo-linguistique). Cette double reconnaissance est au service de la paix intrasociétale et intersociétale. Puisqu'il est difficile de traduire en français toute la complexité des traditions, des cosmovisions, des croyances et des savoirs expérientiels aux dimensions multiples véhiculés par la langue ancestrale, il est nécessaire d'utiliser également celle-ci en promotion de la santé et en éducation à la santé afin de réduire le processus *scientophagique* (la tendance des sciences dominantes à détruire les savoirs dits profanes). L'exclusion des savoirs locaux de la chaîne des connaissances dites scientifiques reliées à la santé explique, dans une large mesure, l'échec des interventions occidentalocentrées à grande vitesse dans les domaines de la prévention, de la promotion de la santé et de l'éducation à la santé. Puisqu'elles ne sont pas gorgées de savoirs scientifiques, les matrones ne sont pas traitées comme des professionnelles de santé, mais comme des subalternes. Or, la promotion de la santé des femmes et des enfants (par exemple, la promotion de l'allaitement maternel pendant la grossesse et après l'accouchement) à laquelle elles participent dans les communautés rurales se fonde pratiquement sur des connaissances de toutes sortes, dont les savoirs ouverts, lesquels constituent la preuve des limites internes du paradigme technomédical qui sous-tend les pratiques officielles de promotion de la santé. L'incomplétude cognitive et la dimension culturelle, historique et sociale du savoir, dimension qui permet aux populations locales de déguster la saveur de celui-ci (le mot savoir vient du latin *sapere,* qui signifie avoir de la saveur), sont à l'origine du fécond principe de complémentarité entre les savoirs du Sud et les savoirs du Nord dans les domaines cités plus haut.

En Haïti, les matrones[1] jouent un rôle important dans l'entretien de la santé materno-infantile. Elles ont développé des savoirs non seulement sur la condition enfantine et féminine (grossesse, accouchement, allaitement...), mais encore sur l'utilisation et la gestion durable de l'environnement (nature). L'intégration de leurs savoirs dans les curricula scolaires et les programmes socio-sanitaires (par exemple, les programmes de promotion de la santé maternelle et infantile) constitue l'un des grands défis du système éducatif et du système sanitaire d'Haïti. Au nom du double principe d'équité inter et intra-générationnelle, il est urgent de transmettre et de sauvegarder leurs savoirs et ceux des autres titulaires de connaissances locales. Au nom de la justice cognitive, il est nécessaire de « renforcer la légitimité des Anciens en tant que détenteurs de savoirs » (UNESCO, 2017). En éducation à la santé, promotion de la santé et prévention, les approches épistémologiques hégémoniques à prétention universelle épongent ou phagocytent les spécificités locales qui éclairent et expliquent l'agir humain. De même qu'on parle de pluralisme médical pour rendre justice à la diversité des systèmes de soins disponibles en Haïti, de même l'articulation entre les épistémologies du Sud (Santos, 2016) et celles du Nord pourrait se subsumer sous la notion de pluralisme épistémologique interne et externe. Elle doit être bâtie sur deux principes : le principe d'équivalence cognitive (en théorie, tous les savoirs sont égaux ; il n'y a pas de relation hiérarchique entre les savoirs. Il ne devrait pas y avoir de relation de subordination entre l'épistémologie du Nord et les épistémologies du Sud. Ce principe suppose nécessairement qu'on doit satisfaire le besoin de

[1] Dans cette contribution, les mots « matrones » et « sages-femmes traditionnelles » sont synonymes. Les matrones d'Haïti possèdent un savoir ancestral sur la grossesse et l'accouchement, lequel leur permet d'aider les femmes des communautés rurales où l'on trouve rarement des centres de santé matériellement démunis. Certaines d'entre elles ont suivi une « formation » en vue d'enrichir leurs savoirs.

reconnaissance professionnelle formulé par de nombreux titulaires de savoirs locaux) et le principe de justice cognitive, tel qu'il a été élaboré par Santos. La reconnaissance d'une épistémologie plurielle n'a pas pour objectif de faire voler en éclats les positions épistémologiques surplombantes. Elle vise tout simplement à les transformer dans une perspective de métissage au niveau local ou national (par exemple, la co-construction de savoirs permettra de mieux rendre compte de la complexité de la santé des femmes et des enfants). La réussite des programmes nationaux d'éducation à la santé et de promotion de la santé dépend du développement d'une culture transparadigmatologique : la vraie tolérance épistémologique consiste à articuler (reliance cognitive) les endoparadigmes (par exemple, le paradigme interne à l'accouchement à domicile) et les exoparadigmes (le modèle technocratique de l'accouchement extra-domestique ou hospitalier est un exoparadigme) pour le bonheur des populations locales. Quelle place accorder aux savoirs des matrones dans les pratiques de promotion de la santé, d'éducation à la santé et de prévention ? Quels sont les enjeux de l'utilisation de ces savoirs dans ces différents champs ? Quelle est la dimension de ces savoirs ? Pour répondre à ces questions, nous allons exploiter une infime partie de la constellation cognitive endogène en nous référant principalement aux pratiques soignantes et agricoles des matrones.

Positionnement épistémologique, cadre théorique et apport particulier de notre étude

La réflexion sur le rôle des savoirs des matrones dans la promotion de la santé, l'éducation à la santé et la prévention en Haïti s'enracine dans une démarche épistémologique plurielle laquelle doit être concrétisée par une alliance durable, co-émancipatrice, respectueuse et solidaire entre l'épistémologie du Nord et des épistémologies du Sud, dont les « deux piliers sont « l'écologie des savoirs » et la « traduction interculturelle » (Santos, 2016). Les divers travaux développés dans l'ouvrage-programme « Épistémologies du Sud » de Santos constituent, de notre point de vue, un nouveau cadre épistémologique pour les sciences humaines et sociales. Le concept central d'épistémicide a accroché toute notre attention. Cependant, notre connaissance plus ou moins intime de la réalité du terrain ethnographique haïtien nous incite à remplacer cette notion aux contours flous par trois concepts qui permettent de prendre en compte le rôle et le silence des acteurs du Sud et du Nord dans le processus de destruction des savoirs des matrones et des autres titulaires de connaissances traditionnelles. Il s'agit, dans le contexte de notre étude, des concepts suivants : l'exo-épistémicide, l'endo-épistémicide et l'auto-épistémicide.

La notion d'exo-épistémicide renvoie ici au processus de destruction des savoirs locaux par les interventions occidentalocentrées dans le domaine de la promotion de la santé maternelle et infantile. Les acteurs qui participent à la destruction de ces savoirs sont des non-Haïtiens et des Haïtiens titulaires de savoirs du Nord. L'invasion culturelle, qui caractérise les actions de formation dispensées à certaines matrones, devrait être remplacée par l'enseignement mutuel, c'est-à-dire par la co-construction cognitive respectueuse de la langue, des cosmovisions, de la culture et des logiques d'action des acteurs d'origine sociale et culturelle multiple. L'utilisation du franci-créole[1] lors d'un séminaire sur l'accouchement à destination des matrones renforce la ligne abyssale qui existe entre ces deux acteurs.

Après avoir suivi une formation basée sur des savoirs et pratiques occidentalocentrés, les matrones peuvent rejeter un certain nombre de connaissances et de compétences relatives à la santé maternelle et infantile, qui étaient jusque-là efficaces, même si elles ne correspondaient pas au canon épistémologique de la Science occidentale. Il s'agit, dans ce cas, d'un endo-épistémicide qui s'explique par la force aliénatrice de l'épistémè eurocentré ou américano-centré en éducation à l'allaitement (pédagogie des dominants). Quelques-unes des matrones ont renoncé à l'administration du lòk au bébé après avoir suivi une formation issue de savoirs occidentalocentrés sur l'accouchement. L'affaiblissement de leur sentiment d'efficacité personnelle et professionnelle (Bandura, 1986) est dû à leur rencontre avec des détenteurs de savoirs biomédicaux qui ne les traitent pas comme des acteurs clés du domaine de la promotion de la santé materno-infantile. Dans une perspective d'émancipation des femmes rurales, les matrones doivent participer dans tous les dispositifs de recherche sur la promotion de la santé.

---

[1]Galimatias linguistique fabriqué par les titulaires de savoirs du Nord vivant en Haïti, comme les médecins et les infirmières

Le métier de matrone est également menacé par l'affaiblissement constant du processus de sa transmission intergénérationnelle, lequel affaiblissement est provoqué par les mouvements de population. Des savoirs ethno-obstétricaux disparaissent faute d'être valorisés et utilisés par les enfants de matrones. On peut dès lors subsumer ce processus de destruction de savoirs sous le terme d'auto-épistémicide.

Les séminaires de formation auxquels ont participé une bonne partie des matrones que nous avons rencontrées n'ont pas seulement induit un processus de destruction des savoirs ethno-obstétricaux, mais ils ont également contribué à la modification positive d'un certain nombre de savoirs ainsi qu'à l'acquisition de nouveaux comportements chez beaucoup de ces matrones. En d'autres termes, la collaboration entre celles-ci et certains acteurs de la médecine dominante a enclenché des processus épistémicides et *gnoséopoïétique*s (genèse des savoirs ouverts) montrant à la fois la fragilité et l'adaptation dynamique du métier de matrone. Plus loin, nous parlerons avec force détails de ces savoirs ouverts qui résultent des interactions éducatives formelles et informelles entre les matrones et les professionnels de santé modernes.

Épistémologie du savoir, du savoir-faire et du savoir-être des matrones

Les savoirs des matrones sont des savoirs pratiques, expérientiels dont les données sensorielles sont essentiellement à l'origine. Ces savoirs empiriques sont des savoirs routiniers, des savoirs non formalisés, c'est-à-dire non consignés dans un manuel. Connaître, c'est toucher pour les matrones. Par exemple, quand c'est nécessaire, celles-ci changent, lors de l'accouchement, le fœtus de position dans le ventre maternel en le mettant en position de sortie (version par manœuvre interne). Elles palpent et lavent avec du savon le ventre de la parturiente pour relâcher les muscles abdominaux. Sans l'organe du toucher, la version par manœuvre interne et la version par manœuvre externe seraient impossibles. Le nombre d'occurrences du verbe toucher dans la production des données verbales recueillies sur la naissance auprès d'une matrone est très élevé. Le toucher est un moyen de la connaissance. Il permet à une structure psycho-physiologique d'entrer en contact avec une autre (la mère du fœtus qui naît) ou avec le fœtus qui naît (un corps vivant). On peut qualifier de compétence haptonomique l'ensemble des savoir-faire rituels et des ethnométhodes développés, grâce au toucher, par les matrones pour pouvoir accoucher les femmes de leur communauté. La technique d'haptonomie (de deux mots grecs : *haptein*, saisir ; *nomos*, loi, règle, norme) se fonde sur le contact, le toucher et la parole.

Les sages-femmes traditionnelles possèdent des éléments de savoir qui ne sont pas dissociables de l'action (savoirs d'action) ou de leur contexte d'application. Les savoirs incorporés sont difficilement verbalisables. Ce sont des savoirs gestuels, posturaux. Il est très difficile de lexicaliser les tours de main des matrones. Les savoirs rituels incorporés (savoirs sentis, vécus) sont des savoirs procéduraux ou inconscients. Ils s'opposent aux savoirs déclaratifs (savoirs explicites).

Les sages-femmes traditionnelles reconnaissent l'importance des autres modalités culturelles, à savoir la biomédecine, la magie, la religion, etc. Leurs savoirs sont des savoirs ouverts, c'est-à-dire des savoirs qui en intègrent d'autres en s'inscrivant dans un processus de transformation. La plupart des matrones font preuve d'une posture épistémologique ouverte en suivant, pour enrichir leur capital cognitif, des séminaires de formation réalisés par des acteurs formés à la médecine occidentale. Plusieurs d'entre elles déclarent être fières d'avoir reçu une formation certifiante. Pour ce faire, elles n'hésitent pas à brandir leur certificat. Les séminaires de formation qu'ont suivis certaines matrones de Jean-Rabel (une commune rurale où nous avons effectué des enquêtes en 2012 et en 2016 auprès des matrones[1]) ont contribué à la légitimation de leurs savoirs rituels. Les savoirs ouverts sont des savoirs non orthodoxes ou hétérodoxes. En suivant des séminaires de formation, les matrones prouvent qu'elles reconnaissent l'existence d'autres formes de connaissances sur la grossesse et l'accouchement. Ā cet égard, on peut postuler que leur pratique professionnelle se caractérise, contrairement à celle des accoucheuses modernes, par une posture transparadigmatologique. En effet, certaines matrones ne s'empêchent pas de recourir à la magie, à la religion, à la métaphysique, etc., pour réaliser certains accouchements. Leurs savoirs non dogmatiques doivent être mis en relation avec leur relativisme épistémique inconscient. Leur ouverture épistémique explique, à mon

[1] En 2016, des données ont été recueillies auprès des matrones de *NanMango* et *Lanbenkèt*, deux communautés rurales qui se rattachent administrativement à la ville de Jérémie.

avis, le fait qu'elles acceptent de collaborer avec les autres praticiens locaux (médecins, infirmières, médecins traditionnels). Lorsque la matrone pense que l'accouchement est bloqué par un agent malfaisant (représentation exocausale du blocage), elle demande à un médecin traditionnel (houngan[1], mambo[2]) ou à Dieu de lui venir en aide. Elle peut aussi exploiter son répertoire hagiographique (elle invoque des saints et des saintes qui guérissent). Quand la cause du blocage est naturelle, elle demande aux proches de la parturiente d'emmener celle-ci à l'hôpital. Donc, en matière d'accouchement traditionnel, la vérité n'est pas une, mais plurielle. Les savoirs qui définissent leur pratique sont parcellaires ou incomplets, malgré leur complexité. Leur volonté de savoir témoigne d'une certaine prise de conscience des limites de leurs propres savoirs.

Cependant, les savoirs des sages-femmes traditionnelles sont aussi fermés. Tout savoir se caractérise par un certain degré de fermeture. Il y a un rapport étroit entre savoir et identité. Les matrones qui ont suivi des « cours de formation des matrones » ne s'identifient pas aux médecins ni aux infirmières, mais à la matrone qui leur a transmis le métier de son vivant ou « après sa mort ». Leur groupe d'appartenance est composé de matrones vivantes et de matrones mortes. Les professionnels de santé formés à la médecine biomédicale constituent, à mon avis, leur groupe de référence. La fermeture épistémologique des matrones (résilience cognitive) s'explique par l'importance qu'elles accordent aux dimensions magique, mystique, religieuse de leurs savoirs. Elles possèdent trois types de savoirs fermés : des savoirs fermés verbalisables (les actions rituelles multiséculaires comme les bains de feuilles, l'attribution d'un « *lòk*[3] » au bébé qui vient de naître, etc.), des savoirs fermés non formulés ou inénarrables, c'est-à-dire caractérisés par des catégories latentes, et des savoirs ésotériques (versus savoirs exotériques). Ces trois types de savoirs fermés constituent le noyau dur de leur « ethnoscience » (ethno-obstétrique).

---

[1] Un houngan est un prêtre du vodou qui, pour guérir des malades, doit être possédé par un esprit, communément appelé « *loa* » (*lwa*). Il utilise des plantes médicinales et des produits ethnopharmaceutiques.

[2] Une mambo est une guérisseuse qui, comme un houngan, doit être possédée par un loa-guérisseur pour traiter des malades. Elle exploite les vertus thérapeutiques des plantes et utilise aussi des produits ethnopharmaceutiques.

[3] Le *lòk* est un remède traditionnel qui permet de désengorger l'intestin d'un bébé humain après sa naissance.

Les matrones ont des savoirs métaphysiques ou métempiriques, des savoirs hagiographiques. Les matrones-mambos utilisent des *loas* guérisseurs pour aider la parturiente lorsque la cause du blocage de son accouchement est exogène. Certaines matrones utilisent des oraisons, des chants religieux pour faciliter l'accouchement d'une femme. Elles pratiquent une sorte de médecine narrative comme les chamans. Elles invoquent des saints et des saintes en faveur de la parturiente et du fœtus. Sur 30 matrones interviewées en 2012 à Jean-Rabel, seulement 5 ont dit avoir suivi une formation diplômante. Celles que j'ai rencontrées en 2007 à Arnoux (Petit-Goâve) n'ont pas reçu de formation « formalisée ». Donc, d'une manière générale, les matrones ne reçoivent pas de formation au sens moderne du terme. Leurs savoirs sont des savoirs non institutionnalisés. A ce jour en Haïti, il n'existe pas encore d'école de sages-femmes traditionnelles. D'ailleurs, la majorité de ces femmes sont illettrées. Il est évident que l'analphabétisme n'est pas un obstacle à l'acquisition de certaines formes de connaissance. Les sages-femmes sont des illettrées-savantes.

Les sages-femmes traditionnelles ne réfléchissent pas sur leurs savoirs. Elles savent qu'elles peuvent accoucher. Mais elles ne peuvent pas typologiser leurs savoirs ethno-obstétricaux. L'émergence de la conscience aiguë du savoir est concomitante de son institutionnalisation. L'analphabétisme de la majorité des matrones les empêche de partager leurs savoirs au-delà des frontières communautaires et nationales. Leurs savoirs sont au service de leur communauté sociolinguistique et épistémique (groupe d'individus qui ont en commun un instrument de communication communément appelé langue, un ensemble de savoirs, de valeurs et de croyances, de visions et conceptions du monde).

La plupart des éléments du Savoir des matrones ont une dimension scientifique parce qu'ils sont fondés sur l'observation empirique (certaines matrones savent identifier les symptômes d'une éclampsie qui se déclenche pendant l'accouchement. Sachant que le traitement de cette maladie ne relève pas de leur compétence [elles connaissent les limites de leurs gestes salvateurs], elles font emmener les parturientes qui en sont victimes à l'hôpital) et l'« expérimentation ». Même si elles prétendent avoir reçu d'un esprit, lors d'une expérience onirique, leur métier, celui-ci est le résultat des observations de pratique d'accouchement à domicile ou d'un apprentissage informel. Le rêve sacralise les savoirs des matrones et légitime leur métier. Bien qu'ils ne soient pas des savoirs exposés (savoirs construits selon des normes explicites, reconnus, validés par des pairs, publiés, critiqués...), les savoirs des matrones ont une dimension scientifique. Quoique leur pratique soit très peu technicisée, les matrones recourent à des outils ou des objets rituels (savoirs techniques) pour accoucher les femmes de leur communauté (dimension matérielle du matrimoine[1]). Le manque cruel de savoirs techniques[2] est compensé par l'accompagnement haptonomique, lequel permet aux matrones de lutter inconsciemment contre la dématernisation[3] de la grossesse, la déshumanisation (médicalisation excessive) de l'accouchement d'une part et de stimuler les ressources psychologiques (confiance en soi, estime de soi...) des femmes enceintes tout en exploitant leur capital affectif, d'autre part. La pratique ethno-obstétricale des matrones contribue à la préservation de la diversité phytothérapeutique, des possibilités des milieux naturels et respecte l'unité du corps et de l'esprit d'une femme enceinte. Ainsi s'oppose-t-elle aux pratiques obstétricales cartésiennes qui brisent cette unité en réduisant la femme enceinte à un corps-machine subissant des violences obstétricales (césarienne, épisiotomie). Ici, l'accouchement est perçu comme une perturbation temporaire de l'équilibre biopsychologique de la parturiente : même si l'accouchement est un événement naturel, il provoque des tensions et des angoisses. Les savoirs rituels des matrones tendent ainsi tous vers la maîtrise et la facilitation de l'accouchement (savoirs finalistes ou téléologiques). Les savoirs rituels des matrones tiennent compte de l'unidiversité (ce mot-valise résulte de la coalescence des termes unicité et diversité) des parturientes. *Acontrario* de l'accouchement en maternité moderne qui

---

[1]Nous entendons par matrimoine l'ensemble des biens hérités de nos mères. Il n'a rien à voir avec le mot latin matrĭmōnĭum, qui signifie mariage. Le matrimoine culturel immatériel est l'ensemble des biens culturels immatériels qui se transmettent de femmes à femmes ou de mères en filles. Le matrimoine familial et communautaire renvoie à l'ensemble des biens communs aux membres d'une famille et d'une communauté, biens transmis, comme l'indique le néologisme sémantique matrimoine (*mater*, mère), par les mères de famille aux filles.

[2] Les matrones ne sont pas outillées pour réaliser des césariennes en urgence. Elles ignorent les échographies. Elles recourent à des versions par manœuvres internes et externes pour normaliser les accouchements difficiles. Elles utilisent une paire de ciseaux ou une lame de rasoir pour couper le cordon ombilical. Certaines matrones utilisent un manche de cuillère chauffé au rouge pour purifier le reste du cordon d'un bébé.

[3] La grossesse est dématernisée lorsqu'une femme enceinte (primigeste, multigeste) est chosifiée alors qu'elle a besoin d'être comprise comme une mère nécessitant des soins et une attention spécifiques.

sépare le corps de la femme de son esprit, l'obstétrique traditionnelle les unifie. L'environnement et le corps de l'enfant trouvent chacun sa place dans cette unité. À la différence de l'obstétrique moderne qui fragmente l'unité du corps de la femme, l'obstétrique traditionnelle la maintient. On se rappelle que les matrones et les femmes qu'elles accouchent forment ce que nous appelons une communauté sociolinguistique et épistémique. Elles possèdent des savoirs organiques. Leur métier requiert beaucoup de qualités qui sont socialement attribuées au genre féminin dans la culture haïtienne : la pitié, la sensibilité, la compassion, l'éthique du *care*, le contact, etc. Les savoirs sur la grossesse et l'accouchement traditionnel sont donc des savoirs féminins.

Ces types de savoirs doivent être exploités dans une perspective de suppression de la division cognitive entre les « sachants » (acteurs biomédicaux) et les « ignorantes » (matrones) en matière de promotion de la santé des femmes et des enfants.

SAVOIRS ET SAVOIR-FAIRE SUR LA GROSSESSE ET LA NAISSANCE DÉVELOPPÉS PAR LES MATRONES D'HAÏTI
Savoirs phytothérapeutiques (savoirs naturalistes), savoirs pratiques, savoirs fermés, savoirs ouverts, savoirs spirituels (prières, incantations, chants religieux), savoirs non institutionnalisés, savoirs *insus* ou ignorés, savoirs incorporés (savoirs sentis, savoirs vécus), savoirs gestuels ou posturaux, savoirs féminins, savoirs techniques (savoir-faire techniques), savoirs finalistes, savoirs organiques, savoirs dynamiques, savoirs magiques, savoirs relationnels, savoirs bricolés, savoirs ésotériques, etc.

Tableau 1 : Synthèse non exhaustive de connaissances développées par les matrones

L'(auto)-implication des matrones dans la promotion de la santé maternelle et infantile

Les matrones mettent leur savoir, leur savoir-faire et leur savoir-être au service de la promotion de la santé, de l'éducation à la santé et de la prévention des maladies[1] dans leurs communautés. Les femmes et les enfants sont les premiers bénéficiaires de leurs savoirs transmis et de leurs savoirs acquis [2] (double pluralisme épistémologique). Les matrones haïtiennes n'ont jamais attendu l'appel des responsables du Ministère de la Santé Publique et de la Population (MSPP) pour faire la promotion de la santé maternelle et infantile en demandant, par exemple, aux accouchées d'allaiter leur bébé dès la période de marge[3]. Les propos de la matrone Julie Pierre sont illustratifs à cet égard : « L'enfant trouve tout ce qu'il lui faut (comme aliment) dans le lait maternel. Il n'a pas d'autre nourriture que ce dernier. Je suggère à la mère de ne pas acheter de lait pour nourrir le bébé. Elle doit utiliser son argent pour se soigner. Pourquoi ? Le lait maternel contient tout ce dont a besoin l'enfant : vitamines, protéines, eau, sel, etc. C'est la raison pour laquelle, l'enfant doit être mis au sein à la naissance. Après avoir tété la mère, l'enfant pousse ses premiers excréments. Le méconium fait mal à celui-ci. Le lait de la mère s'est substitué au *lòk.* » La matrone Mathilde renchérit en évoquant également la propriété purgative du premier lait : « Le nouveau-né suce le sein de sa mère. Dès que l'enfant

---

[1]Il existe deux types de maladies en Haïti : les maladies naturelles et les maladies surnaturelles. Les premières sont dites « *maladibondye* » (maladies infligées par le bon Dieu). Mais il faut dire que toutes les pathologies qui entrent dans la catégorie *malades Bon Dieu* ne sont pas interprétées comme une punition divine. Les maladies naturelles sont prises en charge par la biomédecine locale ou la médecine créole). Les maladies surnaturelles sont celles qui sont provoquées par des personnes malveillantes ou des mauvais esprits, des *loas* familiaux, etc. Elles sont soignées par les *houngans*, les mambos, les *bocors*, les pasteurs de l'Église de Pentecôte ou de l'Église de l'Armée du Salut.

[2]Les savoirs des matrones peuvent être divisés en savoirs acquis et en savoirs transmis (double pluralisme épistémologique). Le processus d'acquisition du savoir exige une relation dialectique entre le sujet connaissant (le sujet de la connaissance) et l'objet à connaître (ici, les rites qui se déroulent autour de la naissance. Cela renvoie aussi aux savoirs du Nord reliés à la grossesse et à l'accouchement, savoirs acquis par une minorité de matrones lors d'un séminaire de formation). Dans ce cas, le sujet doit être actif. Il est passif quand les savoirs lui sont transmis par un esprit. Il est l'objet d'une élection de la part d'un esprit, élection dont il n'a peut-être jamais rêvé, qu'il n'a peut-être jamais souhaitée. Donc, il n'est pas obligé de mettre en application les connaissances qui lui ont été transmises de façon mécanique. Toutes les matrones que j'ai rencontrées ont mis en avant une expérience onirique comme lieu de transmission des savoirs rituels sur la grossesse et l'accouchement. Elles doivent être motivées pour expérimenter, affiner et enrichir ces savoirs.

[3] Comme l'a montré Arnold Van Gennep au début du XXe siècle, l'accouchement est un rite de passage qui se caractérise par trois périodes : la séparation, la marge et l'agrégation. Au Maghreb, d'après Anne Vega (2001) ce n'est pas la sage-femme qui s'occupe de l'accouchée durant la période de marge (qui dure une semaine), mais d'autres femmes. En Haïti, la durée de la période de marge dépend de la situation socio-économique de l'accouchée et de sa famille. Certaines femmes reprennent leurs activités après trois jours de réclusion. Généralement durant la période de marge, ce sont des femmes qui prennent soin de l'accouchée et de son bébé (une de ses sœurs ou de celles de son mari ; sa mère ou sa grand-mère ; ou bien une voisine).

est né, il est mis sur le ventre de sa maman. Le lait maternel va l'aider à se débarrasser de ses premières selles. »

L'expérience professionnelle des matrones comme Julie et Mathilde leur a permis de découvrir le lien qui existe entre la consommation néonatale du colostrum et l'expulsion du méconium. En promouvant l'allaitement[1] au sein, les matrones luttent, à leur insu, non seulement contre la pauvreté (les mères qui mettent leurs conseils en application deviennent indépendantes de l'industrie laitière, puisqu'elles n'achètent pas de lait en poudre pour nourrir leur bébé), mais aussi contre les maladies maternelles (ostéoporose, cancers du sein, du col de l'utérus, des ovaires…) et infantiles (diarrhée, obésité, pneumonie…).

Si les matrones doivent jouer un rôle non négligeable dans tout dispositif de promotion de la santé des enfants et des femmes en milieu rural (prévention des handicaps et des risques liés à la grossesse), c'est parce que, pour des raisons de proximité culturelle, historique et sociale, celles-ci ont plus de confiance en elles que dans les professionnels de santé modernes. Si elles doivent participer à l'élaboration de tout programme de promotion de l'allaitement maternel ou de prévention des pathologies par l'allaitement, c'est parce que c'est à elles que les mères rurales s'adressent quand elles font face au syndrome d'insuffisance lactée. Les matrones se comportent de manière « éthique et responsable » (Jourdan, 2010) envers les femmes victimes de ce syndrome en leur faisant bénéficier des rites de stimulation de l'activité sécrétoire du sein et de la descente du lait (Damus, 2020).

Étant donné que les matrones sont des gardiennes du savoir écologique, elles peuvent s'impliquer dans la lutte contre la malnutrition des femmes enceintes, des enfants et des femmes atteintes du sida. Vivant dans un milieu où la survie des familles dépend, dans une large proportion, des services rendus par la biodiversité et les écosystèmes, elles peuvent profiter des accouchements à domicile pour faire la promotion des plantes alimentaires, comme le moringa, le *lyannpanye* (liane-panier) et le *panzou*, dont la haute qualité nutritionnelle est avérée. La participation active, libre et éclairée des

[1] En bloquant l'ovulation, l'allaitement préserve le stock d'ovocytes ovariens. Sa prolongation diminue le risque de développer un diabète de type II. En Haïti, de nombreuses femmes rurales allaitent jusqu'à 24 mois (Damus, 2020).

sages-femmes traditionnelles dans l'éducation nutritionnelle des familles renforcera sans nul doute l'éthique du développement durable et l'éthique de l'altérité qui fondent leur métier. La maison de nombreuses matrones est entourée de plantes médicinales. Elles domestiquent des plantes sylvestres. Ainsi ces dernières échappent-elles à la déforestation due à l'expansion des pratiques agricoles et à la pauvreté économique. Par ailleurs, les matrones conseillent aux familles de cultiver des plantes médicinales, notamment celles qui sont utilisées durant la grossesse, pendant et après l'accouchement. Les matrones contribuent à la protection du patrimoine écologique dans la mesure où elles n'utilisent pas de médicaments chimiques. Elles n'ont pas d'emballages médicaux à recycler. Elles utilisent des médicaments naturels qui ne sont pas dangereux pour la nature. Lorsqu'une femme manque de lait, elles ne lui suggèrent pas d'acheter des formules lactées, mais utilisent des recettes galactogènes naturelles pour l'aider. La non-commercialisation des plantes domestiquées et sauvages, d'une part, et leur utilisation en faible quantité, d'autre part, favorisent la conservation et la gestion de la biodiversité. Certaines matrones ont l'habitude de planter un arbre (cocotier, manguier, chêne…) avec le reste du cordon ombilical du bébé.

Les matrones ignorent l'agriculture conventionnelle qui pollue les sols et qui exploite de manière abusive les ressources aquatiques. Leurs pratiques agroécologiques[1] leur permettent de respecter la nature et l'humain. La culture polyvariétale et poly-sous-variétale est due à des raisons d'ordre pratique et culturel et au manque d'espaces agricoles. Il n'en demeure pas moins qu'elle participe à la conservation de la biodiversité et des écosystèmes. En outre, elle constitue une mesure de prévention contre l'insécurité alimentaire et les attaques parasitaires

---

[1] D'après nos observations empiriques et les données verbales enregistrées, elles cultivent plusieurs variétés de céréales (petit mil, maïs, etc.), de légumes (carotte, betterave, *lalo*, liane-panier *[lyann-panye]*, tomate, cresson, épinard, chou, haricot, *kalalou*, *koupye*, etc.), de tubercules (patate douce, manioc, igname, taro*[malanga]*, etc.), de courges, d'épices (dans les zones montagneuses) et d'arbres fruitiers (manguier, avocatier, *arbreàpain*, *arbrevéritable*, bananier, etc.). En règle générale, les variétés de plantes alimentaires se divisent en plusieurs sous-variétés. Par exemple, le manioc est une variété de tubercules qui se divise en deux sous-variétés : le manioc doux et le manioc amer. Il existe plusieurs sous-variétés de haricots ([pwa] : *pwa-kongo, pwa-manyòk, pwa-pijon, pwa-tchous, boukousou, pwa-nouris (kase-voye)*, etc.) et d'ignames *(yanmginen, yanmfranse, yanmbadè,* etc.*).* Les connaissances agricoles traditionnelles des matrones peuvent être exploitées dans les limites d'un programme de promotion des produits alimentaires locaux ayant pour objectif d'améliorer la santé des élèves d'écoles rurales et des femmes.

contre lesquelles l'agriculture traditionnelle est mal armée. Certaines variétés et sous-variétés de plantes alimentaires cultivées résistent mieux que d'autres aux parasites agricoles. Beaucoup de matrones savent que les produits de l'agriculture naturelle sont supérieurs à ceux de l'agriculture industrielle : « Les produits issus de nos champs sont les meilleurs, puisqu'ils ne contiennent pas de substances chimiques », racontent-elles.

L'un des derniers arguments qu'on pourrait avancer en faveur de l'implication des matrones dans les programmes de promotion de la santé materno-infantile (programme de promotion de la vaccination des enfants et des femmes ; programme de lutte contre les maladies infectieuses et bactériennes ; programme multisectoriel de promotion de la nutrition et de la sécurité alimentaire ; programme de lutte contre le paludisme et les arboviroses [la dengue, le Zika et le chikungunya], etc. Les matrones doivent prendre part à l'élaboration, à la mise en application et à l'évaluation de ces programmes de promotion sanitaire) réside dans le fait que celles-ci éduquent, depuis des siècles, les femmes à la santé en leur permettant de développer des savoirs expérientiels sur la grossesse, l'accouchement et l'allaitement. La curiosité épistémique des matrones, leur éthique de collaboration[1] (elles ne se font pas prier pour collaborer avec les médecins, les infirmières et les sages-femmes modernes), le succès habituel de leurs pratiques soignantes[2], le respect et la confiance[3] dont elles bénéficient de la part des femmes et des hommes de leur communauté, constituent des atouts indispensables à la réussite des programmes de promotion de la santé dans les communautés.

Enfin, et ce n'est pas le moindre des arguments en faveur de la valorisation officielle de leurs savoirs féminins, l'inclusion des matrones dans les programmes communautaires de régulation des

---

[1] Il existe également une collaboration entre les matrones et les autres titulaires de savoirs ancestraux. À ce propos, voici un témoignage parmi tant d'autres : « J'aide souvent les matrones qui font face à des accouchements difficiles. Elles me demandent de venir débloquer ces derniers. J'appelle un *loa*, j'utilise l'ange conducteur, je prie Sainte Marguerite… » (Une mambo).

[2] Le succès de leurs pratiques soignantes ne tient pas à leur efficacité technico-rationnelle ou scientifique, mais à leur dominante empirique, magique, relationnelle, symbolique, gestuelle, etc.

[3] La confiance et le respect obtenus auprès des familles rurales n'empêchent pas les matrones de collaborer avec les détenteurs de savoirs du Nord, ni le fait d'accepter les limites de leurs propres savoirs. Une matrone explique l'importance des consultations médicales prénatales.

naissances leur permettra de contribuer à la libération des femmes rurales en réduisant le pouvoir de contrôle et de domination des hommes sur la sexualité de celles-ci. Durant la période de marge ou en dehors de leurs pratiques ethno-obstétricales, les sages-femmes traditionnelles peuvent suggérer aux femmes d'utiliser des méthodes contraceptives naturelles et conventionnelles pour échapper aux contraintes du rapport sexuel. Ces femmes n'acceptent pas toujours d'être de simples faiseuses d'enfants puisque certaines d'entre elles demandent discrètement aux matrones une décoction de racines ou d'écorces d'une plante abortive[1].

Conclusion : l'écologie des pratiques

Les champs de la promotion de la santé, de l'éducation à la santé et de la prévention doivent être retrouvés au confluent des savoirs, des savoir-faire et des savoir-être issus de pratiques sociales multiples entre lesquelles toute relation de subordination et d'oppression doit être exclue si l'on veut contenir les pratiques exo et endo-épistémicides. En d'autres termes, ces champs ne doivent pas être des lieux où sacrifier des savoirs locaux sur l'autel de la rigueur scientifique occidentale, mais des espaces favorisant un dialogue respectueux et fécond entre les détenteurs de savoirs du Nord et les détenteurs de savoirs du Sud. En Haïti, les objectifs d'un nouveau programme de promotion de la santé des femmes enceintes, des accouchées et des enfants pourraient être les suivants : 1) Établir des liens solides et durables entre les matrones et les professionnels de santé formés à la médecine biomédicale (infirmières, sages-femmes, médecins généralistes, gynéco-obstétriciens, etc.) ; 2) Permettre aux matrones d'inscrire davantage leur pratique ethno-obstétricale dans une logique de transformation (renforcer leur agir professionnel) ; 3) Sensibiliser davantage les matrones aux complications éventuelles de la grossesse et de la naissance afin de faciliter leur collaboration avec les intervenants de la santé et les établissements de santé ; 4) Remédier à la dispersion géographique des communautés rurales en valorisant le

[1] D'après les données que nous avons collectées sur l'accouchement en 2012 à Jean-Rabel, les matrones ne donnent pas de substances abortives aux femmes enceintes qui les consultent. D'habitude, ces dernières vont chez une accoucheuse traditionnelle lorsqu'elles font face à des douleurs abdominales, lorsqu'elles ont des saignements ou lorsque leur(s) fœtus ne bouge(nt) pas.

métier des matrones haïtiennes et en optimisant les pratiques exemplaires de celles-ci ; 5) Réduire la mortalité maternelle, néonatale et post-néonatale grâce à une collaboration efficace entre les matrones et les professionnels de santé modernes. La transition d'une pratique obstétricale traditionnelle prétendument dangereuse à l'industrialisation toute-puissante du phénomène de la naissance n'est pas souhaitable. Le bonheur des parturientes n'est pas lié à leur inféodation aveugle à l'ordre technomédical dominant, mais à l'articulation des aspects rituels et matériels de leur accouchement. La rencontre épistémologique entre l'ethno-obstétrique et l'obstétrique occidentale contribuera, à n'en pas douter, à la réhumanisation de l'accouchement en général et à la démédicalisation de la naissance lorsqu'il n'y a pas de complications, en particulier. Pour ce faire, il faut respecter les représentations des matrones du corps féminin et infantile et de la nature. Le paradigme épistémologique qui étaye l'agir ethnomédical des matrones est conjonctionniste. Il peut être également qualifié d'existentiel et de symbiosynergique (*sumbios*, vie en commun ; *sunergia*, coopération, de *sun*, avec, et *ergon*, travail), car il se caractérise par trois éléments inter-reliés : la personne, la communauté *sociolinguistico-épistémique* et la nature. En matière de promotion de la santé, d'éducation à la santé et de prévention, l'inscription des femmes et des enfants dans un réseau de relations écosystémiques et socio-symboliques empêche la décontextualisation et la déshumanisation du savoir.

Bibliographie

Bandura, A. (1986). Social foundations of thought and action: a social cognitive theory. Englewood Cliffs, NJ, Prentice-Hall.

De Sousa Santos, B. (2016). Épistémologies du Sud. Mouvements citoyens et polémique sur la science. Paris : Desclée de Brouwer.

Santos, B. de S. (2011). Épistémologies du Sud (M. Watteaux, Trad.). *Études rurales*, *187*, Article 187. https://doi.org/10.4000/etudesrurales.9351

Damus, O. (April 12, 2021) Towards an epistemological alliance for the decolonization of knowledge of the global South and the global North. UNESCO's Futures of Education Ideas LAB. Retrieved from https://en.unesco.org/futuresofeducation/ideas-lab/damus-epistemological-alliance-decolonization-knowledge-global-South-global-North.

Damus, O. 2020. Les futurs de l'éducation au carrefour des épistémologies du Nord et du Sud. Les futurs de l'éducation de l'UNESCO. Paris : UNESCO.

https://unesdoc.unesco.org/ark:/48223/pf0000374047.locale=fr

Damus, O. (2020). L'allaitement maternel en Haïti comme rite de passage au carrefour des épistémologies du Nord et du Sud. Dans Masson, Julien Revue Éducation, Santé, Sociétés, Vol. 6, No. 1. Éducation et prévention en santé : quels liens avec les inégalités sociales, l'équité, la citoyenneté et les solidarités ? Éditions des archives contemporaines, Coll. « Revue Éducation, Santé, Sociétés », France, ISBN : 9782813003485, 228p., doi : https://doi.org/10.17184/eac.9782813003485, Vol. 6. (No. 1).

Damus, O. (2016). Homo vulnerabilis. Repenser la condition humaine (préface de Monique Castillo). Paris : Publibook/Éditions Connaissances et Savoirs.

Gilligan, C. (2008). Une voix différente : pour une éthique du care. Paris : Flammarion.

Lévy, I. (2001). Soins et croyances. Guide pratique des rites, cultures et religions à l'usage des personnels de santé et des acteurs sociaux. Paris : Estem.

Jourdan, D. (2010). Éducation à la santé. Quelle formation pour les enseignants ? Saint-Denis : Inpes.

Vega, A. (2001). Soignants/soignés. Pour une anthropologie des soins infirmiers. Bruxelles : De Boeck Université.

Introduction au chapitre : La nécessaire prise en compte du point de vue des enfants et des adolescents dans les recherches en promotion de la santé et en éducation pour la santé, rédigé par Stéphanie Alexander et Aurélie Maurice

La promotion de la santé et l'éducation pour la santé (PS et ES) sont des domaines d'intervention qui visent à améliorer la santé et le bien-être des populations. Cependant, pour que ces interventions soient véritablement efficaces, il est essentiel de comprendre en profondeur les expériences, les perspectives et les besoins spécifiques des groupes ciblés. Ce chapitre met en lumière l'importance fondamentale d'inclure le point de vue des enfants et des adolescents dans les recherches en PS et ES, illustrant ainsi comment cette approche peut éclairer les pratiques sociales et contribuer au partage des savoirs.

En termes de pratiques sociales, ce chapitre souligne l'évolution significative de la perception des enfants et des adolescents dans la recherche. Autrefois considérés comme des sujets passifs, ils sont désormais reconnus comme des acteurs sociaux à part entière, capables d'agir sur leur environnement et de contribuer activement à leur propre santé. Cette reconnaissance a des implications profondes pour la conception et la mise en œuvre des interventions en PS et ES. En adoptant une approche qui valorise la parole des jeunes, les professionnels de santé et les chercheurs peuvent développer des stratégies plus pertinentes et mieux adaptées aux réalités vécues par ces populations. Par exemple, la compréhension des logiques propres aux adolescents concernant certains comportements à risque peut permettre d'élaborer des messages de prévention plus efficaces et mieux ciblés.

Du point de vue du partage des savoirs, ce chapitre met en évidence l'importance d'une approche participative et inclusive dans la recherche en PS et ES. En intégrant les perspectives des enfants et des adolescents, on favorise un échange bidirectionnel de connaissances entre les chercheurs et les participants. Cette approche permet non seulement d'enrichir la base de connaissances scientifiques, mais aussi de valoriser les savoirs expérientiels des jeunes. Les méthodes de recherche participative, telles que la photographie guidée par les enfants, illustrent comment on peut créer des espaces de dialogue où les jeunes deviennent co-producteurs de savoirs. Cette démarche contribue à réduire les asymétries de pouvoir dans la production de connaissances et à développer des interventions plus efficaces et culturellement appropriées.

De plus, ce chapitre aborde les défis éthiques et méthodologiques liés à la recherche avec les enfants et les adolescents. Il souligne l'importance de développer des approches adaptées qui respectent l'autonomie des jeunes tout en assurant leur protection. Ces considérations éthiques sont essentielles pour établir une relation de confiance entre chercheurs et participants, facilitant ainsi un partage authentique des expériences et des perspectives.

Enfin, en examinant les enjeux de la recherche ethnographique en milieu scolaire et les approches participatives en promotion de la santé, ce chapitre offre des insights précieux sur la façon dont les pratiques de recherche peuvent être adaptées pour mieux intégrer les voix des jeunes. Ces réflexions méthodologiques contribuent à l'évolution des pratiques de recherche dans le domaine de la PS et de l'ES, encourageant une approche plus inclusive et représentative de la diversité des expériences des jeunes.

Didier Jourdan, Carole Faucher et Valérie Ivassenko

La nécessaire prise en compte du point de vue des enfants et des adolescents dans les recherches en promotion de la santé et en éducation pour la santé

***Stephanie Alexander*[1], *Aurélie Maurice*[2]**
1)Chercheure en promotion de la santé, Fondation d'entreprise MGEN pour la santé publique, Paris, France
2)Maîtresse de Conférences en Sciences de l'éducation et de la formation, Université Sorbonne Paris Nord, Laboratoire Éducations et Promotion de la Santé (UR 3412), Paris, France

Mots clés : préadolescents, participation, ethnographie, éducation pour la santé, promotion de la santé.

Introduction

Les champs de la promotion de la santé (PS) et de l'éducation pour la santé (ES) mettent, depuis les années 1980, l'emphase sur l'importance des expériences et perspectives des populations pour améliorer les interventions et politiques de santé. Lors de sa publication en 1986, la *Charte d'Ottawa pour la promotion de la santé* (Organisation mondiale de la santé, 1986) déclare que la promotion de la santé passe par la *participation effective et concrète de la communauté* à la fixation des priorités, à la prise des décisions et à l'élaboration et à la mise en œuvre des stratégies de planification en vue d'atteindre une meilleure santé. [p. 4, emphase ajoutée]

Cette déclaration autour de la participation de la communauté, idée novatrice à l'époque, devient un élément fondamental qui caractérise le champ de la PS dans lequel la recherche faite avec les jeunes populations deviendra une composante importante.

Parallèlement, le « modèle global » de l'éducation pour la santé, qui émerge dans les années 1980 (Bury, 1988) considère l'individu dans sa globalité, comme un acteur de ses apprentissages. Ce modèle vise l'épanouissement des personnes, dans le respect de ce qu'elles sont. Il passe par l'apprentissage actif, collectif et/ou individuel, permettant aux personnes d'augmenter leurs compétences, notamment psychosociales, pour se sentir en mesure de vivre leur vie telle qu'elles le souhaitent, et d'augmenter leur « pouvoir d'agir » (Le Bossé, 2015).

La visée de la PS et l'ES de rendre les individus davantage acteurs de leurs choix en matière de santé peut s'appliquer aussi aux enfants et adolescents. En effet, depuis les années 90, la toute récente « sociologie de l'enfance » considère les enfants comme des « acteurs à part entière » (Sirota, 2006). Ce champ théorique considère donc que les enfants sont, comme les adultes, doués d'*agency* (James & Prout, 2015), c'est-à-dire qu'ils sont capables d'agir sur eux-mêmes et sur leur environnement. Cette approche reconnaît que la recherche concernant les enfants doit être menée avec, plutôt que simplement sur, les enfants en n'ignorant pas les opinions des enfants en tant qu'agents actifs et « informateurs clés dans les questions relatives à leur santé et bien-être » (Darbyshire et al., 2005, p. 419). Adopter une telle approche en PS et en ES signifie renforcer la nécessité de faire entendre la « voix » des enfants quant à leurs expériences et préoccupations (Darbyshire et al., 2005; Matthews, 2007; McNamee & Seymour, 2013) et implique de reconnaître l'importance de l'action des enfants. Ainsi, les programmes d'ES et de PS peuvent viser à augmenter leur pouvoir d'agir en s'appuyant sur leur capacité d'action, c'est-à-dire en les plaçant en tant qu'acteurs de leurs apprentissages. De plus, nos recherches montrent qu'au lieu d'intérioriser « passivement » les messages d'éducation pour la santé qu'ils reçoivent par exemple à l'école ou à travers les médias, ils se les réapproprient « activement » en fonction de leurs objectifs propres (Maurice, 2013). Par conséquent, les recherches menées en PS et ES gagneraient à prendre davantage en compte le point de vue des jeunes pour comprendre leurs logiques propres et permettre aux programmes de PS et d'ES de faire davantage sens pour les jeunes et de leur donner toute la place qu'ils méritent. Il est nécessaire de se mettre au niveau des jeunes (Mandell, 1988), de les écouter réellement, pour qu'en retour ils s'impliquent et s'intéressent à des actions d'éducation pour la santé.

Les méthodes pour inclure les jeunes dans la recherche en PS et ES découlant des principes ci-dessus, ont pour but de produire des connaissances, notamment sur les expériences des jeunes, leurs vécus et la façon dont ils perçoivent et comprennent le monde dans lequel ils vivent. Ceci est important, car au sein des politiques de santé publique visant les jeunes (par exemple, sur l'activité physique ou l'alimentation), les jeunes ne sont souvent pas consultés et sont alors exclus de la démarche de prise de décision sur les actions et politiques qui les affectent. Cette lacune peut produire des conséquences inattendues comme par exemple, la marginalisation de certaines populations de jeunes ou un rejet des messages de PS ou ES. En effet, les politiques de santé qui se basent sur des idées normatives établies ou des présuppositions sur la vie des jeunes risquent encore plus de marginaliser ceux qui sont éloignés des normes de santé. Bien que l'emphase sur la participation des jeunes dans les enjeux de santé soit cruciale, c'est aussi là que résident des questions importantes de nature méthodologique, éthique et épistémologique. Par exemple, comment accéder aux expériences et perspectives des enfants et des adolescents ? Quels positionnements épistémologiques devons-nous adopter pour effectuer une réelle prise en compte des perspectives et expériences des jeunes ? Quels moyens méthodologiques avons-nous à notre disposition pour inclure et faire participer les jeunes dans nos recherches de façon juste et non oppressive ? Quelles considérations éthiques faut-il prendre concernant les différences de pouvoir et les hiérarchies entre les chercheurs – adultes - et les enfants et adolescents pour s'engager dans une telle démarche ?

De plus, si recueillir et inclure les expériences d'adultes constituent un réel défi pour les chercheurs et praticiens dans les domaines de la PS et de l'ES, il est d'autant plus complexe de déterminer comment saisir le vécu des enfants et préadolescents sur des sujets de santé qui les concernent. Entre autres, il faut notamment considérer leurs droits en tant que mineurs et trouver des moyens adaptés pour les protéger des possibles risques liés à la participation dans la recherche qui pourrait leur causer tort. De plus, la question de la différence d'âge et de la construction de la relation entre le(s) chercheur(s) et les participants s'ajoute à toute la complexité qui caractérise ces démarches.

Pour mettre en lumière les apports, les défis et les débats qui caractérisent actuellement la recherche avec les jeunes, ce chapitre se fonde sur des recherches menées avec les enfants et les préadolescents dans les domaines de la PS et de l'ES et est divisé en deux sections. Une première section vise à questionner la relation d'enquête avec des préadolescents, dans le cadre d'une enquête ethnographique par observation participante menée par Aurélie Maurice de 2010 à 2012 dans deux collèges de la petite couronne parisienne. Il s'agit d'une enquête menée sur un temps relativement long (deux années scolaires) auprès d'un petit nombre d'individus, constituant un réseau d'interconnaissance (deux classes de cinquième). L'enquête se fait principalement par observation, à l'aide d'un carnet de terrain qui permet de consigner tout ce que le chercheur observe (les interactions entre les jeunes, leurs attitudes, leurs positions spatiales, dans la salle de classe par exemple). Ces observations sont complétées par des entretiens semi-directifs, souvent de longue durée (entre 1h et 4h).

Une deuxième section présente la recherche participative avec les enfants en PS de façon plus générale dans laquelle Stephanie Alexander positionne l'approche participative avec les enfants au sein du champ de la PS. Ici elle se réfère à plusieurs méthodes qui sont bien adaptées à la recherche avec les enfants et qui s'alignent avec les principes de l'approche participatives en PS, notamment, les méthodes visuelles. Ainsi, les méthodes de « photovoice » et « photo-élicitation » sont discutées en tant que moyens pour faciliter l'inclusion et la participation active par les enfants en recherche en PS. Une perspective historique de l'inclusion active des enfants dans la recherche participative est présentée, ainsi que les enjeux et débats éthiques et épistémologiques de la recherche participative avec les enfants en PS.

Enquêter *auprès* des jeunes par le biais d'une enquête ethnographique

De nombreuses actions d'éducation pour la santé sont destinées aux jeunes et ont très souvent lieu dans le cadre scolaire, de la maternelle au lycée (Katz et al., 2011; Neulat, 2005; Orliange, 2019). Ces actions peuvent être impulsées soit par des collectivités territoriales ou des associations, soit directement par des enseignants, chefs d'établissement ou encore infirmières scolaires. Si des évaluations de ces actions sont régulièrement prévues et effectuées (Bere, 2005; Tessier et al., 2010), elles sont très souvent menées par le biais de questionnaires pré et post intervention ou par observations factuelles (contenu des plateaux par exemple). Cette section vise à montrer les enjeux méthodologiques d'enquêtes ethnographiques de longue durée à l'école, qui permettent d'évaluer autrement les actions d'ES par la compréhension fine des logiques propres des jeunes et des spécificités des contextes dans lesquels ils se trouvent. Grâce à ce type de recherche, des actions d'ES qui font davantage sens pour eux peuvent être imaginées. L'enquête ethnographique menée par Aurélie Maurice montre que mettre en place une action dans un établissement accueillant majoritairement des élèves d'origine populaire ne présente pas les mêmes enjeux que dans un établissement davantage favorisé. Il apparaît plus difficile pour les promoteurs d'actions d'éducation à la santé d'avoir un impact sur des élèves de milieux populaires, souvent en conflit avec l'institution scolaire et éloignés des normes nutritionnelles, que dans d'autres milieux (Maurice, 2016).

Quelle distance adopter dans les enquêtes auprès de jeunes ?

Se poser la question de la relation entre l'enquêtrice et ses enquêtés dans le cadre scolaire invite à s'interroger sur la barrière de l'âge, mais aussi sur la barrière socioculturelle quand l'enquête a lieu dans un collège accueillant une population majoritairement issue des classes populaires. La relation d'enquête entre un jeune chercheur en observation participante et des enfants a déjà été explorée en France (Lignier, 2008), et plus largement à l'étranger (P. Christensen & Prout, 2002; Corsaro & Molinari, 2008; Mandell, 1988). Dans un ouvrage apportant des conseils méthodologiques pour enquêter auprès de jeunes et d'enfants, Isabelle Danic, Julie Delalande et Patrick Rayou (2006) expliquent comment le chercheur peut gagner la confiance des enfants pour qu'ils se livrent suffisamment et deviennent des informateurs permettant de comprendre l'entre-soi enfantin, sans le modifier par des agissements trop intrusifs. Wilfried Lignier (2008) s'oppose à ce parti-pris de rester à distance des enfants et choisit de réaliser une observation "vraiment" participante : il participe aux jeux dans la cour de récréation, aux cours de sport, lève la main en cours et répond aux questions des enseignants. Cette approche comporte toutefois des risques puisque son corps, plus puissant et sexué, peut devenir un obstacle et parfois même un danger pour la poursuite de son terrain. En effet, la force physique d'un enquêteur adulte masculin, si elle est utilisée dans les interactions avec les jeunes, peut conduire à des risques de blessures des jeunes enquêtés, ce qui est totalement inacceptable dans le cadre d'une enquête de terrain. La question du rapport de séduction dans lequel peuvent entrer certaines jeunes enquêtées avec l'enquêteur est également difficile à gérer pour l'ethnographe. Certains sociologues comme William Corsaro (Corsaro & Molinari, 2008) ou Nancy Mandell (1988) réussissent à dépasser cette barrière de l'âge alors qu'ils font des enquêtes avec des enfants très jeunes (en ce qui concerne Nancy Mandell), barrière qu'ils dépassent en s'accroupissant ou en maîtrisant mal la langue des enfants quand ce n'est pas leur langue maternelle (Corsaro & Molinari, 2008).

Raymond L. Gold (1958) définit trois grandes catégories de positions de recherche sur le terrain : un rôle « périphérique », dans lequel le chercheur ne participe pas aux activités du groupe qu'il observe, même s'il est présent de façon prolongée auprès des membres du groupe ; un rôle « actif » : il participe aux activités du groupe, y prend des responsabilités ; et enfin un rôle de membre complètement « immergé » : il a le même statut que les autres membres du groupe, et poursuit les mêmes buts, « il peut ainsi faire l'expérience, par lui-même, des émotions et des conduites des participants ».

Wilfried Lignier prend le parti d'interagir directement avec ses jeunes enquêtés, et choisit ce que R. Gold nomme un rôle « immergé », en rappelant ce que soulève Gérard Mauger (1991) quant à l'illusion de l'existence d'une vérité « in situ » : « une position d'observation supposée invisible [...] ou purement passive qui annulerait, du moins l'espère-t-on, les effets d'interaction entre enquêteur et enquêtés ». Ce n'est pas parce que le chercheur est présent et modifie la situation que ce qui est observé ne constitue pas une vérité tout aussi révélatrice de sens que si l'on avait placé une caméra ou si l'enquêteur s'était tenu à distance. À l'inverse, certains chercheurs, tels que William Corsaro, considèrent que l'ethnographe doit rester passif et se cantonner à un rôle de « participant périphérique » (Corsaro, 1993). D'autres ethnographes comme Nancy Mandell s'éloignent de cette passivité pour devenir un « participant actif, plus seulement un observateur en périphérie, passif ou réactif » (Mandell, 1988). Plutôt que de ne réagir que lorsqu'elle est sollicitée, cette chercheure choisit d'initier certaines interactions. Dans l'enquête menée en collège de 2010 à 2012 (Maurice, 2014), la posture de recherche adoptée se situait entre le rôle actif et le rôle immergé, entre participation active à la plupart des activités des élèves (repas à la cantine, présence en cours à côté des élèves) et adoption d'un statut proche de celui d'un élève, au point de ressentir les mêmes émotions qu'eux.

Nouer une relation d'enquête horizontale pour gagner la confiance des jeunes

Selon David Lepoutre, l'amitié avec ses enquêtés fait partie intégrante du travail ethnographique (Lepoutre, 1997). Ainsi, mener une enquête ethnographique en milieu scolaire conduit à investir la dimension affective et émotionnelle du lien avec les élèves. C'est en vivant les mêmes expériences qu'eux que l'enquêteur peut comprendre le sens que les élèves donnent à leurs activités quotidiennes.

Un autre élément primordial pour gagner la confiance des jeunes enquêtés est le temps passé auprès d'eux. Il est nécessaire d'être présent régulièrement et sur une durée suffisamment longue : « Mais ce qui doit être aussi souligné, c'est la valeur de la durée comme atout pour aborder la si difficile question de l'"acceptation" du sociologue par ceux qu'il prétend étudier. C'est dans le temps qu'il pourra faire la preuve qu'il a, lui aussi, quelque chose à "donner", en échange du droit d'enquête qu'il sollicite. Il peut donner d'abord une attention, une écoute, une capacité de comprendre, tout ce par quoi sa "volonté de savoir", même dans ce qu'elle a d'intrusif, enveloppe aussi une forme de reconnaissance de ses enquêtés » (Schwartz, 1993).

Dans le cas de l'enquête menée en collège, l'enquêtrice était présente 2 à 3 jours par semaine pendant une année scolaire, une année par collège enquêté (donc deux années en tout). Si au départ, l'enquête prévoyait d'observer deux classes en parallèle, une classe réalisant un projet d'éducation alimentaire et une classe « témoin », il est assez rapidement apparu à l'enquêtrice qu'elle ne pouvait pas être élève de deux classes différentes. Il n'était possible de s'immerger que dans une seule classe, pour se faire accepter des élèves et obtenir un statut le plus proche possible du leur.

La question de la posture de l'ethnographe est également primordiale pour avoir accès à « l'entre-soi » des jeunes. Dans l'enquête menée en collège, l'enquêtrice ne devait pas faire preuve d'autorité auprès des jeunes, ce qui la distinguait des autres adultes que côtoient les jeunes, que ce soit leurs parents, les enseignants ou les surveillants. Ainsi, l'enquêtrice avait un statut inédit au sein du groupe-classe, elle n'était pas une adulte comme les autres, en revanche pas non plus une élève comme les autres. En effet, elle ne faisait pas partie d'un seul groupe d'amis, mais naviguait entre les groupes pour avoir accès au maximum d'informations sur l'ensemble des élèves de la classe. Les élèves la percevaient tantôt comme leur semblable, tantôt comme une chercheure, ce qui n'était pas sans attiser leur curiosité. Contrairement à Wilfried Lignier qui ne remplissait pas son carnet d'observation devant les élèves, le choix a été fait de sortir le carnet d'observation en classe, mais pas à la cantine, dans les couloirs ou dans la cour de récréation. En classe, écrire dans un cahier correspond à l'activité de tous, alors que dans les autres espaces scolaires, la prise de notes aurait instauré une distance avec eux. Le rôle actif/immergé choisi nécessitait d'adopter des comportements proches de ceux des élèves.

Il faut noter que l'intégration dans la classe du collège en zone sensible a été beaucoup plus difficile que dans l'autre collège. La barrière socioculturelle s'ajoutant à la barrière de l'âge a nécessité un temps beaucoup plus long pour que les élèves intègrent l'enquêtrice dans le cercle des pairs. Il y avait vis-à-vis de l'enquêtrice une méfiance et la peur qu'elle aille répéter aux autres adultes du collège ce qu'elle avait entendu. Pour se faire accepter des élèves de ce collège, l'enquêtrice a adopté un style langagier familier et a cherché à entrer dans les jeux transgressifs des élèves. Toute la difficulté résidait dans le fait de ne pas perdre l'accès au terrain en veillant à conserver la confiance des adultes du collège. Il fallait donc trouver une juste posture tout en s'immergeant dans le groupe-classe.

Aspects éthiques d'une recherche ethnographique auprès de jeunes

Effectuer une enquête ethnographique auprès de jeunes soulève de nombreuses questions sur le plan éthique.

Tout d'abord, il est apparu nécessaire lors de l'enquête menée de prévoir un temps suffisamment long avec les élèves pour se présenter et présenter la recherche, en laissant les élèves poser toutes les questions qu'ils souhaitaient. La recherche a également été présentée lors d'une réunion parents/enseignants ; cependant, dans le collège en zone sensible, très peu de parents étaient présents. Une lettre à leur intention a donc été rédigée, la plus compréhensible possible, en tenant compte du potentiel faible niveau en littéracie des parents. Un mot a également été rédigé dans le carnet de correspondance, que les parents devaient signer pour donner leur accord.

L'entrée sur le terrain doit également être obtenue : il n'est pas évident qu'une enquêtrice soit acceptée pendant toute une année scolaire dans des établissements scolaires, aussi bien par l'équipe administrative que par l'équipe pédagogique. Les enseignants peuvent ne pas se sentir à l'aise avec l'idée qu'un chercheur assiste à leurs cours. Dans le cas de la recherche présentée ici, l'entrée sur le terrain a été facilitée par le fait que l'enquêtrice endossait le rôle de responsable du projet d'éducation alimentaire mis en place dans la classe observée. La difficulté résidait dans le fait qu'il ne fallait pas que ce statut qui plaçait l'enquêtrice du côté des adultes nuise à la relation horizontale à établir avec les élèves. C'est pourquoi la chercheure a laissé les enseignants animer seuls la plupart des séances du projet, tout en les aidant en amont à les préparer.

La question de la prise de notes, qui peut susciter la méfiance des élèves, a aussi été quelque chose à travailler avec eux. L'enquêtrice devait les rassurer sur le fait qu'elle ne divulguait aucune des informations obtenues aux adultes du collège. De la même façon, des entretiens ont été menés à domicile dans la seconde partie de l'année scolaire, et l'enquêtrice a pris soin de dire aux élèves qu'aucune information ne serait donnée aux parents quant à leurs comportements à l'école. De même, l'enquêtrice insistait sur le fait que les discours des parents ou des jeunes pendant les entretiens à domicile restaient totalement confidentiels. La posture de non-jugement du chercheur était également régulièrement rappelée aux élèves qui s'inquiétaient du contenu des notes prises pendant les observations au collège. Il leur était expliqué qu'il s'agissait simplement de retranscrire le plus fidèlement possible les interactions observées. La question de l'anonymat était elle aussi rappelée à plusieurs reprises.

Les enseignants cherchaient parfois à avoir des informations sur les élèves ou sur la façon dont se passait tel ou tel cours, mais l'enquêtrice refusait de donner quelque information que ce soit en expliquant la posture du chercheur et son devoir de confidentialité.

Si toutefois l'enquêtrice avait été témoin d'événements potentiellement graves (comme du harcèlement scolaire par exemple), elle aurait été dans l'obligation d'en avertir le chef d'établissement.

Une recherche ethnographique en collège comprend donc de nombreux enjeux et défis à relever, notamment concernant le dépassement de la barrière de l'âge, tout en maintenant le lien de confiance avec les adultes du collège, élément essentiel pour conserver l'accès au terrain. Il faut donc arriver à naviguer entre une relation la plus horizontale possible avec les élèves et une relation de confiance avec le corps enseignant, l'équipe éducative et l'administration de l'établissement scolaire.

La recherche participative avec des enfants en promotion de la santé (PS)

Cette section décrit le développement de l'approche participative en PS, et discute de l'émergence d'une nouvelle position indépendante et distincte de l'enfant dans les années 1990 qui façonne l'approche participative avec les enfants en PS. En suivant ce développement, cette section discute ensuite le lien primordial entre les valeurs sous-jacentes au champ de la PS, les approches épistémologiques et théoriques qui sous-tendent les études avec les enfants et les méthodes participatives pour inclure les enfants comme participants dans les recherches en PS.

Approche participative en PS

Bien qu'une approche moins courante en santé publique, la recherche participative constitue un socle fondamental du champ de la PS (Potvin et al., 2008). Avec la publication de la *Charte d'Ottawa pour la promotion de la santé* en 1986 (1986), plusieurs valeurs et notions éthiques liées à la santé de la population sont mises en avant : l'équité en santé, l'inclusion sociale, l'*empowerment*, et notamment la participation communautaire dans la recherche et l'action (Mantoura & Potvin, 2012). Depuis 1986, de multiples formes de recherche participative se sont développées dans le champ de la PS et, vue de façon large, la recherche participative a été positionnée comme compétence de base dans le champ de la PS (Mantoura & Potvin, 2012). Comme le décrit Scheen (2018), dans le champ de la PS, la participation de la communauté à la recherche sur la santé est liée à un positionnement idéologique et éthique qui a comme but de partager le pouvoir. C'est-à-dire, ce positionnement s'éloigne d'un modèle où le contrôle de la santé se situe avec le professionnel de santé et s'oriente vers un modèle social où le contexte et les conditions de vie créent des situations dans lesquelles les individus ont plus de contrôle sur leurs propres vies et leur santé. Il est question de confronter le pouvoir des acteurs de la santé publique pour avancer une perspective de démocratie et de justice sociale.

L'approche participative et les valeurs qui la sous-tendent, ne proviennent cependant pas de la PS uniquement, mais ont été informées principalement par deux courants de pensée historiques (Wallerstein & Duran, 2003). Une approche intitulée « la tradition du nord » développée en Amérique du Nord et en Europe avait pour buts de résoudre des problèmes par des méthodologies collaboratives avec des praticiens qui travaillent ensemble comme des égaux (Wallerstein & Duran, 2003, p. 29) et de promouvoir la réflexivité des acteurs pour améliorer les pratiques institutionnelles (Wallerstein et al., 2017). Cette approche est influencée par la pensée de Kurt Lewin des années 1940 qui a développé une recherche qui favorisait l'action et la recherche faites avec – et non sur – les populations (Wallerstein et al., 2017). L'approche du nord peut être comparée à une deuxième approche intitulée « la tradition du sud » développée en Amérique latine, en Asie et en Afrique dans les années 1970. Cette approche est informée par des critiques radicales des sciences sociales avec une recherche qui est ouvertement émancipatrice et qui remet en question les pratiques colonisatrices de la recherche positiviste et de la domination politique des élites (Wallerstein & Duran, 2003, p. 30). Elle engageait les académiques dans des mouvements de résistance notamment du brésilien Paolo Freire dans les années 1970 qui promouvait une éducation inclusive dans laquelle les individus sont des participants à part entière capables de déterminer leurs propres besoins (Macaulay, 2016; Wallerstein et al., 2017). Ces courants historiques concernant les approches participatives ont donc influencé l'approche participative dans le champ de la PS, qui s'alignait, au moins en partie, avec ces mouvements sociaux.

Une nouvelle position pour « l'enfant » dans le champ de la PS

Bien que la recherche participative avec des adultes soit plus ou moins établie en PS, l'inclusion des enfants dans les projets de recherche participative en PS ne l'est pas, ou du moins, pas depuis longtemps. Par exemple, de Winter, Baerveldt et Kooistra (1999) écrivent que même si des éléments principaux de la *Charte d'Ottawa pour la promotion de la santé* (Organisation mondiale de la santé, 1986) incluent la participation active et l'*empowerment*, en 1999 la promotion de la santé avec des enfants reste toujours dans une phase « embryonnaire » (de Winter et al., 1999, p. 16). Les auteurs suggèrent notamment que l'approche auprès des enfants est encore *top-down* et que les voix et perspectives des enfants sont quasiment absentes des interventions ou politiques de PS (de Winter et al., 1999).

Avec la publication de la *Convention relative aux droits de l'enfant* (Nations Unies, 1990) des Nations Unies, les enfants sont formellement reconnus comme de véritables acteurs sociaux, économiques, politiques, civils et culturels. À partir de ce moment-là, avec un changement de statut et de droits, les enfants sont de plus en plus intégrés dans la recherche participative et sont reconnus comme des acteurs qui peuvent nous informer sur les sujets qui les concernent. Peu après la mise en place de cette *Convention* (1990), un nouveau champ de recherche en sociologie émerge, la « sociologie de l'enfance » (Matthews, 2007; Moran-Ellis, 2010; Sirota, 2006). Ce champ se distingue des approches précédentes non seulement par la valorisation de la position indépendante et distincte de l'enfant vis-à-vis celles des adultes, mais surtout par des décalages épistémologiques (Darbyshire et al., 2005; Matthews, 2007; McNamee & Seymour, 2013; Moran-Ellis, 2010). Cette nouvelle approche épistémologique maintient notamment : i) que les enfants ne sont plus vus comme des récepteurs passifs, mais comme des acteurs sociaux compétents qui interagissent avec le monde et influencent les sociétés dans lesquelles ils vivent ; ii) que l'enfance n'est pas considérée comme étant une catégorie homogène, mais est caractérisée par sa pluralité – le groupe social des enfants est hétérogène – ; iii) et finalement, que ce n'est pas uniquement l'enfant en tant qu'individu qui est étudié dans la recherche, mais les relations qu'ils ont avec des adultes, leurs familles et leurs pairs sont des objets d'étude pertinents (Matthews, 2007). Adopter cette approche renforce la nécessité de faire entendre la « voix » des enfants (Darbyshire et al., 2005; Matthews, 2007; McNamee & Seymour, 2013) ce qui signifie reconnaître que les enfants sont actifs dans la construction de leurs propres significations du monde et donc mettre l'accent sur la définition qu'un enfant donne à une activité ou une situation (Burr, 2003).

Depuis, dans plusieurs disciplines visant l'inclusion de l'enfant dans la recherche, entre autres la PS, la participation active de l'enfant est considérée comme critique. L'approche participative avec les enfants contribue à l'apprentissage de l'enfant, à leur santé et bien-être, et au développement de leur autonomie (de Winter et al., 1999, p. 16). .

À partir de la fin du 20e siècle, de nombreuses méthodes distinctes ont été développées pour appréhender la perspective des enfants pour mieux inclure leur voix dans des projets de recherches, notamment des méthodes visuelles. Une méthode visuelle de plus en plus utilisée dans des recherches en PS pour inclure la participation active des enfants implique la prise de photos. La méthode connue nommée « photovoice » (Wang, 2006) et la méthode de l'entretien photo-élicité (Alexander et al., 2014) en sont deux exemples.

Dans les deux cas, la méthode implique la prise de photos par les enfants, guidée par les enfants. Plusieurs auteurs ont utilisé une variante de ces méthodes pour appréhender les perspectives et visions des enfants sur des sujets divers, comme par exemple des enjeux sociaux (Aldridge, 2012; Alexander et al., 2014; Berinstein & Magalhaes, 2009; Clark, 1999; Darbyshire et al., 2005; Orellana, 1999), des changements dans leur paysage urbain (Rasmussen, 2004) et même leurs conceptualisations de la santé (Hume, 2004; Morrow, 2001).

Dans une étude participative menée par Stephanie Alexander (Alexander et al., 2014, 2019), la chercheure a utilisé des méthodes visuelles pour capter les perspectives et les préférences d'enfants âgés de 7 à 11 ans sur leurs façons de jouer. Pour mieux appréhender leurs visions du jeu, elle a demandé aux enfants de faire une balade avec elle et de photographier les choses et les endroits de jeu préférés. L'aspect visuel-tactile de la balade et de la prise de photos était une occasion ludique pour les enfants de prendre « parole » et de montrer et raconter des histoires sur leurs jeux. Les discussions pendant la balade et la prise de photos comportaient souvent de riches détails sur les jeux, des perspectives uniques à l'enfant et des histoires qui n'auraient peut-être pas été évoquées lors d'un entretien traditionnel (Aldridge, 2012). Le fait que l'enfant soit le guide du chercheur – qu'il ait le choix d'où marcher, de quoi prendre en photo et qu'il puisse raconter son histoire de sa perspective – aidait à mettre l'accent sur ce qui comptait vraiment pour les enfants et ce dans un contexte dans lequel les activités ludiques et physiques des enfants sont souvent façonnées par les adultes. D'autres méthodes existent pour promouvoir la participation des enfants dans la recherche en PS, mais la photographie est une des méthodes les plus utilisées grâce à certains avantages. Comme discutés ci-dessus, la prise de photos par les enfants leur permet de mieux représenter une variété d'éléments dans leurs vies comparé à des entretiens, et les discussions à partir des photos permettent une discussion plus légère et adaptée aux enfants qui va au-delà d'un entretien traditionnel (question – réponse) (Aldridge, 2012). Surtout, la méthode permet aussi de partager le pouvoir et même d'inverser les positions de pouvoir. Comme le soulignent van Auken, Frisvoll et Stewart (2010), c'est une méthode par laquelle « le sujet devient l'enseignant » (p. 375, traduction de l'anglais), ce qui peut ouvrir des possibilités d'expression et de perspectives diverses pour l'enfant. De plus, cette méthode aide à confronter des présuppositions existantes sur la capacité limitée des enfants de s'exprimer, de faire des choix et d'être des citoyens actifs (Aldridge, 2012).

Débats et enjeux de la recherche participative avec les enfants en PS

Malgré l'augmentation de leur utilisation et popularité dans le domaine de la PS, il y a quelques débats principaux autour des méthodes participatives avec les enfants.

Premièrement, la perspective des enfants est parfois considérée comme moins fiable et sérieuse que celle des adultes, en effet selon leur niveau de développement, les enfants sont perçus comme ayant une moindre capacité de répondre aux questions et de s'exprimer oralement face aux adultes (McNamee & Seymour, 2013). Cela étant dit, certains auteurs mettent en garde contre une compréhension des perspectives des enfants comme étant « unitaires, stables et cohérentes » et comme représentatives de « tous » les enfants (Alldred & Burman, 2005, p. 179, traduction de l'anglais). Comme les adultes, les enfants font partie de groupes divers et leurs perspectives sont connectées à des discours variés et sont façonnées par leurs relations et contextes de vie (Alldred & Burman, 2005). Si les discours des enfants sont parfois incohérents ou contradictoires, Alldred et Burman (2005) soutiennent que cela ne voudrait pas forcément dire que les enfants ont des capacités moins développées que les adultes pour parler de leurs vies, mais que leurs discours reflètent les multiples discours qui circulent dans leurs contextes sociaux (Alldred & Burman, 2005). La capacité précoce de la pensée critique des enfants est défendue dans le chapitre de cet ouvrage écrit par Iannaccone et Angiolini. Les auteurs suggèrent que l'appropriation des connaissances pendant l'enfance est un événement dialogique entre partenaires/paires. L'argumentation chez les enfants faite en dialogue avec des adultes ouverts aux raisonnements des enfants (prise de point de vue de l'enfant) peut promouvoir l'apprentissage et une pensée critique chez les enfants.

Par contre, comme le décrivent Alldred et Burman (2005), l'approche qui « donne voix » aux enfants peut simultanément les aliéner. Cela veut dire que malgré la volonté d'écouter et de valoriser la perspective des enfants, en attirant l'attention sur leurs perspectives en tant que groupe social distinct, il faut faire attention à ne pas les construire comme des « petits extraterrestres » (Alldred & Burman, 2005, p. 192, traduit de l'anglais).

Deuxièmement, en impliquant les enfants dans la recherche participative, il faut s'interroger sur les questions d'ordre éthique et le risque de causer tort aux enfants. Discuter avec les enfants du « consentement éclairé », de la confidentialité et des implications de la recherche comporte un défi important (Aldridge, 2012). Cela nécessite parfois des discussions créatives en utilisant un vocabulaire adapté aux enfants pour leur expliquer à la fois le projet de recherche, les raisons pour lesquelles leur avis est demandé, et surtout pour expliquer les termes éthiques (consentement, confidentialité, droit de retrait de l'étude). En parallèle, les discussions avec leurs parents ou tuteurs légaux sont importantes pour qu'ils puissent aider à clarifier des questions pour leurs enfants. Ceci doit être adapté à la population de l'étude ; encore plus d'attention doit être accordée aux enfants qui vivent des situations de plus grande vulnérabilité, maladie ou marginalisation.

Troisièmement, plusieurs chercheurs ont réfléchi sur comment inclure les perspectives des enfants de façon juste (Larsson et al., 2018; Wang et al., 1998) et jusqu'à quel point les enfants peuvent être impliqués dans la recherche pour avoir une participation « active ». Souvent, malgré une bonne volonté d'inclusion, une vraie participation active des enfants reste difficile ; peu d'études incluent les enfants dans la conception, le développement ou l'implantation d'une intervention ou dans les analyses. En effet, Scheen (2018) constate qu'il faut toujours se poser la question de la finalité de la participation : est-elle considérée comme un moyen pour atteindre un but, ou bien comme une fin en soi ? Vue comme un « moyen », la participation peut constituer « un outil pour arriver à des fins qui diffèrent d'un objectif de participation en lui-même » (Scheen, 2018, p. 7). Cette perspective comporte une logique utilitariste où la population participe au projet, mais n'est pas impliquée dans l'initiation du mouvement. En revanche, la participation vue comme une « fin en soi » comporte un partage de pouvoir et de contrôle des décisions. Comme le note Scheen (2018), cette forme de participation est considérée « comme un processus transformatif pour les personnes participantes » (p. 9). Dans la recherche participative avec les enfants, il faut d'autant plus faire attention à ne pas considérer leur participation comme un outil et ne pas manipuler leur participation pour arriver à des réponses attendues. Au minimum, il faut s'intéresser à savoir comment un vrai partage de pouvoir pourrait être fait avec les enfants et s'assurer que participer à l'étude leur est bénéfique aussi. Une piste pour faire ceci est mentionnée précédemment dans cette section ; la méthode visuelle de la photographie guidée par les enfants est une manière ludique de partager ou inverser le pouvoir dans un projet qui met l'emphase sur la voix des enfants.

Enfin, il faut s'interroger sur le niveau de participation dans une étude. Scheen (2018) et d'autres chercheurs (Biggs, 1989 cité par Wang et al., 1998) ont développé des typologies de participation pour la recherche en PS. Selon Bourque (2013) (cité par Scheen, 2018, p. 10) ce qui est appelé « participative » dans des recherches peut en réalité aller de la non-participation (impliquant seulement de la manipulation des participants), à une coopération symbolique (incluant la provision d'informations, des consultations et une conciliation), et plus loin au partage de pouvoir réel (avec des partenariats, la délégation de pouvoir et un contrôle citoyen). Ces considérations sont d'autant plus importantes quand la recherche inclut la participation des enfants.

Conclusion

Ce chapitre s'inspire de recherches menées avec les enfants et les préadolescents dans les domaines de la PS et de l'ES. Une première section questionne la relation d'enquête avec des préadolescents dans le domaine de l'ES dans le cadre d'une enquête ethnographique par observation participante. Cette section discute des nombreux enjeux et défis à relever dans une telle enquête, notamment la barrière de l'âge et le lien de confiance avec les adultes du collège, et confirme qu'il faut naviguer entre une relation la plus horizontale possible avec les élèves et une relation de confiance avec le corps enseignant, l'équipe éducative et l'administration de l'établissement scolaire. La deuxième section du chapitre présente la recherche participative avec les enfants en PS. L'approche participative est historiquement ancrée dans la recherche en PS avec les adultes et la recherche impliquant les enfants est récente et soulève des nouveaux défis. L'approche participative avec les enfants nécessite donc pas seulement des méthodes qui s'alignent avec les principes de la PS, mais aussi des méthodes adaptées aux enfants. Les méthodes visuelles comme le « photovoice » et la « photo-élicitation » sont discutées, ainsi que les enjeux et débats éthiques et épistémologiques de la recherche participative avec les enfants en PS.

Nous concluons ce chapitre avec une réflexion sur la recherche avec les jeunes dans les domaines de la PS et ES, notamment se posant la question de comment ces recherches s'insèrent dans la double visée de la PS : la visée épistémique et la visée transformative.

Concernant la visée épistémique, les études décrites dans ce chapitre montrent non seulement comment certaines méthodes facilitent l'inclusion des jeunes dans la recherche, mais aussi comment appréhender, de façon juste et éthique, les « connaissances » des jeunes. Ces connaissances propres aux jeunes s'ajoutent à un corpus de connaissances sur la santé et le bien-être des jeunes existant dans le champ de la PS, ce qui peut améliorer la pertinence, l'acceptabilité et l'utilité des politique de santé publique qui visent les jeunes. L'éducation ne peut pas être séparée de la multiplicité de savoirs qui existent ; elle devrait laisser la place à chacun, avec ses savoirs et expériences vécues différentes, de contribuer et penser et « faire vivre des alternatives aux solutions existantes ». Cette reconnaissance de la diversité des savoirs dans le monde éducatif fait un parallèle avec la recherche avec les jeunes en PS. C'est-à-dire, une reconnaissance et inclusion explicite des savoirs multiples des jeunes pourraient nourrir le champ de la PS en termes des connaissances et expériences riches sur lesquelles il s'appuie, mais aussi par la capacité des savoirs et expériences des jeunes à « perturber » les normes dominantes établies dans le champ de la PS et la hiérarchie de connaissances qui est basée sur la parole de l'adulte.

Les recherches faites avec les jeunes ont aussi comme but des transformations sociales. Des recherches qui reconnaissent l'*agency* des jeunes et contribuent à leur *empowerment* jouent un rôle dans la transformation sociale des jeunes qui y participent. Laissant la parole aux jeunes et aux enfants pour s'exprimer et donner leurs perspectives sur des sujets de santé sert à la fois à améliorer les connaissances produites par la recherche et à contribuer au développement des capacités des enfants. Par exemple, la reconnaissance des capacités précoces d'argumentation chez les enfants, discutée par Iannaccone et Angiolini dans cet ouvrage, pourrait être pertinente non seulement pour l'apprentissage autour de la santé, mais aussi pour le développement d'autres capacités, comme la citoyenneté, l'*empowerment*, l'*agency*, qui sont aussi des éléments critiques pour la PS. Écouter les paroles des jeunes et reconnaître leurs perspectives comme pertinentes peut également aider à confronter des présuppositions qu'ont beaucoup d'adultes sur leurs capacités. Plus largement, cela peut contribuer à la reconnaissance des enfants et des jeunes comme des citoyens actifs, capables de faire des choix sur des questions sociales et sanitaires qui les concernent.

Bibliographie

Aldridge, J. (2012). The participation of vulnerable children in photographic research. Visual Studies, 27(1), 48-58. https://doi.org/10.1080/1472586X.2012.642957

Alexander, S. A., Frohlich, K., & Fusco, C. (2019). Play, physical activity and public health: the reframing of children's leisure lives. Routledge, Taylor & Francis Group.

Alexander, S. A., Frohlich, K. L., & Fusco, C. (2014). Problematizing "Play-for-Health" Discourses Through Children's Photo-Elicited Narratives. Qualitative Health Research, 24(10), 1329-1341. https://doi.org/10.1177/1049732314546753

Alldred, P., & Burman, E. (2005). Analysing children's accounts using discourse analysis. In Researching Children's Experience: Approaches and Methods (S. M. Greene and D. M. Hogan). SAGE.

Bere, E. (2005). Outcome and process evaluation of a Norwegian school-randomized fruit and vegetable intervention: Fruits and Vegetables Make the Marks (FVMM). Health Education Research, 21(2), 258-267. https://doi.org/10.1093/her/cyh062

Berinstein, S., & Magalhaes, L. (2009). A study of the essence of play experience to children living in Zanzibar, Tanzania: Play experience. Occupational Therapy International, 16(2), 89-106. https://doi.org/10.1002/oti.270

Biggs, S. (1989). Resource - poor farmer participation in research: a synthesis of experiences from nine national agricultural research systems [OFCOR Comparative Study Paper 3]. International Service for National Agricultural Research.

Bourque, D. (2013, avril). Implication communautaire et participation citoyenne. 32e congrès annuel de l'Association des médias écrits communautaires du Québec, Montréal, Qc.

Burr, V. (2003). Social constructionism (2nd ed). Routledge.

Bury, J. A. (1988). Éducation pour la santé : concepts, enjeux, planifications. DeBoeck-Wesmael.

Christensen, P., & Prout, A. (2002). Working with Ethical Symmetry in Social Research with Children. Childhood, 9(4), 477-497. https://doi.org/10.1177/0907568202009004007

Clark, C. D. (1999). The Autodriven interview: A photographic viewfinder into children's experience. Visual Sociology, 14(1), 39-50. https://doi.org/10.1080/14725869908583801

Corsaro, W. (1993). Interpretive reproduction in children's role play. Childhood, 1(2), 64-74. https://doi.org/10.1177/090756829300100202

Corsaro, W., & Molinari, L. (2008). Entering and observing in children's worlds: A reflection on a longitudinal ethnography of early education in Italy [Chapter 12]. In P. M. Christensen & A. James (Éds.), Research with children: perspectives and practices (2nd ed, p. 239-259). Routledge. http://images.lib.monash.edu.au/edf4031/04200680.pdf

Danic, I., Delalande, J., & Rayou, P. (2006). Enquêter auprès d'enfants et de jeunes : objets, méthodes et terrains de recherche en sciences sociales. Presses Universitaires de Rennes.

Darbyshire, P., MacDougall, C., & Schiller, W. (2005). Multiple methods in qualitative research with children: more insight or just more? Qualitative Research, 5(4), 417-436. https://doi.org/10.1177/1468794105056921

de Winter, M., Baerveldt, C., & Kooistra, J. (1999). Enabling children: participation as a new perspective on child? health promotion. Child: Care, Health and Development, 25(1), 15-23. https://doi.org/10.1046/j.1365-2214.1999.00073.x

Gold, R. L. (1958). Roles in Sociological Field Observations. Social Forces, 36(3), 217-223. https://doi.org/10.2307/2573808

Hume, C. (2004). Children's perceptions of their home and neighborhood environments, and their association with objectively measured physical activity: a qualitative and quantitative study. Health Education Research, 20(1), 1-13. https://doi.org/10.1093/her/cyg095

James, A., & Prout, A. (Éds.). (2015). Constructing and reconstructing childhood: contemporary issues in the sociological study of childhood. Routledge, Taylor & Francis Group.

Katz, D. L., Katz, C. S., Treu, J. A., Reynolds, J., Njike, V., Walker, J., Smith, E., & Michael, J. (2011). Teaching Healthful Food Choices to Elementary School Students and Their Parents: The Nutrition DetectivesTM Program*. Journal of School Health, 81(1), 21-28. https://doi.org/10.1111/j.1746-1561.2010.00553.x

Larsson, I., Staland-Nyman, C., Svedberg, P., Nygren, J. M., & Carlsson, I.-M. (2018). Children and young people's participation in developing interventions in health and well-being: a scoping review. BMC Health Services Research, 18(1). https://doi.org/10.1186/s12913-018-3219-2

Le Bossé, Y. (2015). Sortir de l'impuissance : invitation à soutenir le développement du pouvoir d'agir des personnes et des collectivités. Éditions Ardis.
Lepoutre, D. (1997). Cœur de banlieue : codes, rites et langages. O. Jacob.
Lignier, W. (2008). La barrière de l'âge. Conditions de l'observation participante avec des enfants. Genèses, 73(4), 20. https://doi.org/10.3917/gen.073.0020
Macaulay, A. C. (2016). Participatory research: What is the history? Has the purpose changed? Family Practice, cmw117. https://doi.org/10.1093/fampra/cmw117
Mandell, N. (1988). The least-adult role in studying children. Journal of Contemporary Ethnography, 433-467.
Mantoura, P., & Potvin, L. (2012). A realist–constructionist perspective on participatory research in health promotion. Health Promotion International, 28(1), 61-72. https://doi.org/10.1093/heapro/das037
Matthews, S. H. (2007). A Window on the? New? Sociology of Childhood. Sociology Compass, 1(1), 322-334. https://doi.org/10.1111/j.1751-9020.2007.00001.x
Mauger, G. (1991). Enquêter en milieu populaire. Genèses, 6, 125-143.
Maurice, A. (2013). Les usages sociaux des messages nutritionnels par les adolescents. In La juste mesure. Une sociologie historique des normes alimentaires (T. Depecker, A. Lhuissier et A. Maurice, p. 317-348). Presses Universitaires de Rennes.
Maurice, A. (2014). Les préadolescents comme ressorts des actions de santé publique : analyse d'un projet d'éducation alimentaire en collège, thèse de doctorat en sciences de l'éducation. Université Paris 5 René Descartes.
Maurice, A. (2016). Les effets d'un programme d'éducation alimentaire au collège sur les élèves. Analyse des résultats obtenus dans différents contextes socioculturels. Revue Education, Santé, Sociétés, 2, 132-149.
McNamee, S., & Seymour, J. (2013). Towards a sociology of 10–12 year olds? Emerging methodological issues in the 'new' social studies of childhood. Childhood, 20(2), 156-168. https://doi.org/10.1177/0907568212461037
Moran-Ellis, J. (2010). Reflections on the Sociology of Childhood in the UK. Current Sociology, 58(2), 186-205. https://doi.org/10.1177/0011392109354241

Morrow, V. (2001). Using qualitative methods to elicit young people's perspectives on their environments: some ideas for community health initiatives. Health Education Research, 16(3), 255-268. https://doi.org/10.1093/her/16.3.255

Nations Unies. (1990). Convention relative aux droits de l'enfant. Haut-Commissariat des Nations Unies pour les Droits de l'Homme.

Neulat, N. (2005). Nutritional Education in Schools. Enfances & Psy, 27(2), 96-100. Cairn.info. https://doi.org/10.3917/ep.027.0096

Orellana, M. F. (1999). Space and place in an Urban Landscape: Learning from children's views of their social worlds. Visual Sociology, 14(1), 73-89. https://doi.org/10.1080/14725869908583803

Organisation mondiale de la santé. (1986). Charte d'Ottawa pour la promotion de la santé.

Orliange, E. (2019). Ateliers « cuisine » au collège : la clé pour apprendre à mieux consommer ? Programme de recherche AFCC "Arts de Faire Culinaires au Collège. The Conversation France, 1-6.

Potvin, L., McQueen, D. V., & Hall, M. (2008). Introduction. In Aligning Evaluation Research and Health Promotion Values: Practices from the Americas. Health Promotion Evaluation Practices in the Americas (Potvin, L., McQueen, D. V., Hall, M., Salazar, L., Anderson, L. M. and Hartz, Z. M. A., p. 1-9). Springer.

Rasmussen, K. (2004). Places for Children – Children's Places. Childhood, 11(2), 155-173. https://doi.org/10.1177/0907568204043053

Scheen, B. (2018). Promotion de la santé et démarches participatives : Décryptage et points d'attention. RESO.

Schwartz, O. (1993). L'empirisme irréductible, Postface. In Le Hobo, sociologie du sans-abris (N. Anderson, p. 265-308). Nathan.

Sirota, R. (Éd.). (2006). Éléments pour une sociologie de l'enfance. Presses universitaires de Rennes. https://doi.org/10.4000/books.pur.12497

Tessier, S., Chauliac, M., Descamps Latscha, B., & Pol, D. (2010). Éducation nutritionnelle à l'école : évaluation d'une méthode pédagogique « La Main à la Pâte ». Santé Publique, 22(2), 229-238. Cairn.info. https://doi.org/10.3917/spub.102.0229

Van Auken, P. M., Frisvoll, S. J., & Stewart, S. I. (2010). Visualising community: using participant-driven photo-elicitation for research and application. Local Environment, 15(4), 373-388. https://doi.org/10.1080/13549831003677670

Wallerstein, N., & Duran, B. (2003). The conceptual, historical and practical roots of community based participatory research and related participatory traditions. In Community-Based Participatory Research for Health: Advancing Social and Health Equity (p. 27-52).
Wallerstein, N., Giatti, L., Akerman, M., Jacobi, P., de Toledo, R., Mendes, R., Acioli, S., Bluehorse-Anderson, M., Frazier, S., & Jones, M. (2017). Shared Participatory Research Principles and Methodologies: Perspectives from the USA and Brazil—45 Years after Paulo Freire's "Pedagogy of the Oppressed". Societies, 7(2), 6. https://doi.org/10.3390/soc7020006
Wang, C. C. (2006). Youth Participation in Photovoice as a Strategy for Community Change. Journal of Community Practice, 14(1-2), 147-161. https://doi.org/10.1300/J125v14n01_09
Wang, C. C., Yi, W. K., Tao, Z. W., & Carovano, K. (1998). Photovoice as a Participatory Health Promotion Strategy. Health Promotion International, 13(1), 75-86. https://doi.org/10.1093/heapro/13.1.75

Introduction au chapitre : Des espaces pour penser et pour apprendre. Quel rôle pourrait jouer l'argumentation dans la promotion de la santé des enfants ? rédigé par Antonio Iannaccone et Elisa Angiolini

Ce chapitre apporte un éclairage novateur sur les pratiques sociales en promotion de la santé des enfants en explorant le potentiel de l'argumentation comme outil pédagogique. Il s'inscrit dans une approche qui reconnaît l'enfant comme un acteur compétent et actif dans son apprentissage, capable de raisonnement critique dès son plus jeune âge. Cette perspective renouvelle les pratiques sociales en promotion de la santé en proposant de dépasser les approches traditionnelles de transmission unilatérale d'informations pour privilégier des espaces de dialogue et de co-construction des savoirs.

Les auteurs mettent en lumière l'importance de créer des « espaces pour penser » où les enfants peuvent développer et exprimer leurs compétences argumentatives. Ces espaces, qu'ils soient en milieu scolaire ou dans d'autres contextes éducatifs, constituent des pratiques sociales innovantes qui valorisent la participation active des enfants dans leur apprentissage de la santé. En encourageant les enfants à formuler des arguments, à écouter ceux des autres et à engager un dialogue critique, ces pratiques favorisent non seulement l'acquisition de connaissances en santé, mais aussi le développement de compétences sociales et cognitives essentielles.

Le chapitre contribue également de manière significative au partage de savoirs dans le domaine de la promotion de la santé. Il propose une synthèse interdisciplinaire des recherches en psychologie du développement, en linguistique et en sciences de l'éducation, offrant ainsi aux professionnels de la santé et de l'éducation un cadre théorique solide pour repenser leurs pratiques. Les auteurs partagent des connaissances sur les capacités argumentatives précoces des enfants, remettant en question certaines idées reçues sur le développement cognitif et ouvrant de nouvelles perspectives pour l'éducation à la santé.

De plus, le chapitre présente des exemples concrets d'application de l'argumentation dans des contextes de promotion de la santé, comme la prévention de l'obésité infantile. Ces exemples illustrent comment les théories de l'argumentation peuvent être traduites en pratiques éducatives efficaces, facilitant ainsi le transfert de connaissances entre la recherche et le terrain.

En explorant le concept d'« écologie des savoirs », les auteurs encouragent une approche plus inclusive et participative de la promotion de la santé. Ils proposent de valoriser non seulement les connaissances scientifiques, mais aussi les savoirs expérientiels des enfants, créant ainsi un dialogue enrichissant entre différentes formes de connaissances. Cette approche favorise un partage de savoirs plus équitable et adapté aux réalités vécues par les enfants.

Enfin, en soulignant l'importance d'une posture dialogique de l'adulte dans les interactions avec les enfants, le chapitre offre des pistes concrètes pour améliorer la communication en promotion de la santé. Il invite les professionnels à adopter une attitude d'écoute et d'ouverture, créant ainsi des conditions favorables à un véritable échange de savoirs avec les enfants.

Didier Jourdan, Carole Faucher et Valérie Ivassenko

Des espaces pour penser et pour apprendre. Quel rôle pourrait jouer l'argumentation dans la promotion de la santé des enfants ?

Antonio Iannaccone[1], Elisa Angiolini[2]
1)Professeur émérite en Psychologie à l'Université de Neuchâtel (Suisse)
2)Docteure en Psychologie et Éducation, Université de Neuchâtel (Suisse)

Mots clés : pensée critique, argumentation, éducation, enfant

Introduction

L'idée d'apprentissage en psychologie de l'éducation a été traditionnellement influencée par une représentation du développement en tant que processus linéaire de distanciation progressive des enfants de l'expérience concrète de la réalité à travers l'appropriation de nouveaux outils cognitifs. Le fil rouge de ce processus serait le remplacement des formes « prélogiques » de la pensée, étroitement liées aux propriétés du réel, par des formes d'activité cognitive médiatisées par la pensée symbolique d'abord et par la pensée logique ensuite. Par conséquent, la plupart des théories qui adhèrent à cette modalité d'explication de l'apprentissage ont alimenté des dispositifs éducatifs qui visent en principe à suivre et favoriser cette évolution linéaire de la pensée concrète à la pensée abstraite.

Un exemple emblématique est celui de l'acquisition des connaissances logico-mathématiques. Selon les présupposés des théories de l'apprentissage présentées dans le paragraphe précédent, les étapes de l'acquisition de la pensée mathématique suivraient un parcours commençant par les premières expériences sensori-motrices de l'enfant, caractérisées par une exploration sensorielle du monde, par sa manipulation et de retour par une complexification des schémas cognitifs utilisables dans ce genre d'activités. Successivement, après avoir consolidé la pensée représentative, l'enfant fait recours aux systèmes conventionnels de notation de la réalité en accédant progressivement aux premières opérations de type logico-mathématiques. À la suite de l'appropriation d'outils logiques de plus en plus sophistiqués et coordonnés, les étapes successives donneront à l'enfant un cadre plus fiable et stable de la réalité en lui permettant un accès plus efficace à la compréhension aussi des événements possibles. Selon les auteurs qui soutiennent une telle approche théorique, le développement des compétences logico-mathématiques sera considéré alors comme une sorte de contournement des contraintes émergentes au cours des interactions de type prélogique avec l'environnement.

Partagée sous différents « formats » par la plupart des chercheurs en éducation du siècle 1900 (entre autres, Dewey, Piaget mais aussi Vygotsky et Bruner dans sa période « cognitiviste »), cette posture épistémologique a influencé profondément les pratiques d'enseignement avec des conséquences largement positives sur les conceptions éducatives mais aussi quelques limites dont il sera question dans les pages suivantes de notre contribution.

L'enfant actif explorateur de son environnement

Les effets positifs de ces théories de l'apprentissage peuvent se résumer en évoquant principalement une transformation importante du rôle attribué à l'activité de l'apprenant dans son environnement. L'image traditionnelle du bon élève « collecteur » de connaissances dispensées par des experts-enseignants laisse ainsi la place à une image d'un enfant « explorateur » du réel, plus congruente avec les données obtenues par la recherche scientifique menée dans la seconde partie du XX siècle. En vérité, juste un rapide tour d'horizon des théories de l'apprentissage ferait émerger une longue liste d'ancêtres illustres qui ont jeté les multiples bases qui alimentent l'idée d'éducation active (entre autres : Comenius, Rousseau, Pestalozzi, Fröbel, Montessori, Claparède, Dewey) mais ce sera sans doute l'approche empirique notamment défendue par Piaget et par Bruner qui donnera aux théories de l'apprentissage des arguments scientifiques bien plus solides et partageables par rapport aux pédagogies à base philosophique. Dans une contribution du 1972, Piaget donne une définition remarquable de la manière d'appliquer les « méthodes pédagogiques actives » : « ... une expérience qu'on ne fait pas soi-même avec toute liberté d'initiative n'est, par définition, plus une expérience, mais un simple dressage sans valeur formatrice, faute de compréhension suffisante du détail des démarches successives. En un mot, le principe fondamental des méthodes actives ne saurait que s'inspirer de l'histoire des sciences et peut s'exprimer sous la forme suivante : comprendre c'est inventer, ou reconstruire par réinvention et il faudra bien se plier à de telles nécessités si l'on veut, dans l'avenir, façonner des individus capables de production ou de création et non pas seulement de répétition » (p. 13).

Dans la recherche psychologique s'affirme ainsi la représentation d'un enfant qui s'approprie des connaissances en faisant activement expérience du monde qui l'entoure et d'un enfant participant aux interactions dynamiques à la fois physiques et sociales qui caractérisent l'environnement dans lequel il agit. Ainsi la notion d'apprentissage ne pouvant plus se réduire à l'idée d'un dépôt des connaissances préconçues dans les esprits des jeunes générations, un processus d'adaptation progressive des élèves aux contextes environnementaux, sociaux et culturels sera considéré.

En suivant des parcours en partie divergents, ces chercheurs ont ainsi permis d'enterrer massivement les explications empiristes plus radicales du développement psychologique et des processus d'apprentissage. L'ancienne métaphore de la « Tabula rasa », chère aussi à certaines postures empiristes (et behavioristes en psychologie), a été progressivement abandonnée en faveur de visions du développement psychologique qui se construisent de manière dynamique et dans l'articulation nécessaire entre « nature et culture ».

La diffusion et l'impact de ces idées sur les pratiques éducatives ont été impressionnants dans la plupart des pays. Après des siècles de méconnaissance des manières de raisonner et d'apprendre de l'enfant, les pratiques des enseignants ont subi des transformations rapides et profondes, nonobstant quelques nostalgiques oppositions politiques et culturelles toujours présentes dans les situations de changement.

Le domaine de l'éducation à la santé a été également influencé par cette véritable révolution épistémologique qui a caractérisé la nouvelle compréhension des bases scientifiques de l'apprentissage. La contribution de Alexandre et Maurice [dans ce même ouvrage] est un exemple tout-à-fait clair et intéressant des opportunités ouvertes au domaine de la promotion de la santé par le repositionnement conceptuel de l'enfant apprenant. Pour les deux auteures, « saisir le vécu des enfants et adolescents sur des sujets qui les concernent représente un réel défi » car – comme elles précisent plus loin dans le chapitre – pour un apprentissage efficace les destinataires doivent se sentir engagés et participer à tous les niveaux de conception et de réalisations des activités auxquelles ils doivent prendre parti. Comme on verra ici-bas, un engagement libre et des interactions sociales qui se déploient dans un contexte ouvert et riche sont la base du désir d'apprendre qui nourrit la curiosité spontanée des enfants et leur capacité à découvrir et s'approprier de nouveaux aspects du monde qui les entourent.

Un enfant compétent

Nonobstant l'importance attribuée par la « pédagogie active », laquelle a mis l'accent sur la centralité de l'élève, la majorité des explications de l'apprentissage chez l'enfant ont continué pour une longue période à défendre une idée de développement psychologique basé sur la transition de formes prélogiques de la pensée à celles logiques et logico-formelles. Cette représentation du développement psychologique – comme nous l'avons vu — a beaucoup influencé les activités éducatives en alimentant des dispositifs pédagogiques visant à des activités éducatives avec une base logico-mathématique prédominante. Un des prototypes de ces modèles de développement psychologique est sans doute celui que Piaget a proposé et intégré au fil des longues années de son parcours scientifique. Piaget nous a démontré, à travers ses observations fascinantes, comment le développement cognitif se construit au travers des interactions adaptatives des enfants « explorateurs » (Iannaccone, Perret-Clermont &Convertini, 2019) de leur environnement, attribuant ainsi un solide statut scientifique aux intuitions philosophiques à la base de la pédagogie active.

Si d'un côté les travaux de Piaget et l'ensemble des expériences de l'école active ont profondément changé la manière d'enseigner et la représentation de l'apprenant de l'autre, ils ont mis en évidence certaines limites intrinsèques à ces perspectives. A cet effet, parmi les remarques les plus importantes adressées aux travaux de Piaget est la place prédominante que le cognitif occupe dans les explications du développement psychologique. L'avancement de la recherche sur le développement psychologique montrera que le rapport entre l'organisme et son environnement est plus complexe et riche que celui postulé par Piaget. Quand on passe de la représentation du sujet épistémique à celle de l'enfant réel qui est censé mettre en œuvre ses capacités cognitives, d'autres éléments se révèlent incontournables pour expliquer l'apprentissage (Lebeaume, 2011). Perret-Clermont (1980) par exemple met en évidence déjà au début des années 1980 comment la vision de Piaget appliquée à l'éducation risque de restreindre la représentation de l'élève à celle d'un « être vivant dans un vide social et devant découvrir seul les propriétés des objets et celles de ses propres actions, en l'absence de tout éclairage culturel » (p. 31). La plupart des remarques avancées aux idées pédagogiques de Piaget conduisent à des conceptualisations plus sensibles aux éléments sociaux et culturels qui participent à l'élaboration des processus d'apprentissage. Ci-dessous, nous présentons un bref excursus de quelques recherches contextualistes qui ont ouvert des pistes intéressantes pour concevoir des dispositifs d'apprentissage (et donc d'éducation à la santé). Comme le soulignent Perret-Clermont, Schär, Greco, Convertini et Iannaccone (2019), parmi les recherches contextualistes, il ne faudrait pas négliger avant tout la diffusion importante et relativement récente des travaux de Vygotsky qui ont mis en évidence le rôle de la culture et des processus de signification dans l'apprentissage ; ensuite l'évolution contextualiste des recherches menées autour de la notion de conflits socio-cognitifs (Perret-Clermont, Grossen & Nicolet, 2000) ; les études des interactions conversationnelles qui ont montré comment la communication dépend de la nature de l'intersubjectivité qui vient à s'établir lors des interactions interpersonnelles (voir par exemple : Rommetveit, 1976 ; Linell, 2009) ; les études de Bruner (1986 ; 2002) qui ont mis en évidence le rôle joué par l'attribution de signification et par les narrations dans le développement psychologique et particulièrement dans l'apprentissage ; les approches linguistiques qui ont mis en exergue ; les dimensions sociales et pragmatiques de la communication (Bernicot, 2010).

Ces lignes de recherche – parmi d'autres non mentionnées ici – ont conduit encore une fois à reformuler les conceptions de l'apprentissage. En particulier ces travaux ont permis de re-situer l'apprenant, déjà reconnu en tant qu'acteur actif de ses apprentissages par les recherches précédentes, dans des véritables *contextes d'activité.* Cette nouvelle vision de l'apprentissage met en évidence la nécessité de considérer – à côté des capacités logiques – les compétences de communication interpersonnelle parfois très sophistiquées, les modalités efficaces de participation à la vie sociale, la capacité de gérer les émotions

« internes » et celles qui se déclenchent lors des interactions sociales. S'éloignant en partie de l'idée d'apprenant-explorateur « cognitif », équipé avant tout de compétences logiques solides, la pédagogie s'ouvre ainsi à une conception dialogique de l'apprendre qui présuppose que les participants aux situations de formation seraient d'abord des partenaires de la communication (Säljö et Pramling, 2015 ; Perret-Clermont, Schär, Greco, Convertini et Iannaccone, 2019) qui agissent dans des « espaces de pensée » (Perret-Clermont, 1991, 2011; Iannaccone & Zittoun, 2014) qui dans le meilleur des cas seront à la fois stimulants et socio-émotionnellement sécurisés.

Dans le prochain paragraphe, nous essayerons de montrer comment cette idée d'apprentissage « participatif » demande la prise en compte de compétences communicationnelles spécifiques parmi lesquelles les activités argumentatives occupent une place importante.

Argumenter pour apprendre

Le repositionnement « conversationnel » de la recherche en éducation dont il a été question dans le paragraphe précédent a ouvert plusieurs intéressantes pistes d'investigations et, parmi ces pistes, l'étude des activités argumentatives chez les enfants semble spécialement prometteuse (Muller Mirza & Perret-Clermont, 2009 ; Nonnon, 2015). En effet, les résultats de recherches contemporaines consacrées aux relations entre argumentation et apprentissage ont apporté des connaissances très utiles au domaine de l'éducation et sont potentiellement utiles à la préparation de parcours innovants dans le domaine de l'éducation à la santé.

Nos intérêts pour l'argumentation émergent au sein d'un parcours interdisciplinaire qui a vu pendant plusieurs années des psychologues du développement collaborer avec des linguistes[1] pour explorer les conditions d'émergence de la pensée argumentative chez des enfants d'âge préscolaire et scolaire. Nous sommes partis du constat que, par rapport à une tradition séculaire d'études consacrées à l'argumentation

[1] Anne-Nelly Perret-Clermont (requérante principale), Antonio Iannaccone, Sara Greco, Andrea Rocci (co-requérants), Josephine Convertini, Rebecca Schär (doctorantes). « Analysing children's implicit argumentation : Reconstruction of procedural and material premises ». FNS 100019-156690/1 (01.01.2015 - 28.02.2019)

chez les adultes, les activités argumentatives chez les enfants ont été largement négligées. Au début de ce parcours interdisciplinaire, il nous a semblé clair que les théories classiques, largement fondées sur la primauté de la rationalité dans l'argumentation pouvaient ne pas être applicables aux enfants plus petits qui seraient notamment peu ou pas équipés de compétences logiques consolidées.

Deux raisons principales semblent questionner cette conclusion : d'une part, les acquis de la recherche consacrée au développement psychologique (et que nous avons brièvement résumés dans les pages précédentes) montrent que le raisonnement de l'enfant peut se déployer sur des principes de cohérence avec les situations sociales auxquelles il prend part, sans forcément être le fruit d'une application rigoureuse de la logique. Pour établir une cohérence des faits sociaux, l'enfant ne cherchera pas forcément des preuves logiquement valides au soutien de son point de vue et visant à convaincre rationnellement son partenaire conversationnel. Il tentera plutôt d'être « raisonnable » (Iannaccone, Perret-Clermont, Convertini, 2019) par rapport à ses interprétations de la situation à laquelle il participe. Alors que la rationalité désigne l'utilisation de la raison, la raisonnabilité se réfère à la qualité de cette utilisation, plus précisément à l'utilisation adéquate de la raison en fonction du contexte. Cela n'implique pas que la raisonnabilité contredit ou exclut la rationalité ; mais, comme le disent Rigotti et Greco Morasso (2009), la première dépasse la dernière. Dans le quotidien, ce concept fait référence au fait que parfois une attitude rationnelle n'est pas satisfaisante par rapport à la dynamique de la situation. Si, par exemple, un enseignant d'anglais corrige les élèves à chaque fois qu'ils commettent des erreurs en tentant de pratiquer la langue, on ne pourra pas dire qu'il s'agit là d'une méthode pédagogique raisonnable, puisqu'elle présente le risque de décourager les étudiants qui peuvent alors décider d'arrêter l'apprentissage de la langue. En effet, la rationalité ne suffit pas pour faire face à toutes les décisions cognitives et pragmatiques que vit l'être humain (van Eemeren, 2015). Le discours rationnel n'amène à des conclusions nécessairement vraies que lorsque l'on part de prémisses vraies ; cependant, l'argumentation survient dans le milieu de l'interaction humaine, qui est dominé par la possibilité et non pas par la nécessité (Rigotti & Greco Morasso, 2009). Pour ces raisons, les arguments que les enfants utilisent peuvent ne pas apparaître à l'adulte suffisamment « logiques ». L'autre raison qui nous a convaincus à mener autant de recherches sur l'argumentation chez l'enfant est liée au nombre croissant de travaux empiriques qui montrent la présence de capacités inférentielles chez les enfants à partir d'âges très précoces (Gopnik et Meltzoff, 1998) qui ne sont pas toujours explicitées. Probablement la compétence langagière limitée des plus petits enfants et le fait que le raisonnement chez les enfants se construise dialogiquement ne permettent pas d'exprimer de manière complète et claire leur raisonnement. Cela augmente par conséquent la probabilité de malentendus interprétatifs de la part de l'adulte.

En ce qui concerne les recherches (Perret-Clermont, Schär, Greco, Convertini et Iannaccone, 2019) qui visent à reconstruire les implicites du raisonnement argumentatif des enfants, les résultats montrent la présence d'activités argumentatives parfois très complexes à partir de l'âge préscolaire. Ces recherches permettent d'observer que les enfants, dans les espaces conversationnels à l'école comme à la maison, utilisent des argumentations à propos de ce qui se passe dans leur contexte d'activité, vraisemblablement dans le but de chercher à mieux le comprendre et par conséquent à le gérer de manière la plus efficace possible (du point de vue de l'enfant)[1].

Ces recherches amènent à penser que l'activité argumentative chez les enfants s'inscrit dans l'ensemble plus large des conduites adaptatives à la vie sociale qui émergent progressivement tout au long du développement psychologique. L'expérience sociale étant fondée sur des équilibres qui ne dépendent pas uniquement de l'exercice de la pensée logique, nous avons entrevu dans les pratiques argumentatives des enfants une dynamique exploratoire (Iannaccone, Perret-Clermont &Convertini, 2019) qui viserait entre autres à « tester » la résistance des positions conversationnelles des autres participants aux échanges interpersonnels dans le but d'influencer leur comportement. Nos résultats indiquent aussi que les argumentations émergent (et se construisent, voir Nonnon, 2015) au cours des interactions sociales et semblent se compléter lors des échanges avec les pairs et les adultes. À la différence des argumentations « prédéfinies » que les adultes produisent notamment dans des contextes juridiques et médicaux, chez les enfants, l'argumentation émerge au fil de l'interaction même, se consolidant dans une dynamique dialogique (Linell, 2009) dans laquelle la posture « collaborative » de l'adulte joue un rôle essentiel.

[1] Plusieurs exemples ont été récoltés et analysés par Joséphine Convertini (2019 ; 2020).

La condition qui permettrait l'émergence des argumentations dans le raisonnement de l'enfant semblerait liée à la disponibilité des partenaires conversationnels adultes à accueillir le point de vue de l'enfant, facilitant ainsi sa participation cognitive et sociale à l'interaction (Perret-Clermont et al., 2019 ; Convertini, 2019). Les données récoltées par ces recherches semblent aussi nous autoriser à penser que les enfants, à travers l'expérience des « résistances » argumentatives des interlocuteurs qui émergent lors des activités conversationnelles, se donnent entre autres les moyens pour tester l'efficacité de leurs visions du monde en s'opposant aux postures conceptuelles et sociales des partenaires. En même temps, argumenter semble aussi un moyen pour explorer les propriétés du monde matériel à travers des formes de verbalisation des contradictions qui apparaissent lors de l'expérience (Piaget, 1974 ; Iannaccone, 2015).

Pour toutes ces raisons, l'approche dialogique de l'argumentation semble ouvrir des pistes intéressantes pour conceptualiser des dispositifs pédagogiques optimisant les apports des interactions sociales (Perret-Clermont, 1979/2000), l'expérience (Dewey, 1938 ; Iannaccone, 2015) et la posture communicative de l'adulte [1].

Évidemment, l'adoption de dispositifs d'apprentissages fondés sur l'idée d'argumentation dialogique demande en même temps de repenser certains présupposés des théories de l'apprentissage contemporaines. Parmi ces présupposés il faudrait commencer par une prise en compte des « espaces pour penser » (Perret-Clermont, 2015) qui peuvent favoriser l'émergence d'une posture critique chez l'enfant à travers notamment une remise en question du rôle assigné à l'adulte dans le processus d'enseignement/apprentissage.

En effet, lors de nos activités de recherche (Convertini, 2019), nous avons pu observer une évidente difficulté de l'adulte à saisir les propositions argumentatives des enfants. Dans les situations observées, souvent l'adulte n'entre pas en matière par rapport aux arguments produits par l'enfant. Il semble ne pas vouloir assumer le point de vue de l'enfant, car les arguments sont apparemment fondés sur des éléments « illogiques » et/ou « incongrus » avec son point de vue (cf. Angiolini, 2024).

---

[1] Plus loin dans le texte sera reprise la distinction entre position monologique et position dialogique.

Pour donner aux lecteurs une idée de l'observation de ces aspects et réflexions théoriques dans une situation concrète, nous aimerions citer ici un exemple d'une interaction argumentative à laquelle un des auteurs (Angiolini) a accidentellement assisté. L'épisode concerne une situation spontanée : la chercheuse avait été invitée à un repas informel auquel un enfant de quatre ans et ses parents participaient. À un moment du repas, une courgette farcie est servie dans l'assiette de l'enfant et sa mère s'exclame « *P., mange la courgette* ! » (Original : « *P., mangia la zucchina ! »*)[1]. L'enfant répond après quelques secondes : « *Pas de courgette. C'est pas rond !* » (Original : *« No zucchina. Non è rotonda ! »*). L'épisode se termine avec la mère qui essaie de faire manger l'enfant en lui expliquant qu'il s'agit bien d'une courgette, même si elle a été coupée et farcie avec de la viande. Si nous jugions cette conversation banale et l'intervention de l'enfant illogique ou inappropriée, nous ne serions pas en mesure de comprendre pleinement les enjeux de la situation. Bien que la phrase de l'enfant puisse paraître bizarre à première vue, elle contient une assez solide inférence. Il semble évident que, selon l'enfant, la propriété distinctive de l'objet « courgette » est sa rotondité. La mère soutient que ce qu'il a dans le plat est une courgette, mais l'objet qu'il a dans l'assiette n'est pas rond (comme toutes les courgettes – d'après sa connaissance, ou mieux d'après la connaissance qu'il semble mobiliser dans ce cas). Donc, ceci n'est pas une courgette. En ses propres mots, l'enfant explicite sa position qui s'oppose à celle de la mère et donne une raison pour laquelle cela n'est pas une courgette. Évidemment, il y a quelque chose qui ne marche pas dans la prémisse matérielle (qui concerne l'information de la réalité – dont le fait qu'être ronde qualifie toujours toutes les courgettes), mais d'un point de vue procédural, le raisonnement logique de l'enfant fait absolument sens (si l'objet O est qualifié par une certaine propriété descriptive P et un objet X n'a pas cette propriété P, alors X n'est pas O).

L'analyse de cet épisode témoigne que le raisonnement de l'enfant à partir d'une prémisse n'est pas facile à saisir par l'adulte, car il est largement implicite. Mettre en évidence les compétences argumentatives des enfants négligées par la tradition classique de la psychologie du développement pourrait jouer un rôle déterminant pour

---

[1] L'exemple a été anonymisé. L'initiale du prénom est une initiale fictive.

favoriser l'apprentissage actif. Étant donné que la promotion de la santé chez les enfants est liée à leur compréhension du monde et à leur capacité de convaincre et de défendre de manière critique leurs postures intellectuelles, nous pensons que l'efficacité d'un dispositif qui vise à soutenir le changement conceptuel sous-jacent à la promotion de la santé ne peut que bénéficier par la prise en compte des dynamiques argumentatives « raisonnables » des destinataires. Reconnaître des compétences argumentatives aux enfants signifie notamment s'ouvrir à une pédagogie du dialogue et de la participation active des destinataires dont les bénéfices sont bien connus (Greco, 2020).

Les compétences argumentatives, puissants outils d'apprentissage

Dans cette partie du chapitre, il nous semble pertinent de reprendre quelques notions clés autour de l'argumentation, utile à concevoir des dispositifs éducatifs. Il est bien connu que l'argumentation est un événement complexe qui se produit très souvent dans la vie quotidienne (parfois à la marge d'une claire prise de conscience des interlocuteurs). Évidemment quand on pense à des situations argumentatives, les exemples prototypiques rappellent les contextes juridique et politique. En réalité au quotidien nombreuses situations exigent des prises de décision, par exemple : choisir ce modèle-ci d'ordinateur ou celui-là ; décider de s'inscrire à une école plutôt qu'une autre ; convaincre les parents de nous acheter un scooter ; discuter avec la/le partenaire du type de vacances qu'on veut faire ; décider d'adopter une conduite alimentaire saine en renonçant à des aliments gourmands... Toutes ces situations impliquent des processus qui peuvent être soutenus par des argumentations, comme exprimer une position et fournir des justifications (voir la définition d'argumentation un peu plus bas).

Cette pratique discursive qui fait partie de l'expérience quotidienne a été étudiée par différentes disciplines et traditions, comme la philosophie, la logique, la linguistique, la théorie de l'argumentation, la psychologie, etc.

Dans cette contribution, nous allons montrer l'importance d'adopter une position psycholinguistique qui est largement fondée sur l'approche pragma-dialectique (van Eemeren & Grootendorst, 1984, 2004 ; van Eemeren, 2018). Selon la pragma-dialectique, l'argumentation serait une activité verbale, sociale et rationnelle, qui vise à convaincre un opposant raisonnable de l'acceptabilité d'un point de vue (*standpoint*) en avançant des propositions qui justifient ou refusent la position proposée comme *standpoint*.[1] Argumenter est ainsi une activité axiomatiquement sociale puisqu'elle se réalise dans des espaces sociaux avec des interlocuteurs ou au travers de formes textuelles qui présupposent l'existence virtuelle d'un interlocuteur, ou un « *generalized other* » (Mead, 1934 ; Asterhan & Schwarz, 2009 ; Leitao, 2000).[2] Alors que la nature « sociale » de l'argumentation est partagée dans la littérature, le « social » peut être compris différemment selon les présupposés théoriques pris en considération. Les travaux empiriques et théoriques semblent se rattacher à deux épistémologies principales déjà annoncées dans le premier paragraphe : le monologisme et le dialogisme. Selon la première, la communication peut être considérée comme un échange de messages d'un individu à l'autre et le langage serait un code de paires d'expressions et signifiés figées. Dans ce sens, l'approche monologique considère l'argumentation comme une compétence individuelle qui permet de catégoriser les arguments, les typologies, de tenir compte de la complexité logique et syntaxique du langage utilisé. En revanche, le dialogisme (Linell, 2009) voit la connaissance comme nécessairement construite, négociée et (re)contextualisée *in situ*, dans des contextes socioculturels donnés et dans le dialogue avec les autres. La perspective dialogique se fonde sur l'idée que les individus sont interdépendants dans les processus de compréhension réciproques et de création des sens (Markova, 2016). Concernant l'argumentation, le dialogisme se pose la question du comment des individus interdépendants élaborent les dynamiques argumentatives qui seront irréductibles à l'individu. L'interaction sociale devient un vrai espace pour l'argumentation

[1]Cette définition est notre traduction de celle proposée par van Eemeren et Grootendorst: "Argumentation is a verbal, social, and rational activity aimed at convincing a reasonable critic of the acceptability of a standpoint by putting forward a constellation of propositions justifying or refuting the proposition expressed in the standpoint". F. H. van Eemeren, R. Grootendorst. (2004). *A Systematic Theory of Argumentation. The pragma-dialectical approach.* Cambridge: Cambridge University Press, p.1.

[2]Iannaccone, A., & Arcidiacono, F. (2017). Argumentation in dialogue: Final conclusions. In F. Arcidiacono & A. Bova (Eds.), *Interpersonal Argumentation in Educational and Professional Contexts* (pp. 201-218). New York : Springer.

(Muller Mirza & Perret-Clermont, 2009) et, plus en général, un espace de pensée (Iannaccone & Zittoun, 2014)[1].

Présupposés pédagogiques

Au-delà des débats théoriques, les options monologiques et dialogiques influencent concrètement le recours à l'argumentation en éducation et notamment dans la construction de dispositifs pédagogiques : dans une perspective monologique, notamment, la tendance est plutôt celle de pratiquer et renforcer les outils linguistiques et conceptuels pour que les étudiants en tant qu' individus apprenant à argumenter ; par contre adopter le point de vue dialogique amène plutôt à la création dans les contextes éducatifs d'une « culture de l'argumentation » (Iannaccone & Arcidiacono, 2017) qui vise à créer des espaces interpersonnels finalisés à la co-construction des arguments entre élève et entre élèves et enseignants. Dans le domaine de l'éducation, ces deux épistémologies qui ne sont pas forcément considérées mutuellement exclusives, sont à la base de deux types de dispositifs qui mobilisent différemment les rapports entre argumentation et apprentissage.

Learning to argue

Le focus du premier type est sur les compétences argumentatives et leur promotion chez les étudiants (Schwarz, 2008 ; Muller Mirza & Perret-Clermont, 2009 ; Kuhn, 1991, 1993 ; Felton & Kuhn, 2001 ; Golder, 1996 ; Rapanta et al., 2013 ; Schwarz & Baker, 2017). L'argumentation renvoie à des *skills*, notamment des compétences que les étudiants possèdent déjà ou doivent apprendre et améliorer. Il s'agit d'une perspective *competence-centered*, où l'enfant est au centre de l'attention et ses productions verbales individuelles sont objet d'évaluation, en suivant des critères qui permettent la confrontation

[1] L'idée d'espace social de pensée ou d'espace social *pour* penser représente un des éléments centraux de la revisitation de la notion de contexte en psychologie du développement de la part d'Anne-Nelly Perret-Clermont (2001 ; 2004). Renvoyant le lecteur aux articles cités pour un approfondissement, dans le cadre de ce chapitre, nous pouvons juste rappeler que la notion d'espace social de la pensée désigne toute situation dans laquelle les interlocuteurs ont le sentiment de pouvoir librement s'exprimer, en ayant en même temps la certitude de se trouver dans une position sécurisée au point de vue psychologique.

entre les capacités de l'enfant et celles de l'adulte[1]. Le but du *Learning to argue* est d'apprendre aux élèves des compétences linguistiques et cognitives qui permettent de détecter les différents points de vue présents dans le discours (ou dans un texte), d'exprimer et de soutenir une position (donc produire des argumentations structurées) aussi bien dans le contexte scolaire que, par transfert, dans les situations de vie quotidienne.

Arguing to learn

Dans le cadre du second type de conception, l'argumentation n'est pas considérée comme un *skill* à apprendre. Les étudiants sont invités à la construction et à l'utilisation dans des contextes d'interaction interpersonnelle des ressources linguistiques et des outils de raisonnement afin d'atteindre les objets pédagogiques (événements historiques, phénomènes scientifiques, problématiques éthiques...). Ils apprennent ainsi à s'interroger sur ceux-ci, à raisonner et formuler des opinions. Selon plusieurs auteurs, cette deuxième approche favoriserait une compréhension approfondie des sujets d'étude (Schwarz & Baker, 2017), grâce à deux éléments fondamentaux qui caractérisent cette perspective : le soutien à la capacité d'écoute (possible grâce au décentrement) et la possibilité de participer à des interactions sociales. Déjà Socrate affirmait que « learning to reason in dialogue with others (...) is the true source of intelligence » (Wegerif, 2013, p. 6).[2] Dans la perspective *Arguing to learn*, l'argumentation est considérée comme une participation à la discussion critique collective plutôt qu'un produit individuel. Dans ce sens, l'argumentation est donc une activité dialogique (Nonnon, 1996, 2015 ; Plantin, 1996, 2005 ; van Eemeren & Grootendorst, 2004 ; Rocci, 2005, 2008) qui se déploie dans un contexte spécifique qui rend saillants les problématiques, les attentes mutuelles, les interactions, les règles et les scripts. Une discussion argumentative est en effet toujours située. Selon la perspective *Arguing to learn*, un argument perd son sens s'il est abstrait de la situation

[1] Ou bien la confrontation entre les capacités de l'enfant et celles que l'adulte attend de l'enfant en prenant comme référence les compétences de l'adulte moyen.

[2] Iannaccone, A., & Arcidiacono, F. (2017). Argumentation in dialogue : Final conclusions. In F. Arcidiacono & A. Bova (Eds.), Interpersonal Argumentation in Educational and Professional Contexts (pp. 201-218). New York : Springer.

contextuelle.[1] Comme nous avons vu dans les pages précédentes, un parcours d'apprentissage qui se réfère à des éléments contextuels familiers aura bien plus de chances d'engager les enfants qui évidemment apparaissent particulièrement sensibles à des savoir plus proches de leur expérience.

Après cette distinction théorique des deux approches, on peut réfléchir aux implications de l'adoption de l'une ou de l'autre perspective en promotion de la santé mais aussi à leur hybridation. En effet, il est utile de préciser que selon la littérature spécifique à la pédagogie à base argumentative, les deux démarches ne sont pas nécessairement à considérer comme alternatives : l'une n'exclut pas forcément l'autre, comme soutient entre autres Schwarz (2009). Elles pourraient donc être combinées. Selon les propositions hybrides, il est utile d'une part de fournir à l'enfant des éléments, des matériaux et instruments individuels qu'il pourra consolider et généraliser, et cela représente aussi une large partie des dispositifs classiques en PS. D'un autre côté, il serait aussi important que l'enfant soit auteur et créateur de ses connaissances et opinions dans une plus large communauté d'apprentissage. Cela aurait l'avantage de favoriser les apprentissages dans le domaine de l'éducation à la santé, mais aussi dans d'autres sphères, comme la citoyenneté, l'empowerment, l'*agency*, qui sont aussi des éléments importants pour la PS.[2]

Nous pouvons conclure en faveur d'un raisonnable équilibre entre les deux approches à la pédagogie argumentative. Ce qui nous semble toutefois crucial, c'est d'assurer à l'enfant un statut clair de participant au discours : de simple récepteur passif d'informations à partenaire actif dans la discussion.

---

[1] Dimensions clés du dialogisme, outre l'orientation à l'autre, la médiation sémiotique, le constructionnisme communicatif, sont l'interaction et la contextualité : action, communication et cognition sont des activités relationnelles (ou inter-relationnelles) et inter-actionnelles, qu'il faut comprendre nécessairement dans leurs contextes particuliers. Voir Linell, 2009.

[2] Nous remercions Stephanie Alexander, réviseure de notre contribution, pour cette réflexion sur l'implication de la perspective *Arguing to Learn* en PS.

Un exemple de dispositif argumentatif dans le domaine de la promotion de la santé

Ces dernières années plusieurs recherches ont mis en relation l'argumentation avec l'éducation à la santé. Comme l'écrivent Rubinelli et Snoeck Henkemans (2014):

« Two decades ago, speaking of argumentation in the healthcare domain would have sounded odd. The healthcare setting was to a large extent dominated by forms of one-way communication based on the ethos of the healthcare providers as the holders of the medical information. » (p.1)

Aujourd'hui encore, de nombreux dispositifs de communication dans le domaine de la santé apparaissent de type monologique avec le résultat de créer des situations d'apprentissage qui ne semblent pas en mesure d'engager suffisamment et durablement les apprenants. On s'est donc rendu compte que parfois les informations sont transmises par des instances d'argumentation, avec la finalité de convaincre l'auditoire (patients, consommateurs...) de la valeur d'un certain traitement, d'un produit, ou des recommandations concernant un sujet de santé.

D'autres recherches ont permis de détecter plusieurs exemples d'application des théories de l'argumentation dans les domaines sanitaires, les discussions entre médecins, les interactions médecin-patient, dans l'activité de prise de décisions médicales (voir Rubinelli, van Poppel, Walton, Schulz, etc). Dans ce milieu, par exemple, des études proposent des *shared decision-making models* (Charles, Gafni, & Whelan, 1997, 1999 ; Gwyn & Elwyn, 1999) qui ouvrent au patient des modalités de participation très rares par le passé. Les résultats sont encourageants, car les décisions participatives semblent engager les patients dans des parcours de sauvegarde et promotion de leur santé, plus solides et consensuels. Charles et al. (1997) décrivent cette pratique comme « the involvement of both the patient and the doctor, a sharing of information by both parties, both parties taking steps to build a consensus about the preferred treatment and reaching an agreement about which treatment to implement » (p. 681). De cette manière le médecin et le patient participent activement à des interactions moins asymétriques ; si d'un côté le médecin est l'expert qui détient les connaissances médicales, de l'autre côté le patient peut apporter et argumenter sa perspective personnelle, ses émotions et ses attentes. C'est ainsi que les deux postures (celle du médecin et celle du patient) peuvent coexister pour aboutir à une décision partagée.[1] Encore une fois, donc, un espace de pensée ouvert et symétrique semble soutenir de meilleures conditions de décision donnant aux acteurs en interaction la possibilité de discuter dans des situations communicatives des arguments techniques et des points de vue subjectifs.

Une telle posture semble moins fréquente dans le cas de l'éducation à la santé des enfants. Probablement les préjugés pédagogiques que nous avons évoqués au tout début de cette contribution font obstacle au transfert des bienfaits d'une véritable culture argumentative dans ce domaine. Un exemple de dispositif pédagogique qui peut être efficacement appliqué à la promotion de la santé chez les enfants est la « Philosophy for children » (P4C – en français Philosophie pour les enfants, ou PPE – voir Lipman, 1976 ; pour une revue assez complète voir : Trickey & Topping K. J., 2004). Il s'agit d'une approche conversationnelle visant à renforcer les capacités de réflexion et de communication des enfants, à soutenir leur estime de soi et à améliorer par conséquent leurs résultats scolaires. Pendant une session de P4C, les enfants abordent une thématique à partir d'une histoire, d'un clip vidéo ou d'une image. Le groupe est encouragé par un animateur formé, tel qu'un enseignant, à formuler des questions de type philosophique engageantes sur le stimulus (par exemple : est-il acceptable de mentir ? Devons-nous respecter tout le monde ? etc.). Ces propositions sont ouvertes au questionnement des autres et à l'enquête. Les différentes positions qui émergent dans la conversation sont contestables, centrales et communes, c'est-à-dire qu'il y a plus d'un point de vue valable, que la question est importante dans la vie des enfants et qu'elle touche un problème partagé. Les enfants apprennent ainsi à s'écouter attentivement les uns les autres, à exprimer leurs positions, à explorer les différences d'opinion et à valoriser les idées des autres. Une recherche récente (Oprişor Fournel, 2018) a étudié des exemples concrets de cette pratique éducative et l'importance du questionnement et de l'argumentation à l'école.

---

[1]Labrie, N. & Schulz, P. J. (2014). Does argumentation matter? A systematic literature review on the role of argumentation in doctor–patient communication. *Health Communication, 29*(10), 996-1008. DOI : 10.1080/10410236.2013.829018

Une généralisation des exemples d'application des théories argumentatives à l'apprentissage tout court (Asterhan & Schwarz, 2007 ; Schwarz & Asterhan, 2010 ; Asterhan & Schwarz, 2016) et à l'éducation à la santé nous semble possible. Parmi les quelques exemples allant dans cette direction, nous avons repéré les résultats d'une étude consacrée au design de la communication[1]. Le but de la recherche était l'identification des stratégies communicatives les plus efficaces dans le cadre du développement d'un dispositif de prévention de l'obésité, lors d'un workshop destiné à des enfants de 8-9 ans. La recherche montre un aspect essentiel de la construction d'une argumentation située : la connaissance de l'interlocuteur, notamment celle de ses buts, intérêts, désirs, valeurs et savoir acquis au préalable. Si un enfant ne partage pas l'objectif de devenir un adulte sain et fort, si, par exemple il est plus intéressé au bonheur éphémère de pouvoir manger tous les gâteaux qu'il veut, l'argumentation proposée ne serait pas efficace du tout.[2] Ainsi, choisir les bons arguments et les partager par des modalités et expressions efficaces socialement et culturellement sensibles au public de référence sont des étapes fondamentales pour faire qu'une thèse soit plus facilement acceptée (Angiolini, 2017 ; voir aussi le concept de *strategic maneuvering*[3]). Cette recherche montre aussi qu'une argumentation efficace ne peut pas être indépendante de la connaissance attentive des modalités de raisonnement des interlocuteurs, en tenant compte en premier lieu des manières de s'engager dans l'argumentation que les enfants privilégient.

Quelques lignes en conclusion

Tout au long du chapitre nous avons voulu mettre l'accent sur l'importance de la pensée critique dans l'appropriation des

[1] Codella, F. (2013). Argoalimentazione. Strumenti di comunicazione e argomentazione per un workshop sulla prevenzione del l'obesità infantile. (Mémoire de Master). Milano : Politecnico di Milano.

[2] On pourrait aussi se questionner sur la posture à adopter dans le cas d'un enfant qui avance des arguments contre les discours dominants de « santé ». Notre réponse serait d'agir toujours en reconnaissant et en tenant compte du point de vue de l'enfant et de s'engager dans des chaînes argumentatives, c'est-à-dire de proposer à l'enfant d'autres arguments, des alternatives de raisonnement, en explorant et essayant d'établir un *common ground* sur lequel co-construire les connaissances (Tardini, 2005 ; Walton & Macagno, 2005).

[3] Van Eemeren, F. H. (2010). *Strategic maneuvering in argumentative discourse: Extending the pragma-dialectical theory of argumentation.* Amsterdam/Philadelphia : John Benjamins Publishing Company.

connaissances nécessaires à favoriser chez les enfants l'adoption de conduites de promotion de la santé. Nous ne sommes pas des spécialistes de l'éducation à la santé et donc l'exercice risque d'apparaître parfois banal et superficiel. Toutefois, en parcourant rapidement quelques étapes évolutives de la psychologie de l'éducation contemporaines, nous avons proposé des réflexions que nous espérons utiles pour penser des dispositifs éducatifs de promotion de la santé des enfants. En suivant le fil rouge de nos recherches récentes, nous avons voulu défendre avant tout une idée de l'apprentissage fondé sur le présupposé que les enfants sont précocement en mesure de s'engager dans des raisonnements inférentiels et dans des pratiques argumentatives. La recherche en psychologie et en linguistique témoigne désormais de la présence chez les plus petits enfants de capacités de produire des inférences et de soutenir des prises de position par rapport à l'adulte. Ces compétences, négligées par une large partie des théories scientifiques passées et des modèles pédagogiques traditionnels, semblent aujourd'hui offrir une occasion extraordinaire pour pouvoir soutenir efficacement les parcours d'apprentissage de tous les enfants. Cela, à condition toutefois que les adultes prennent sérieusement en compte les raisonnements des enfants, leurs intentions, leurs stratégies parfois très sophistiquées pour entrer dans la vie sociale. Il s'agirait de la meilleure manière de reprendre le défi lancé il y a un siècle par Jean Piaget qui avait bien compris la spécificité des raisonnements des enfants et la nécessité de considérer le potentiel offert par leurs modalités d'interaction avec l'environnement physique et social. Dans la vision de Piaget, la représentation qui considérait l'enfant comme un adulte miniaturisé est radicalement remplacée par une prise de conscience de la richesse et de l'originalité de sa pensée et de ses activités exploratoires. Cela a provoqué une véritable révolution pédagogique et en même temps la nécessité de repenser profondément les conceptions d'apprentissage précédentes. L'idée d'un enfant explorateur inépuisable et créateur persévérant de « mondes » possibles a aussi interrogé la fonction de l'enseignant et plus généralement celle de l'adulte. La métaphore de la transmission linéaire des connaissances de l'expert au novice a dû laisser largement la place à des dispositifs pédagogiques visant plutôt la création de véritables « espaces *pour* penser » dans lesquels on peut garantir de la place aussi bien aux potentialités de tous les enfants qu'à leur subjectivité.

Bibliographie

Angiolini, E. (2024). An interdisciplinary study of subdiscussions in children-adult interactions. (Thèse de doctorat). Université de Neuchâtel, Neuchâtel.

Angiolini E. (2017). L'adattamento delle strategie argomentative in rapporto alle competenze dell'uditorio : il caso del dibattito sulle unioni civili. (Mémoire de Master). Milano : Università Cattolica del Sacro Cuore.

Asterhan, C. S. C., & Schwarz, B. (2007). The effects of monological and dialogical argumentation on concept learning in evolutionary theory. Journal of Educational Psychology, 99(3), 626-639.

Asterhan, C. S. C., & Schwarz, B. B. (2009). Argumentation and Explanation in Conceptual Change : Indications from Protocol Analyses of Peer-to-Peer Dialog. Cognitive Science, 33, 374–400.

Asterhan, C., & Schwarz, B. (2016). Argumentation for learning : Well-trodden paths and unexplored territories. Educational Psychologist, 51. Doi : 10.1080/00461520.2016.1155458.

Bernicot, J. (Éd.). (2010). Interactions verbales et l'acquisition du langage. Paris : Harmattan.

Bruner, J. S. (1986). Culture et modes de pensée. Paris : Retz.

Bruner, J. S. (2002). Pourquoi nous racontons nous des histoires ? Paris: Éditions Retz.

Charles, C., Gafni, A., & Whelan, T. (1997). Shared decision-making in the medical encounter: what does it mean? (or it takes at least two to tango). Social science & medicine, 44(5), 681-692.

Charles, C., Gafni, A., & Whelan, T. (1999). Decision-making in the physician–patient encounter : revisiting the shared treatment decision-making model. Social science & medicine, 49(5), 651-661.

Codella, F. (2013). Agroalimentazione. Strumenti di comunicazione e argomentazione per un workshop sulla prevenzione dell'obesità infantile. (Mémoire de Master). Milano : Politecnico di Milano.

Convertini, J. (2019). Contributo allo studio dei tipi di argomento in situazioni di problem solving tecnico da parte di bambini in età prescolare. (Thèse de Doctorat). Université de Neuchâtel, Neuchâtel.

Convertini, J. (2020). An Interdisciplinary Approach to Investigate Preschool Children's Implicit Inferential Reasoning in Scientific

Activities. Research in Science Education. Doi : 10.1007/s11165-020-09957-3.
Dewey, J. (1938/1959). Experience and Education. New York: The Mac-Millan Company.
Felton, M., & Kuhn, D. (2001). The Development of Argumentive Discourse Skill. Discourse Processes, 32 (2&3), 135-153.
Golder, C. (1996). La production de discours argumentatifs : revue de questions. Revue Française de Pédagogie, 116(1), 119-134.
Gopnik, A. and A. N. Meltzoff (1997). Words, thoughts, and theories. Mit Press.
Greco, S. (2020). Dal conflitto al dialogo. Un approccio comunicativo alla mediazione. Santarcangelo di Romagna : Maggioli.
Gwyn, R., & Elwyn, G. (1999). When is a shared decision not (quite) a shared decision? Negotiating preferences in a general practice encounter. Social science & medicine, 49(4), 437-447.
Iannaccone, A. (2015). Materiality and educational psychology. Paper presented at the 16th meeting of the International Society for Theoretical Psychology Resistance and Renewal (26th - 30th June 2015), Coventry (UK).
Iannaccone, A., & Arcidiacono, F. (2017). Argumentation in dialogue: Final conclusions. In F. Arcidiacono & A. Bova (Eds.), Interpersonal Argumentation in Educational and Professional Contexts (pp. 201-218). New York : Springer.
Iannaccone, A., Perret-Clermont, A.-N., & Convertini, J. (2019). Children as investigators of Brunerian "Possible worlds". The role of narrative scenarios in children's argumentative thinking. Integrative Psychological and Behavioral Science, 53, 679-693. Doi: 10.1007/s12124-019-09505-3.
Iannaccone, A., & Zittoun, T. (2014). The Social Spaces of the Activity of Thinking. In T. Zittoun & A. Iannaccone (Eds.), Activities of Thinking in Social Spaces (pp. 1-11). New York : Nova Science.
Kuhn, D. (1991). The skills of argument. Cambridge : Cambridge University Press.
Kuhn, D. (1993). Science as argument: implications for teaching and learning scientific thinking. Science Education, 73(3), 319-337.
Labrie, N. & Schulz, P. J. (2014). Does argumentation matter? A systematic literature review on the role of argumentation in doctor–patient communication. Health Communication, 29(10), 996-1008. DOI : 10.1080/10410236.2013.829018.

Lebeaume, J. (2011). Les élèves « sujets épistémiques » ou « sous instruits normalement doués » : deux désignations datées avec leur épaisse gangue sociale. Recherches en didactique, 11, 35-48. https://doi.org/10.3917/rdid.011.0035

Leitão, S. (2000). The potential of argument in knowledge building. Human development, 43, 332-360.

Linell, P. (2009). Rethinking language, mind and world dialogically: interactional and contextual theories of human sense-making. Charlotte, NC: Information Age Publishing.

Lipman, M. (1976). Philosophy for children. Metaphilosophy, 7(1), 17-39

Marková, I. (2016). The Dialogical Mind: Common Sense and Ethics. Cambridge: Cambridge University Press.

Mead, G. H. (1934). Mind, self and society (Vol. 111). University of Chicago Press.: Chicago.

Muller Mirza, N., & Perret-Clermont, A.-N. (Eds.). (2009). Argumentation and education. Theoretical foundations and practices. Dordrecht, Heidelberg, New York : Springer.

Nonnon, E. (1996). Activités argumentatives et élaboration de connaissances nouvelles : le dialogue comme espace d'exploration. Langue Française, 112(1), 67-87.

Nonnon, E. (2015). Préface. L'argumentation dans les contextes de l'éducation. In N. Muller Mirza & C. Buty (Eds.), L'argumentation dans les contextes de l'éducation (pp. 1-11). Berne : Peter Lang.

Oprişor Fournel, A. A. (2018). Analyse pragmatique et actionnelle de l'acte de questionner. Le questionnement chez des élèves de primaire et de collège pratiquant la philosophie à l'école. (Thèse de doctorat). Université de Grenoble, Grenoble.

Perret-Clermont, A.-N. (1979/2000). La construction de l'intelligence dans l'interaction sociale (5e éd.rev. et augm. / avec la collab. de Michèle Grossen, Michel Nicolet, Maria Luisa Schubauer-Leoni ed.). Berne : Lang.

Perret-Clermont, A.-N. (1980). Recherche en psychologie sociale expérimentale et activité éducative, Revue française de pédagogie. N° 53, p. 30-38.

Perret-Clermont, A.-N. (1991). L'interaction sociale comme espace de pensée. Anthropos, Revista de Documentacion Cientifica de la Cultura, 124.

Perret-Clermont, A.-N. (2001). Psychologie sociale de la construction de l'espace de pensée. In J. J. Ducret (Ed.), Actes du colloque.

Constructivismes : usages et perspectives en éducation (Vol. I, pp. 65-82). Genève : Département de l'Instruction Publique : Service de la recherche en éducation.
Perret-Clermont, A.-N. (2004). Thinking Spaces of the Young. In A.-N. Perret-Clermont, C. Pontecorvo, L. B. Resnick, T. Zittoun, & B. Burge (Eds.), Joining Society. Social Interaction and Learning in Adolescence and Youth (pp. 3-10). Cambridge, New York, Port Melbourne, Madrid, Cape Town : Cambridge University Press.
Perret-Clermont, A.-N. (2011). Social relationships and thinking spaces for growth. Cahiers de Psychologie et éducation (Université de Neuchâtel), 47, 7-17.
Perret-Clermont, A.-N. (2015). The Architecture of Social Relationships and Thinking Spaces for Growth. In C. Psaltis, A. Gillespie, & A.-N. Perret-Clermont (Eds.), Social Relations in Human and Societal Development (pp. 51-70). Basingstokes (Hampshire, UK) : Palgrave Macmillan.
Perret-Clermont, A.-N., Grossen, M., & Nicolet, M. (Eds.). (2000). La construction de l'intelligence dans l'interaction sociale. Berne : P. Lang.
Perret-Clermont, A.-N., Schär, R., Greco, S., Convertini, J., Iannaccone, A., & Rocci, A. (2019). Shifting from a monological to a dialogical perspective on children's argumentation. Lessons learned. In F. H. van Eemeren & B. Garssen (Eds.), Argumentation in actual practice. Topical studies about argumentative discourse in context (pp. 211-236). Amsterdam: John Benjamins Publishing Company.
Piaget, J. (1972). Fondements scientifiques pour l'éducation de demain. Perspectives, II (1), 13-30.
Piaget, J. (1974). Recherches sur la contradiction : Les relations entre affirmations et négations. Paris : Presses universitaires de France.
Plantin, C. (1996). L'argumentation. Paris : Le Seuil.
Plantin, C. (2005). L'argumentation : histoire, théories et perspectives. Paris : PUF, Que Sais-Je ?
Rapanta, C., Garcia-Mila, M., & Gilabert, S. (2013). What is meant by argumentative competence? An integrative review of methods of analysis and assessment in education. Review of Educational Research, 83(4), 483-520. Doi : 10.3102/0034654313487606
Rigotti, E., & Greco Morasso, S. (2009). Argumentation as an object of interest and as a social and cultural resource. In N. Muller Mirza & A.-N. Perret-Clermont (Eds.), Argumentation and education.

Theoretical foundations and practices (pp. 9-66). Dordrecht, Heidelberg, London, New York : Springer.

Rocci, A. (2005). Connective predicates in monologic and dialogic argumentation. SComS : Argumentation in Dialogic Interaction, 97-118.

Rocci, A. (2008). Analysing and evaluating persuasive media discourse in context. In M. Burger (Ed.), L'analyse linguistique des discours médiatiques. Entre sciences du langage et sciences de la communication. (pp. 247-284). Québec : Nota Bene.

Rommetveit, R. (1976). On the architecture of intersubjectivity. In L. H. Strickland, K. J. Gergen, & F. J. Aboud (Eds.), Social Psychology in Transition (pp. 215-221). New York : Plenum Press.

Rubinelli, S., & Snoeck Henkemans, A. F. (2014). Argumentation and Health. Amsterdam/Philadelphia : John Benjamins Publishing Company.

Säljö, R., & Pramling, N. (2015). The clinical interview : the child as a partner in conversations vs. the child as an object of research. In S. Robson & Q. Flannery (Eds.), The Routledge international handbook of young children´s thinking and understanding (pp. 87-95). London: Routledge.

Schwarz, B. (2008). ESCALATE : The White Book. Jerusalem: The Hebrew University of Jerusalem.

Schwarz, B. B. (2009). Argumentation and learning. In N. Müller Mirza & A.-N. Perret-Clermont (Eds.), Argumentation and education: Theoretical Foundations and Practices (pp. 91-126). Dordrecht, Heidelberg, London, New York: Springer.

Schwarz, B. B., & Asterhan, C. S. (2010). Argumentation and reasoning. International handbook of psychology in education, 137-176.

Schwarz, B., & Baker, M. (2017). Dialogue, argumentation and education: History, theory and practice. New York City, New York : Cambridge University Press.

Tardini, S. (2005). Endoxa and communities: grounding enthymematic arguments. Studies in communication sciences, 279-294.

Trickey S. & Topping K. J. (2004) "Philosophy for children" : a systematic review, Research Papers in Education, 19:3, 365-380, DOI : 10.1080/0267152042000248016

Van Eemeren, F. H. (2010). Strategic maneuvering in argumentative discourse : Extending the pragma-dialectical theory of

argumentation. Amsterdam/Philadelphia : John Benjamins Publishing Company.
Van Eemeren, F.H. (2015). Reasonableness and Effectiveness in Argumentative Discourse. Fifty Contributions to the Development of Pragma-Dialectics. Cham, Heidelberg, New York, Dordrecht, London : Springer.
Van Eemeren, F. H. (2018). Argumentation theory: A pragma-dialectical perspective. Berlin : Springer.
Van Eemeren, F., & Grootendorst, R. (1984). Speech acts in argumentative discussions. Dordrecht / Cinnaminson : Foris.
Van Eemeren, F. H., & Grootendorst, R. (2004). A systematic theory of argumentation. The pragma-dialectical approach. Cambridge: Cambridge University Press.
Walton, D., & Macagno, F. (2006). Common knowledge in argumentation. Studies in Communication Sciences, 6(1), 3-26.
Wegerif, R. (2013). Dialogic : Education for the internet age. Routledge.

Introduction au chapitre : La promotion de la santé, l'éducation à la santé et la prévention, lieux d'échanges de savoirs : une redéfinition du savoir et des pratiques en matière de promotion de la santé au Cameroun, rédigé par Hélène Kamdem Kamgno, Olivier Abondo et Astadjam Yaouba

Dans le contexte actuel de la promotion de la santé, où la nécessité d'une approche inclusive et contextualisée est de plus en plus reconnue, ce chapitre offre une perspective éclairante sur les pratiques sociales et le partage des savoirs au Cameroun. En explorant la dynamique complexe entre les approches institutionnelles de la santé et les pratiques thérapeutiques locales, les auteurs mettent en lumière les défis et les opportunités inhérents à la mise en œuvre de stratégies de promotion de la santé dans un contexte multiculturel.

Il contribue d'abord à éclairer les pratiques sociales qui composent le champ de la promotion de la santé au Cameroun, en montrant comment les populations locales naviguent entre plusieurs systèmes de références pour répondre à leurs besoins de santé. Le chapitre met ainsi en évidence le dualisme entre un « discours institutionnel », principalement hérité des modèles occidentaux, et des pratiques enracinées dans les traditions, soulignant l'importance d'un ancrage dans les contextes sociaux, culturels et historiques. Il invite à reconsidérer les stratégies des politiques de santé, en valorisant les savoirs locaux et les logiques d'appropriation des populations.

En termes de partage des savoirs, le chapitre plaide pour une approche systémique et dialogique, fondée sur la reconnaissance de la pluralité des épistémologies. Il s'inscrit dans la perspective d'une écologie des savoirs, en montrant, à partir de situations concrètes – comme la gestion de la pandémie de COVID-19, la santé maternelle ou reproductive – comment les logiques biomédicales et les pratiques locales peuvent se confronter mais aussi s'enrichir mutuellement. En cela, il ouvre des pistes pour construire des interventions plus justes, culturellement adaptées et efficaces, non seulement au Cameroun mais dans d'autres contextes similaires.

Ce chapitre apporte ainsi une contribution significative à la compréhension des enjeux de la promotion de la santé dans des contextes multiculturels. Il met en lumière l'importance d'une approche inclusive qui reconnaît et valorise la diversité des savoirs, tout en soulignant la nécessité d'une collaboration plus étroite entre les systèmes de santé institutionnels et les pratiques thérapeutiques locales. Ce faisant, il ouvre des perspectives prometteuses pour une redéfinition plus équitable et efficace des pratiques de promotion de la santé.

Didier Jourdan, Carole Faucher et Valérie Ivassenko

La promotion de la sante, l'éducation à la santé et la prévention, lieux d'échanges de savoirs : une redéfinition du savoir et des pratiques en matière de promotion de la santé au Cameroun

Hélène Kamdem Kamgno[1] ; Olivier Abondo[2] ; Astadjam Yaouba[3]
1)Maîtresse de Conférences, Université de Yaoundé II (Cameroun).
2)Assistant de recherche et doctorant, IFORD – Université de Yaoundé II (Cameroun).
3)Assistante de recherche, IFORD – Université de Yaoundé II (Cameroun).

Mots clés : Écologie des savoirs ; promotion de la santé ; pratiques traditionnelles ; politiques de santé

Introduction

D'après l'OMS (1999), la promotion de la santé est un processus social et politique global, qui comprend non seulement des actions visant à renforcer les aptitudes et les capacités des individus, mais également des mesures visant à changer la situation sociale, environnementale et économique, de façon à réduire ses effets négatifs sur la santé publique et sur la santé des personnes. Cette notion de promotion de la santé représente ainsi l'ensemble des pratiques dont le but est de contribuer au changement social en faveur de la santé, la réduction des inégalités et la préservation de la planète. C'est une politique institutionnelle de santé fondée sur une approche multidisciplinaire et intersectorielle qui nécessite la participation de l'ensemble de la population et offre aux individus la possibilité de mieux maitriser les déterminants de la santé et d'améliorer leur état de santé. C'est dire que la promotion de la santé est un processus qui confère aux populations le moyen d'assurer un plus grand contrôle de leur état de santé. A la conférence d'Ottawa de 1986, le contenu, les conditions et les axes de développement de la promotion de la santé ont été définis. Ses actions étaient principalement orientées vers le renforcement des aptitudes individuelles, indispensables à l'optimisation du capital de santé. Depuis peu, les interventions dans le domaine de la promotion de la santé ne se limitent plus seulement aux comportements individuels, mais intègrent dorénavant l'ensemble des conditions sociales (Tones, 1993). Ces modèles théoriques de la promotion de la santé ont aussi été élaborés dans une approche multidisciplinaire pour des raisons de cohérence et de convergence d'ensemble, ainsi que pour une prise en compte de la multicausalité des déterminants de la santé. Mais malgré tout cela, on constate au Cameroun, comme dans la majorité des pays d'Afrique subsaharienne, une faible adhésion et appropriation des stratégies institutionnelles de la promotion de la santé. Par ailleurs, les pratiques thérapeutiques relevant de cette politique de la santé publique au Cameroun se présentent comme étant une transposition des stratégies occidentales en la matière (discours dominant), sans aucune profonde adaptation aux possibilités et aux besoins locaux du pays (Essane, 1995). Cette approche hiérarchique des stratégies en matière de santé, qui n'est pas unique au Cameroun, se répercute dans l'influence des discours dominants en matière de promotion de la santé au sein de la majorité des pays africains. Cette étude porte d'une part, sur la promotion de la santé de manière globale et, d'autre part, sur les pratiques thérapeutiques de manière spécifique.

De plus, la présente étude a pour objectif de montrer que les pratiques thérapeutiques occidentales (discours dominant), qui sont en vigueur au Cameroun, comme dans la majorité des pays d'Afrique subsaharienne, ont du mal à se faire approprier par les populations, dans la mesure où elles ne s'appuient pas sur les savoirs et pratiques thérapeutiques ancestrales et traditionnelles (discours local). L'analyse des comportements et des pratiques thérapeutiques des populations locales présente des écarts plus ou moins importants entre ce qui est recommandé par les institutions (le Gouvernement) et ce qui est mis en pratique par les populations en termes de soins thérapeutiques.

Notre étude a pour objectif de déconstruire l'approche de la promotion de la santé actuellement en vigueur au Cameroun, qui est fondée sur des règles et normes censées régir les pratiques thérapeutiques sur le plan national. Nous espérons ainsi démontrer que l'intégration harmonieuse des pratiques thérapeutiques occidentales avec celles des traditions ancestrales et traditionnelles pourrait contribuer à une réponse plus adéquate aux besoins sanitaires de la population.

Méthodologie de l'étude

La démarche méthodologique utilisée dans le cadre de cette étude repose essentiellement sur la recherche documentaire. L'analyse se base sur le Document de Stratégie Sectorielle de la Santé du Cameroun (SSS, 2020-2027) et sur les publications scientifiques se rapportant aux pratiques thérapeutiques en Afrique subsaharienne, notamment au Cameroun. Les textes sélectionnés dans le cadre de cette étude ont pour visée de mettre en exergue les enjeux d'un profond arrimage entre la biomédecine et la naturopathie. Une lecture critique des données rassemblées est faite, basée sur l'examen du dispositif théorique prévu et promu, et des expériences et actions propres.

Conceptualisation et cadre théorique

Pour Foucault (1969), le discours est défini comme étant un « ensemble d'énoncés en tant qu'ils relèvent de la même formation discursive [et qui] est inscrit dans l'histoire » (Foucault, 1969, p. 153). Cette notion de discours se construit par le savoir, les pratiques sociales, ainsi que les relations de pouvoir qui se retrouvent dans ces savoirs (Foucault, 1974). Le discours va au-delà de la façon de penser et de produire du sens de la réalité (Weedom, 1987). Il représente l'esprit inconscient et conscient et la vie émotionnelle des sujets qui cherchent à gouverner. Dans le cadre de cette étude consacrée à la promotion de la santé, le discours renvoie à un corpus de connaissances et de pratiques sociales élaborées sur la base de savoirs thérapeutiques ancestraux propres à la région ou au pays considérés.

Pour Foucault, les discours se réfèrent à des pratiques discursives ou des règles anonymes qui gouvernent la manière de percevoir, de juger, d'imaginer et d'agir. Les discours ne sont pas les reflets des pratiques mais des opérateurs de structuration de ces pratiques. Ainsi, pour donner un sens à une certaine conception du réel, les discours dominants mettent à disposition un vocabulaire et des cadres conceptuels facilement acceptables pour tous. Ils sont en ce sens de puissants générateurs de réalité. Cela guide la façon dont les gens pensent, ressentent et agissent en contexte relationnel, façonnant ainsi la pratique sociale (MacNaughton, 2003). En fonction de l'ordre des choses, ces discours dominants peuvent être considérés comme légitimes ou contestés.

Dans ses travaux mettant en exergue la relation entre le pouvoir et le discours, Foucault démontre comment le pouvoir s'établit en même temps qu'un certain discours, c'est-à-dire non seulement une prétention à la vérité mais une norme posée comme celle de la vérité, définie selon un certain nombre de procédures. En dégageant la question de la vérité d'une approche purement analytique qui viserait à corriger le langage en vue de produire des énoncés vrais (une logique de la vérité), Foucault établit une relation entre l'approche selon laquelle la production d'un certain savoir engendre des effets de pouvoir et le questionnement de la vérité comme dégagement de régimes de véridiction. Ces derniers correspondent aux procédures et techniques, variables dans l'histoire, à partir desquelles on construit des énoncés vrais dans une société.

Au regard de ce qui précède, on peut retenir que les discours ne sont ni statiques, ni uniformes. Il y aura toujours des discours alternatifs qui coexisteront et fonctionneront en marge des discours dominants. Ces types de discours contestent les discours dominants et conduisent souvent à des changements de paradigme en fonction des contextes socioculturels et sociopolitiques (Ebrahim, 2010). Afin de se soustraire à cette domination, le discours local déploie des stratégies visant à dénoncer le complot ou à établir un projet nationaliste.

Dans le cadre de promotion de la santé, le discours dominant renvoie aux connaissances et pratiques thérapeutiques occidentales, intégrées dans la stratégie nationale de la santé du pays. Cette prééminence s'exerce notamment par l'imposition de protocoles thérapeutiques qui sont présentés comme universels, souvent au détriment des approches traditionnelles ou des savoirs locaux.

Discussions sur la prise en compte des savoirs locaux dans le domaine de la santé au Cameroun : Expérience en matière de santé maternelle, de santé de la reproduction et de la pandémie de COVID-19

Dans le document de Stratégie Sectorielle de la Santé du Cameroun (SSS, 2020-2027), il ressort que le système de santé du pays est structuré en trois sous-secteurs : (1) un sous-secteur public constitué des hôpitaux publics et des structures sanitaires (2) un sous-secteur privé constitué des formations sanitaires à but non lucratif ; et (3) un sous-secteur de la naturopathie. Afin d'améliorer les mécanismes de prise en charge des cas de maladie, la politique nationale de santé prévoit une collaboration étroite entre la biomédecine et la naturopathie. Malheureusement, il s'avère que les faits sont en net décalage avec ces recommandations stratégiques. En dépit des initiatives réglementaires et politiques destinées à encourager cette collaboration thérapeutique entre la naturopathie et la biomédecine (ou médecine moderne), il apparaît que cette collaboration demeure utopique sur le plan opérationnel.

Dans le cadre de ce travail, des cas de figure sont évoqués : la pandémie de COVID-19, la santé de la reproduction et la santé maternelle et infantile.

Une redéfinition contextuelle dans la gestion des cas de COVID-19

La pandémie de COVID-19 a donné lieu à de nombreuses tentatives de conception de traitements par des médecins, et par des praticiens de la médecine naturelle à travers le monde en général, et au Cameroun de manière spécifique.

Sur la base de tisanes, décoctions, épices, légumes et bien d'autres méthodes non artificielles, plusieurs moyens de prévention et de traitement ont été proposés. A Madagascar, les mérites d'une tisane appelée Covid-organics, qui est à base d'*artemisia*[1], ont été vantés pour ses vertus préventives dont le renforcement du système immunitaire[2].

[1] Il s'agit d'une plante dont l'efficacité est scientifiquement prouvée contre le paludisme
[2] Informations disponibles sur Journal du Cameroun.com, publié le 22/04/2020

En République Démocratique du Congo (RDC), on a observé dès le début de la pandémie de COVID-19 de nombreux tradi-praticiens faisant la promotion de leurs potions en vantant leurs vertus préventives ou curatives contre la COVID-19. Ce fut le cas, par exemple, de ce naturopathe qui faisait la publicité de ses potions sur les ondes des radios locales en RDC, dans laquelle il déclarait qu'inhaler la vapeur d'un mélange d'écorce de manguier, de feuilles de papayer, de gingembre et d'une plante dont il décida de garder le nom secret, assurerait une guérison certaine (Susan NJANJI, Agence-Presse, Avril 2020).

Au Cameroun, un archevêque métropolitain a mis au point un remède à base de plantes médicinales et, dans le même sillage, un chercheur et médecin biochimiste, un médecin cardiologue, une naturopathe et un chercheur spécialiste ont proposé des médicaments issus de la phytothérapie contre la Covid-19. A cet égard, dans son discours à la nation le 19 mai 2020, le Président de la République a encouragé « tous les efforts visant à mettre au point un traitement endogène de la Covid-19 », et à consacrer « toutes les énergies à la lutte contre cet ennemi commun ». Suite à ces propos conciliants, une réunion de concertation interministérielle réunissant les tradi-praticiens et les chercheurs indépendants en santé humaine a été organisée par le Ministère de la Recherche Scientifique et de l'Innovation. L'objet de la rencontre fut d'*« encourager les initiatives développées par les acteurs »*. Au terme des travaux, il a été rappelé aux chercheurs qu'il serait absolument nécessaire de procéder à *« une validation scientifique »* des produits de leurs recherches notamment à travers les essais cliniques, pour faciliter l'encadrement institutionnel et donner aux solutions qu'ils proposent une crédibilité internationale.

Vu l'ampleur des initiatives de la naturopathie africaine – laquelle, insistons-nous, n'a absolument rien à voir avec le charlatanisme, des initiatives visant à mutualiser les efforts pour renforcer la recherche et le développement de la naturopathie pour la COVID-19 en Afrique ont été engagées. À titre d'illustration, l'Organisation mondiale de la santé (OMS) et les Centres africains de contrôle et de prévention des maladies (CDC Afrique) ont établi en 2020 un comité consultatif d'experts dont la mission est de fournir des conseils et un soutien scientifique indépendants aux pays sur les questions relatives à la sécurité, l'efficacité et la qualité de la naturopathie. Ce comité a aussi pour objectif de soutenir les gouvernements dans leurs efforts de collaborations pour mener des essais cliniques de médicaments traditionnels en conformité avec les normes internationales (OMS, 2020).

Changement de paradigme en matière de santé maternelle et infantile

Dans les régions rurales du Cameroun, les accoucheuses traditionnelles, communément appelées « matrones », restent sollicitées. Ce phénomène est très répandu dans les régions de l'est et de l'extrême-nord du pays. En général, les accoucheuses traditionnelles interviennent peu avant l'accouchement, dès que la femme est en travail. Pour les soins aux nouveau-nés et aux jeunes enfants, les populations peuvent également faire recours aux tradi-praticiens[1] ainsi qu'aux praticiens de la médecine par les plantes qui oeuvrent au sein de cliniques spécialisées en phytothérapie. Les praticiens de « nouvelles médecines » sont également présents, c'est le cas des homéopathes, lesquels traitent principalement la stérilité, l'impuissance sexuelle, les IST (infections sexuellement transmissibles), etc.

Il apparaît que les individus appartenant aux populations les moins instruites et les moins fortunées sont davantage amenés à recourir aux services de ces praticiens. Durant une enquête réalisée par Mandjalé et al. (2001) dans la région de l'Extrême-nord, qui portait sur les recours aux soins de santé des populations locales, l'une des enquêtées a déclaré : « Lorsque la femme est en travail et fait appel à la matrone, cette dernière vient masser le ventre de la parturiente avec un corps gras (huile de caïlcedrat, vaseline, beurre de karité, etc.) afin d'accélérer les contractions. Différents remèdes peuvent être donnés à la femme lorsqu'elle est en travail ; ainsi, à Gazawa, les matrones peuvent utiliser une petite tige d'arbre ressemblant au mil, appelé djungo, qu'elles trempent dans de l'eau chaude, puis font boire ce breuvage à la

[1] Personnes reconnues dans leur communautés respectives comme compétentes pour diagnostiquer des maladies et invalidités y prévalant et dispenser des soins grâce à l'emploi de substances végétales, animales ou minérales, et d'autres méthodes fondées sur le fondement socioculturel et religieux, aussi bien que sur les connaissances, comportements et croyances liés au bien-être physique, mental et social. Les tradi-praticiens agissent auprès des membres de leur collectivité.

parturiente pour atténuer la douleur des contractions. A Gazawa, les matrones utilisaient aussi une plante appelée mataysilek, dont les feuilles sont pilées avec une pierre pour la préparation d'une infusion qui a également pour but de diminuer les douleurs des contractions et d'accélérer le travail » (Mandjalé *et al*, 2001).

Moyennant l'hypothèse que la biomédecine était capable de prévenir la majorité des décès maternels, *« l'une des recommandations formulées en 1987 par l'Initiative Maternité Sans Risque, était de former des matrones »* rappellent Hancart *et al* (2011).

Au Cameroun, il existe des cas de coopération entre les services de santé et les praticiens de médecines alternatives, dans le domaine de la santé maternelle. Cela a été observé à Tokombéré dans la région de l'Extrême-nord, où un service médical privé confessionnel encadre ces praticiens : « L'hôpital catholique, qui rayonne très largement sur une bonne partie de la région et fait office d'hôpital de district, a mis en place des formations de deux à trois jours, deux fois par an, pour former les matrones traditionnelles des villages proches de l'hôpital. Outre ces formations, les infirmières se rendent régulièrement dans les villages voisins pour dispenser à ces matrones quelques notions élémentaires de protection maternelle et infantile. Ces matrones servent ainsi d'agents communautaires de santé auprès des femmes enceintes et des nourrissons, à qui elles dispensent soins et conseils. Elles sont formées à la distribution des anti-paludéens et des vermifuges pour enfants, à déterminer l'âge de la grossesse, à préparer les femmes à réunir tout ce qu'il faut pour un accouchement » (Mandjalé *et al*, 2001).

On peut ainsi distinguer ces matrones « modernes » ou accoucheuses traditionnelles « modernes » des autres matrones, car elles ont reçu une formation médicale, et servent de relais entre la communauté villageoise et les centres de santé. « Les matrones modernes suivent les femmes enceintes, administrent les anti-paludéens, prodiguent des conseils à la nouvelle accouchée » (Mandjalé *et al*, 2001).

Par contre, au district de santé de Bafia, « il n'existe pas davantage de collaboration formelle entre les autorités sanitaires et les nombreux tradi-praticiens du district, même si leur apport est largement reconnu pour certaines maladies » (Mandjalé *et al*, 2001).

Pour une meilleure offre de soins de santé au Cameroun, il serait pertinent d'envisager une collaboration plus systématique entre la biomédecine, ou médecine moderne, importée de l'Occident, et la naturopathie, intégrant de fait les savoirs endogènes. Les accoucheuses traditionnelles, autant que les tradi-praticiens bénéficient de l'encadrement de l'État et du secteur privé. Ils seraient par exemple mieux outillés sur les tests à réaliser avant l'administration de médicaments, les conditions de conservation des médicaments, l'attention à accorder aux posologies à administrer, aux contre-indications, aux dates de péremption et aux mesures d'hygiène.

Changement de paradigme en matière de santé de la reproduction

Au Cameroun comme dans de nombreux pays d'Afrique, le recours aux services et méthodes de protection contre les maladies sexuellement transmissibles, lesquels relèvent de la biomédecine, reste malgré tout assez mitigé du fait des croyances socioculturelles et la prévalence de comportements sexuels à risque. Soulignons par exemple qu'aujourd'hui au Cameroun de fausses croyances sur le sida et autres maladies sexuellement transmissibles persistent, tout comme des comportements sexuels à risques élevés. De plus, selon les résultats de la dernière enquête EDS réalisée au Cameroun en 2018, près de 8 femmes sur 10 de 15-49 ans n'utilisent aucune méthode de contraception. Parmi ces femmes non-utilisatrices de la contraception, plus de quatre sur cinq (84 %) n'ont parlé de planification familiale ni avec un agent de santé, ni avec le personnel d'un établissement de santé.

Il serait possible de remédier à ce faible recours aux services et méthodes conventionnels de lutte contre les maladies sexuellement transmissibles en impliquant les tradi-praticiens dont l'apport aux questions concernant les comportements sexuels des populations est assez singulier et complémentaire. Au Cameroun, les tradi-praticiens bénéficient souvent d'une grande crédibilité et d'un profond respect au sein de leurs communautés. Ils ont une connaissance approfondie des modalités de traitement au niveau local, ainsi que des caractéristiques physiques, émotionnelles et spirituelles des membres de leur communauté. Ils sont donc en mesure d'exercer une influence sur les comportements de ces derniers. Au regard de ce qui précède, il est donc essentiel et réalisable d'impliquer les tradi-praticiens en tant que partenaires à part entière dans l'intensification de la lutte contre les maladies sexuellement transmissibles et ainsi d'optimiser l'apport potentiel qu'ils représentent pour répondre aux besoins considérables en matière de soins, de soutien et de prévention (ONUSIDA, 2002).

Conclusion

Au Cameroun, comme dans de nombreux pays d'Afrique subsaharienne, la question des savoirs et des pratiques thérapeutiques relève de deux idéologies pratiquement opposées. On a d'une part les savoirs et les pratiques thérapeutiques respectant le protocole occidental (discours dominant) à partir duquel s'établissent les règles et normes censées régir la vie commune ; et d'autre part, les savoirs et les pratiques thérapeutiques traditionnelles et ancestrales (discours local/endogène) qui ne sont pas suffisamment intégrées dans le système national de santé. Ce dualisme observé dans le modèle des pratiques thérapeutiques, avec une préférence des populations locales pour les pratiques thérapeutiques traditionnelles et ancestrales dans la gestion des cas de certaines maladies, a pour conséquence le faible recours aux soins dc santé offerts par le système national de santé.

Par ailleurs, une grande partie de la population d'Afrique subsaharienne a de plus en plus recours à d'autres types de soins et de services associés à la naturopathie et la pharmacopée. Mais alors, le faible encadrement et suivi des activités des tradi-praticiens ne permet pas à l'autorité de tutelle d'en avoir la maitrise et le contrôle, ce qui contribue à l'augmentation de la morbidité et de la mortalité, notamment maternelles et infantiles. Ce problème fut aussi observable en relation avec le Coronavirus 2 ou Covid-19.

Au regard de ce qui précède, on note l'absence d'une intégration adéquate entre les pratiques thérapeutiques conventionnelles, qui s'inscrivent dans la norme occidentale, et celles associées à la naturopathie, qui s'inscrivent dans les pratiques thérapeutiques locales. Pourtant l'Afrique a une longue histoire de ces savoirs et pratiques et leurs praticiens jouent un rôle majeur dans la prestation des soins aux populations locales. C'est dans cet ordre d'idée que le naturopathe Amadou déclare :

« Le monde dispose de nombreux atouts parmi lesquels, une diversité végétale et minérale importante. Cette biodiversité des plantes et des minéraux bien utilisée restaure la santé des hommes et des animaux. C'est d'ailleurs ce qu'avaient, par un savoir séculaire, toujours utilisé nos parents pour guérir des affections parfois inconnues de la médecine dite conventionnelle. Longtemps relayé au second plan, il est plus que temps aujourd'hui que nous réveillions cet héritage en vue de donner une nouvelle alternative de soins aussi bien aux populations qu'aux animaux. »

Au moment où le monde est en train de s'investir sur la recherche de traitements et de vaccins, notamment un vaccin ayant un meilleur niveau de protection contre la COVID-19, la naturopathie en tant que pratique thérapeutique potentielle devrait se fonder sur la science. D'où l'importance de mettre en application la nouvelle politique de l'OMS qui encourage une complémentarité entre ces deux discours en substitution à ce dualisme observé. Et cela passe par des initiatives d'intégration du savoir et des pratiques thérapeutiques locales dans la politique de promotion de la santé. Pour éviter tout amalgame, il est judicieux que soit mis en place un protocole directeur destiné à guider les pays d'Afrique dans les essais cliniques des médicaments traditionnels et la mise en place d'un programme de soutien réel. Cette orientation stratégique, qui cadre mieux avec un modèle de la promotion de la santé, est élaborée dans une approche multidisciplinaire. Pour des raisons de cohérence et de convergence d'ensemble, elle facilitera la prise en compte de la multicausalité des déterminants de la santé. Cette approche multidimensionnelle et opérationnelle de la promotion de la santé est susceptible, entre autres, de favoriser l'adhésion des populations locales ainsi que l'appropriation des stratégies institutionnelles en matière de santé publique.

Bibliographie

Abondo-ngono R., Tchindjang M., Essi M.-J., Ngadjui Tchaleu, B. & Beyeme, V. (2015). Cartographie des acteurs de la médecine traditionnelle au Cameroun : cas de la région du centre.

Ethnopharmacologia, n°53, août 2015

Boccon-Gibod, T. (1941). Vérité du pouvoir et puissance de l'autorité foucault et les voies de la critique. Presses de Sciences Po. 2015/2 N° 58. P. 101 - 118. ISSN 1291-1941

Charte d'Ottawa, Conférence internationale pour la promotion de la santé, adoptée le 21 novembre 1986

Diamond, I. and Lee Quinby (1988). Feminism and Foucault: reflections on resistance. Published by Northeastern University Press, Boston.

Ebrahim, HB (2010). Retracer les changements historiques dans les soins et l'éducation précoces en Afrique du Sud. Journal of Education, 48 : 119-136

Essane, S. (1995). La médecine au pluriel en Afrique. Pharm. Méd. Trad. Afr. 1995, Vol.JO, pp.SO-S6.

Foucault, Michel, 1969, L'Archéologie du savoir, Paris, Gallimard, Coll. « Bibliothèque des sciences humaines », 275 p.

Foucault, M. (1974). Vérité et formes judiciaires (1974), Extrait du pouvoir : travaux essentiels de Foucault,1954-1984 : Volume trois. Traduit par Robert Hurley. La nouvelle pression.

Houeto, D. (2008). Promotion et éducation, Partie 3 : Travaux de comparaisons internationales et besoins de recherche en santé mentale, La promotion de la santé en Afrique subsaharienne : état actuel des connaissances et besoins d'actions, 2008, 49-53

MacNaugton, G. (2003). Shaping Early Childhood: Learners, Curriculum and Contexts. Maidenhaead, England: Open University Press.

Mandjalé, E.A., Beat, S.P. et al (2001). Infirmiers privés, tradipraticiens, accoucheuses traditionnelles à la campagne et à la ville, Bulletin de l'APAD, 21|2001, Un système de santé en mutation : le cas du Cameroun, 2001, 14p.

Marx, K. et Engels, F. (1845- 1846). L'idéologie allemande : critique de la philosophie allemande la plus récente dans la personne de ses représentants Feuerbach, B. Bauer et Stirner et du socialisme allemand dans celle de ses différents prophètes, Edition sociales, Paris, 1976.

OMS (Organisation mondiale de la santé) (1986). Charte d'Ottawa pour la promotion de la santé. Première conférence internationale pour la promotion de la santé, Ottawa, Ontario, Canada, 21 novembre 1986

République du Cameroun. Stratégie Sectorielle de la Santé 2020-2027

Thomas Jesuha. Pouvoir, vérité, critique. Philosophie. 2009. dumas-00610902

Tones K. (1993). The importance of horizontal programmers in health education. HealthEducRes 1993, 8 : 455-459

Weedon, C. (1987). Feminist practice and postructural theory. New York, NY: Basil Blackwell.

Zarka, Y. (2018). Subjectivité, vérité et pouvoir. Dans : Y. Zarka, Points névralgiques de la philosophie : Sur quelques philosophes français contemporains (pp. 11-40). Paris cedex 14, France : Presses Universitaires de France.

Introduction au chapitre : Mobiliser les savoirs pluriels en promotion de la santé pour lutter contre l'injustice épistémique : réflexion sur la notion de décolonisation des savoirs, rédigé par Carole Faucher

Ce chapitre propose une réflexion critique sur la décolonisation des savoirs, notion aujourd'hui centrale dans les sciences sociales et les humanités, et de plus en plus mobilisée dans le champ de la promotion de la santé. A travers l'examen de ses différentes déclinaisons théoriques, l'autrice interroge la portée de cette approche pour penser autrement les rapports de pouvoir à l'œuvre dans la production et le partage des savoirs.

L'idée fondamentale derrière toutes les approches relatives à la décolonisation des savoirs est de lutter contre l'injustice épistémique qui existe dans la production et la diffusion des savoirs. Les inégalités que ces approches condamnent seraient le résultat de la reproduction d'une structure de rapports de pouvoir héritée de l'époque coloniale. Dans certains cas, la décolonisation des savoirs est utilisée comme métaphore pour s'engager dans un processus d'horizontalisation des savoirs, par exemple en donnant plus de poids aux savoirs expérientiels, et dans d'autres, elle signifie la volonté de briser la domination sur la production des savoirs par les pays du Nord global.

Certaines approches font directement référence à Fanon pour argumenter que les savoirs sont à la merci du politique dans et au-delà du spectre colonial, tandis que d'autres s'appuient sur la thèse de penseurs contemporains d'Amérique latine, tels que Magnolo ou Quijano, pour qui l'Occident domine la production des savoirs dans le monde dans un rapport de pouvoir issu du colonialisme.

Ce chapitre apporte une réflexion critique sur la réelle contribution de cette notion et de ses multiples variantes pour aborder les inégalités de production et de partage des savoirs dans le domaine de la promotion de la santé à l'échelle mondiale. En mettant en exergue le fait que toute structure coloniale a été érigée dans un contexte spécifique, l'autrice se demande s'il n'y aurait pas un risque, en homogénéisant un modèle de rapports de pouvoir d'une immense brutalité, de ne pas parvenir à saisir comment ces rapports se manifestent dans le quotidien des chercheurs, praticiens et de tous les individus concernés par la production des savoirs dans un contexte donné.

Rares sont les acteurs en promotion de la santé qui ne sont pas conscients de l'existence d'une hiérarchie des savoirs. Qu'ils soient chercheurs ou praticiens, ils travaillent, pour la majorité, en étroite collaboration avec les individus et les collectivités pour aborder la santé dans ses dimensions politiques, sociales, économiques et culturelles. Ce chapitre illustre le fait que plusieurs approches théoriques sont à notre disposition pour soutenir la lutte contre les inégalités épistémiques, comme la décolonisation des savoirs et l'écologie des savoirs. Toutefois, ces approches peuvent être complémentaires sans pour autant être interchangeables. Le contexte et les enjeux doivent aider à déterminer celle à privilégier.

Didier Jourdan, Carole Faucher, Valérie Ivassenko

Mobiliser les savoirs pluriels en promotion de la santé pour lutter contre l'injustice épistémique : réflexion sur la notion de décolonisation des savoirs

Carole Faucher[1]

1) Socio-anthropologue affiliée au laboratoire ACTé, Université Clermont Auvergne, France, professeure associée à la Chaire UNESCO Éducations & Santé

La rédaction de ce chapitre coïncide avec la remise en question radicale par l'administration étasunienne de la recherche scientifique en général et de la production de savoirs en particulier sur des thématiques majeures concernant la lutte contre les inégalités, qu'elles soient de genre, de santé, économiques, culturelles, sociales ou environnementales. Cette transition soudaine et préoccupante d'un État doté d'institutions universitaires phares vers une forme d'obscurantisme revêt un caractère dangereux qui s'oppose frontalement à l'objectif premier de la promotion de la santé, qui est la réduction des inégalités en matière de santé. Cette situation extrêmement regrettable, dont l'impact se fait ressentir à l'échelle mondiale, nous démontre une fois de plus que la production des savoirs peut être à tout moment freinée et subjuguée par le politique et les rapports de pouvoir comme l'avait démontré Frantz Fanon dans, entre autres, *Sociologie d'une révolution,* publié en 1955.

Dans ce cadre, l'écologie des savoirs, approche élaborée par Boaventura de Sousa Santos, semble constituer une démarche particulièrement pertinente pour aider à décentraliser la production des savoirs en promotion de la santé. Elle permet, entre autres, d'identifier les rapports de pouvoir qui entravent la reconnaissance et l'intégration d'une pluralité de savoirs relatifs à la santé et au bien-être des individus et des populations. Ce travail est essentiel et concerne l'ensemble des acteurs engagés dans la promotion de la santé, qu'il s'agisse de chercheurs ou de praticiens.

La promotion de la santé est née, bien humblement, de la nécessité de reconnaître, de s'ouvrir et de mobiliser différentes formes de savoirs. Cette observation ne doit cependant pas être interprétée comme une invitation à relâcher nos efforts de vigilance. Il s'avère nécessaire de prendre conscience des disparités épistémiques entre les pays des Nords et ceux des Suds, ainsi que de leurs modalités de manifestation au sein de la recherche et la pratique en promotion de la santé. Il nous incombe donc d'intervenir de manière proactive pour les contrer. Néanmoins, comme en attestent plusieurs des contributions de cet ouvrage, la promotion de la santé cible avant tout des problématiques identifiées à l'origine par les acteurs locaux, le plus souvent eux-mêmes producteurs de savoirs, qu'ils soient scientifiques ou autres. Ces savoirs sont intégrés au processus de conception ou de mise en œuvre des stratégies, et contribuent à l'enrichissement du corpus de connaissances dans divers domaines par le biais des réseaux de partage et de diffusion.

Ce qui est souvent entendu par *savoir* dans le milieu universitaire en général, et quel que soit le domaine, ne représente qu'une partie très limitée du corpus de savoirs à l'échelle globale (Hall et Tandon, 2017). Comme nous l'avons indiqué dans l'introduction de cet ouvrage, la majorité des participants au séminaire de Clermont-Ferrand, eux-mêmes issus du milieu académique, avaient parfaitement conscience de cette réalité particulièrement évidente dans les domaines connexes à la promotion de la santé, tels que la médecine et l'épidémiologie. Parmi les disciplines apparentées, la Santé mondiale se distingue notamment par une remise en question significative de la hiérarchie des savoirs, ce qui nous permet d'établir des correspondances conceptuelles pertinentes (voir Hindmarch et Hillier, 2022 ; Ridde et al, 2023 ; Ridde et al, 2025 ; Meda et al, 2025 ; Gautier et al. 2022).

Au cours des dernières décennies, les milieux académiques, principalement en sciences sociales et en humanités, ont élaboré un ensemble de cadres théoriques pour aborder la question des inégalités en matière de production et de diffusion des savoirs entre le Nord Global et le Sud Global. Ces cadres sont, pour la plupart, fondés sur les théories postcolonialistes. Dans l'introduction de cet ouvrage, nous nous sommes penchés sur l'un de ces cadres, à savoir l'écologie des savoirs telle que développée par Boaventura de Sousa Santos. Cependant, pour un grand nombre d'adeptes de ces démarches, la transition de la théorie à la pratique représente un défi difficilement surmontable par faute de stratégies permettant de poser des actions concrètes. Plusieurs autres penseurs contemporains, à l'instar de

Santos, ont jeté les bases d'une réflexion qui pourrait fournir des stratégies d'action pertinentes, aussi bien dans le domaine de l'éducation que dans celui qui nous préoccupe, à savoir la promotion de la santé. Parmi les auteurs qui ont contribué à cette réflexion, on peut citer avant tout Frantz Fanon, puis Paulin J. Hountondji, Albert Memmi, Felwine Sarr, Achille Mbembe, Raewyn Connell, Raka Irekovich et Nadia Yala Kisukidi, ainsi que Didier Fassin et Valéry Ridde dans le secteur de la santé publique. Leurs travaux de réflexion critique, fondés sur une démarche empirique rigoureuse, contribuent à l'élaboration d'un discours sur la justice épistémique applicable à la pratique. Le présent chapitre propose une réflexion critique sur le mouvement de décolonisation des savoirs. Ce mouvement est l'un de ceux qui vise à contrer l'injustice épistémique à l'échelle mondiale et jouit notamment d'une popularité croissante en promotion de la santé (Chandanabhumma et Narasimhan, 2020 ; Ratima, 2024).

La décolonisation des savoirs – un mouvement aux déclinaisons multiples

Depuis à peine une trentaine d'années, un mouvement de décolonisation des savoirs s'est affirmé dans les sphères académiques, avec pour objectif la lutte contre les inégalités sociales Nord-Sud. Cette dynamique, fortement influencée par les écrits de Frantz Fanon, s'articule autour de l'analyse des interactions entre la production des savoirs et les relations de pouvoir (Renaud, 2018). Elle s'inscrit dans un mouvement de pensée plus vaste, d'une envergure et d'une complexité remarquable, et qui se décline en une multitude de courants d'origines géographiques et culturelles diverses, parmi lesquels des discours mettant en lumière la géopolitique de la colonisation et d'autres mettant en exergue la hiérarchie scientifique/profane contemporaine. Ainsi, nous observons l'émergence dans les années 80-90 des « études décoloniales » ou du concept de « décolonialité », dont les racines intellectuelles sont généralement attribuées à des penseurs d'Amérique latine, notamment le sémiologue argentin Walter Mignolo et le sociologue péruvien Anibal Quijano.

Le processus de décolonisation implique avant tout une rupture avec la structure de relation coloniale (Abadie et Mente, 2024). Dans cette perspective, la décolonisation des savoirs s'inscrit dans une démarche d'abolition des rapports de force qui sont intrinsèquement liés à cette structure. Parmi les concepts les plus populaires du jargon décolonial, nous trouvons celui d'Eurocentrisme, développé par Quijano au début des années 1990, et qui signifie le pouvoir que les Européens ont sur les savoirs depuis la conquête au XV siècle de la région nommée aujourd'hui Amérique Latine (Barriga, 2024). La notion est maintenant régulièrement utilisée en référence à la domination du milieu de la recherche des pays occidentaux (pas seulement de l'Europe) sur la production et la transmission des savoirs dans le monde.

Toutefois, certains auteurs contestent l'utilisation du terme « décolonisation » dans le contexte de la production des savoirs en arguant que le colonialisme, en tant que système de subjugation de populations entières d'une brutalité inouïe, ne peut servir de point d'ancrage ou de métaphore (Tuck et Yang, 2022) pour représenter un autre phénomène, aussi conducteur d'injustice sociale soit-il. D'autres auteurs, à l'instar de Gaussens et Makaran, perçoivent dans cette notion une forme d'essentialisme exacerbé qui n'est pas sans rappeler la très contestée thèse du choc des civilisations avancée par Samuel Hungtinton. Les deux auteurs mettent notamment en lumière les limites du concept d'Eurocentrisme, qui, selon eux, définirait à tort l'Occident comme une entité homogène et monolithique (Gaussens et Makaran, 2024).

En regard de ce qui a été énoncé plus haut, les modalités pour décoloniser les savoirs ne peuvent qu'emprunter celles de la décolonisation politique et sociale pour être réellement efficaces. Pour Ridde et autres acteurs du domaine de la Santé mondiale, le choix de parler de décolonisation des savoirs, malgré les oppositions, a une valeur réelle car elle permet de mettre en perspective l'injustice épistémique entre pays et régions dans une perspective historique et de dévoiler les structures de pouvoir héritées du colonialisme. En ce sens, ce concept offre également un cadre de réflexion pour interroger les dynamiques contemporaines de domination (Ridde et al, 2025 ; Ridde et al, 2023). Dans le milieu de la recherche, comme nous en discuterons plus loin, la décolonisation des savoirs est donc un outil conceptuel puissant qui permet de se pencher, par exemple, sur les dynamiques de financement parfois biaisées en faveur des acteurs des pays du Nord global.

Malgré son enracinement profond dans l'histoire coloniale, la persistance d'une hiérarchie des savoirs au sein des institutions éducatives et des organisations internationales ne peut être pleinement comprise et corrigée sans aborder les principaux enjeux épistémiques déjà soulevés par les théories postcoloniales et décoloniales. Pour la philosophe Rada Ivekovic, la production de savoirs est un phénomène contextuel, qui se manifeste à un instant donné et dans un lieu spécifique. Lorsque nous reconnaissons la partialité de ces savoirs, nous pouvons élargir notre horizon à d'autres savoirs, tout en restant conscients de leur contexte de genèse. L'ambition de cette démarche est de transcender les limitations contextuelles pour revendiquer un ensemble de savoirs communs. Selon elle, une décolonisation des savoirs réussie implique une étape obligée : la dénationalisation des savoirs (Ivekovic, 2012). Cette perspective de la décolonisation des savoirs, très répandue dans nos institutions de recherche, utilise la colonisation comme métaphore pour décrire une dynamique de pouvoir sur la production et la diffusion des savoirs qui s'étend hors des contextes politico-historiques de structures coloniales. Elle s'avère aussi, dans son essence, un regard important sur les failles de l'universalisme et la manière dont elles se conjuguent dans le discours sur la production des savoirs.

Repenser l'universalisme et le global par le prisme de l'émancipation des savoirs

Pendant la période coloniale, seuls les savoirs produits dans les métropoles étaient considérés comme légitimes. Les savoirs des peuples colonisés étaient souvent perçus comme dépourvus de valeur, ne captivant, en tant qu'objets, que les études dans les domaines de l'anthropologie et de la sociologie coloniale. Cette centralisation des savoirs ne s'est malheureusement pas dissoute avec l'accession des colonies à l'indépendance : l'autorité épistémique des anciennes puissances impérialistes a persisté jusqu'à ce jour et a continué à se manifester à travers la notion de savoirs universels et l'illusion de sa neutralité (Connell, 2013). Sans l'établissement au préalable d'une véritable plateforme globale d'échanges et de co-production des savoirs, comment peut-on véritablement parler de savoirs universels ? Selon Achille Mbembe, il faut se méfier de l'universalisme abstrait en reconnaissant que tout discours ou concept a forcément un caractère régional (Mbembe, 2016). La désignation d'universel de tout savoir doit donc être abordée avec critique et prudence. Felwine Sarr, quant à lui, parle d' « *universel véritable* », lequel s'inscrit dans la diversité et la pluralité. Il s'agirait donc d'un universel additif et non plus soustractif (Gefen et Régnier, 2021). Cette posture nous permet de croire qu'avec une restructuration en profondeur de nos modes de production des savoirs, la notion de savoir universel – ou global, a encore sa place.

Les savoirs scientifiques : des savoirs parmi les autres

Avec la décolonisation des savoirs, l'écologie des savoirs ou tout autre mouvement ou approche qui promeut la justice épistémique, la supériorité imputée aux savoirs scientifiques est remise en question. Cette suprématie est attribuable au fait que tout savoir scientifique reposerait sur une rigueur méthodologique inégalée. Fanon a décrit cette rigueur méthodologique comme un exemple de la soumission épistémique coloniale (Gordon, 2008). Pour Boaventura de Sousa Santos, cette asymétrie mettant en avant les connaissances scientifiques est l'illustration la plus évidente de l'injustice épistémique à laquelle les populations des régions du Sud sont confrontées. Le sociologue portugais nous invite au discernement : la validité d'un savoir réside dans sa capacité à résoudre les problèmes auxquels les sociétés sont confrontées, ainsi que dans sa capacité à expliquer le monde, et non sur sa scientificité (Barbosa, 2020 ; Santos, 2014). Pour autant, il ne s'agit pour aucun d'exclure les savoirs scientifiques, lesquels restent un pilier essentiel en promotion de la santé, mais à se défaire de la hiérarchie actuelle au profit d'une horizontalité des savoirs qui favoriserait le dialogue entre différentes manières d'aborder les défis auxquels nos sociétés sont confrontées. Elle appellerait donc aussi, si on suit la pensée de Fanon, à décentraliser, relocaliser et transformer les théories conçues en Occident dans une logique de réappropriation (Renaud, 2018 ; Fanon, 1971). Il a d'ailleurs fait remarquer dans « Sociologie d'une révolution » que le problème réside principalement dans la manière dont ces savoirs sont instrumentalisés dans le cadre des rapports de pouvoir qui caractérisent la société coloniale : « La science dépolitisée, la science mise au service de l'homme est souvent un non-sens aux colonies » (Fanon, 1975, p.130). Il nous faut donc sans cesse interroger, tel que le propose Nadia Yala Kisukidi, les asymétries structurelles entre les différents espaces de production des savoirs à l'échelle globale (Dorcé, 2023).

La recherche universitaire et les inégalités épistémiques

De nombreux acteurs œuvrant dans les secteurs de la santé et du développement durable, tant dans les Suds que dans les Nords, revendiquent plus désormais davantage d'équité dans les rapports de collaboration internationale. Cette demande concerne notamment les modalités de production des savoirs et les sources de financement Nord-Sud. Ces acteurs, tant dans les pays du Sud que dans ceux du Nord, revendiquent plus d'équité dans les rapports et imputent le déséquilibre persistant à la perpétuation du modèle de relation issu du pouvoir colonial, notamment dans les pratiques d'Aide Publique au Développement (Méda et al, 2025). Elle touche notamment la production des savoirs, y compris les modalités de financement Nords-Suds. La reproduction des inégalités épistémiques au sein même de la recherche universitaire se manifeste donc de plusieurs façons : notons par exemple le financement, lequel provient le plus souvent des pays du Nord global même pour traiter de thématiques locales dans les régions du Sud global. Cette tendance a trop souvent pour conséquence de contraindre les partenaires locaux, qu'il s'agisse d'universités, d'associations communautaires ou d'autres organisations locales, à se retrouver dans des rôles de subordination (Sarr, 2016). Ridde et al. (2023) évoquent le cas d'organisations françaises, qu'elles soient publiques ou privées, finançant la recherche dans le secteur de la santé publique. Ces entités maintiennent une pratique consistant à exiger que les projets collaboratifs menés dans les Suds, notamment sur le continent africain, soient portés par des équipes françaises. Ces dernières sont généralement les seules à être habilitées à répondre aux appels à projets concernés (Ridde et al., 2023).

La hiérarchie des savoirs à l'échelle mondiale est toujours présente en promotion de la santé, tout comme dans les autres secteurs abordant la santé et le bien-être des individus et des populations, et ce, malgré les efforts de plus en plus marqués dans les milieux de la recherche et des organisations internationales pour donner plus de place aux différents types de savoirs produits dans les régions du Sud Global (scientifiques et non-scientifiques). À cet égard, il est courant de confondre justice épistémique avec la prise en compte des savoirs locaux dans une dynamique tentant de mettre en lien le *global* et le *local*. Contrer les inégalités épistémiques demande d'aller au-delà de cette approche binaire en se questionnant sur la pertinence de cette catégorisation (est-ce que le *global* est réellement global et le *local* tout à fait local ?) afin d'engendrer un véritable dialogue entre savoirs. Un autre exemple frappant est la structure de référence scientifique imposée par quelques maisons de publication anglophones des pays du Nord pour permettre la reconnaissance d'une recherche à l'échelle mondiale (Connell, 2023). La construction d'une évidence mondiale dans le secteur de la santé, devrait être une démarche inclusive. Cette inclusivité doit se manifester par une prise en compte des savoirs de différentes formes (ex. : tacites et expérientiels), incluant les savoirs locaux, et provenant de différentes régions du monde (Méda et al, 2025).

Peut-on aborder la justice épistémique sans parler de décolonisation ?

Après ce tour d'horizon d'une approche phare dans le milieu de la recherche, une question se pose : le concept de la décolonisation des savoirs est-il véritablement opératoire dans le contexte spécifique qui est le nôtre ? Ou bien convient-il de circonscrire le cadre à la seule écologie des savoirs, ou, a fortiori, d'élaborer un nouveau concept qui articulerait de concert les notions d'écologie et d'émancipation des savoirs ? La structure coloniale, telle qu'elle a été analysée par des auteurs critiques comme Frantz Fanon, Aimé Césaire et Alfred Memmi, se caractérise par une brutalité et un rapport de force qui ne peuvent être pleinement saisis qu'en les situant dans les contextes et les dynamiques spécifiques auxquels ils se réfèrent. Ce constat met en exergue la difficulté de faire référence à la structure coloniale pour aborder la question de la production des savoirs dans le champ de la promotion de la santé. En s'appropriant des concepts déjà porteurs de lourds enjeux politiques, économiques et sociaux, multiples et interconnectés, se déclinant dans des contextes socio-historiques et politiques particuliers, ne risquons-nous pas d'imposer une vision homogène sur de multiples réalités ?

De plus, l'utilisation du terme « décolonisation » peut s'avérer problématique hors du secteur de la recherche en raison de la complexité du projet décolonisateur et de la multiplicité des contextes historiques, sociaux et politiques dans lesquels il s'inscrit. À titre d'illustration, et j'en ai fait l'expérience, l'évocation de la décolonisation à l'heure actuelle au Sénégal suggère une dynamique politique et sociale distincte de celles observées au sein des premières nations du Canada ou parmi les Kazakhs du Kazakhstan. Dans les trois contextes, décoloniser signifie freiner la reproduction de rapports de pouvoir et de subjugation qui ont jalonné l'histoire plus ou moins récente de ces populations. Rendre compte de ces dynamiques particulières peut s'avérer très productif lorsqu'il s'agit de s'attaquer à des injustices épistémiques dans les contextes donnés (par exemple un contexte de collaboration entre acteurs des pays francophones d'Afrique de l'Ouest et de la France). Toutefois, replacer ces discours dans un contexte global risque de produire l'effet inverse, dans la mesure où cela tend à universaliser un processus géopolitiquement contextualisé.

Quelques mots pour conclure

« À plusieurs égards, la colonie est un endroit où il n'est pas permis au colonisé de parler pour soi », nous rappelle Achille Mbembe (Mbembe, 2007). Le processus de décolonisation, dans son essence, vise à éliminer toutes les formes d'oppression qui entravent l'épanouissement individuel et collectif. Il s'agit d'une démarche visant à affranchir l'individu des contraintes qui l'empêchent de s'émanciper et de construire son propre projet de vie. La promotion de la santé, depuis ses tout débuts, s'est inscrite de manière manifeste dans cette perspective, que l'on parle de décolonisation ou d'écologie des savoirs. Néanmoins, comme nous l'avons indiqué dans l'introduction de cet ouvrage, ses acteurs tendent à communiquer cette vision de manière explicite et constante dans le domaine publique et s'en portent garants.

L'intégration de différents types de savoirs au sein d'un corpus universel ou global de savoirs en promotion de la santé n'est pas, comme certains le perçoivent, un projet irréalisable. Il est essentiel d'adopter une posture claire en faveur de l'équité épistémique, ce qui nous permet de repenser nos méthodes de production et de diffusion des savoirs pour mieux saisir la complexité du monde et des contextes avec lesquels nous interagissons dans le cadre de nos activités de recherche et de pratique. Comme l'a souligné Kisukidi, la décolonisation des savoirs, comme tout autre mouvement visant à contrer l'injustice épistémique tant au niveau local que global ne relève pas de la charité épistémique (Dorcé, 2023). Ces approches incitent à un rééquilibrage écologique entre diverses approches et épistémologies, afin de favoriser une coproduction des savoirs efficace et inclusive.

Bibliographie

Abadie, D., Metende, U. (2024) Achille Mbembe : une pensée de la postcolonie. Afroglobe, vol 2(1).

Barbosa de Olieviera I, Paiva J. (2023) Paulo Freire et l'éducation émancipatrice : un regard à partir des épistémologies du Sud. Les dossiers des sciences de l'éducation ; 44 :13-30.

Barriga, A. (2024) Anibal Quijano et la colonialité du pouvoir : quand tout ce qui était solide s'en va en fumée. Dans Gaussens, P., Makaran, G., Inclán, D. Castro Orellana, R. Bryan Bonilla Avendaño, J.B. Cortés, M. et Barriga, A.(eds) *Critique de la raison décoloniale. Sur une contre-révolution intellectuelle*. Paris : L'échappée : pp 171-216

Césaire, A. (1955/2004) Discours sur le colonialisme. Paris : Présence Africaine.

Chandanabhumma, P. P., & Narasimhan, S. (2020). Towards health equity and social justice : An applied framework of decolonization in health promotion. *Health Promotion International*, *35*(4), 831-840. https://doi.org/10.1093/heapro/daz053

Connell R. (2023) Décoloniser le savoir : sciences sociales et théorie du sud. Paris : Payot.

Dorcé R. (2023) Entretiens. Nadia Yala Kisukidi : identités, décolonisation et savoirs. 30 mai 2023. www.acfas.ca/publications/magazine/2023/05/nadia-yala-kisukidi-identites-decolonisation-savoirs

Fanon, F. (1975) Sociologie d'une révolution. Paris : FM/petite collection maspero.

Fanon F. (1952/1971) Peau noire masques blancs. Paris : Seuil.

Gaussen, P., Makaran, G. (2024) Peau blanche masques noirs. Les études décoloniales : autopsie d'une imposture intellectuelle. In Gaussens, P. Makaran, G. Inclán, D. Castro Orellana, R. Bryan Bonilla Avendaño, J.B., Cortés, M. & Barriga, A. (Eds) *Critique de la raison décoloniale. Sur une contre-révolution intellectuelle*. Paris : L'échappée : pp. 16-48.

Gautier, L., Karambé, Y. Dossou, J-P, Toure-Pegnougo, E. et Samb, O. (2022) Repenser la santé mondiale depuis la perspective des penseurs décoloniaux originaires d'Afrique francophone, *Journal des africanistes*, 92-2 | 174-201

Gefen A, Régnier Q. (2021) Entretien avec Felwine Sarr. La fabrique de l'universel. Esprit ; 7-8 :71-8.

Gordon L. (2008) Décoloniser le savoir à la suite de Frantz Fanon. Tumultes ;2(31):103-23.
Hall, B.L. and Tandon, R. (2017) 'Decolonization of knowledge, epistemicide, participatory research and higher education'. Research for All, 1 (1), 6–19. DOI 10.18546/RFA.01.1.02.
Hindmarch, S., et Hillier, S. (2022). Reimagining global health: From decolonisation to indigenization. *Global Public Health*, *18*(1). https://doi.org/10.1080/17441692.2022.2092183
Ivekovic, R. (2012) Conditions d'une dénationalisation et décolonisation des savoirs. *Mouvevent*, No. 72
Meda, N., Sombié, I., Seck, I. et Binagwaho, A. (2025). La décolonisation de la santé publique en Afrique : quelle place pour les Organisations Non-Gouvernementales du Nord Global (ONGs) ? Santé Publique, 37(1), 21-35.
Mbembe A. (2016) Politiques de l'inimitié. Paris : éditions La Découverte.
Mbembe, A. (2007). De la Scène Coloniale chez Frantz Fanon. Rue Descartes, 58(4), 37-55. https://doi.org/10.3917/rdes.058.0037.
Ramani, S., Whyle, E.B., Kagwanja, N. (2023) What research evidence can support the decolonisation of global health? Making space for deeper scholarship in global health journals. The Lancet Global Health, Volume 11, Issue 9, e1464 - e146
Ratima M. Concrétiser la promesse de la promotion de la santé par la décolonisation. Global Health Promotion. 2024 ; 31(2) :7-10. Doi :10.1177/17579759241259601
Renault, M. (2020). Frantz Fanon et la décolonisation des savoirs [Billet]. Esquisses. https://doi.org/10.58079/o5bq
Ridde, V., Fillol, A., Kirakoya-Samadoulougou, F., & Hane, F. (2023). Agir pour une décolonisation de la santé mondiale en France… et ailleurs. *Santé Publique*, *35*(2), 109-113. https://doi.org/10.3917/spub.232.0109
Santos, Boeventura de Sousa (2014). Epistemologies of the South. Justice against episticide. London : Routledge.
Sarr F. (2016) Afrotopia. Paris : Philippe Rey ; 2016.

CONCLUSION

Au croisement des pratiques, des savoirs et des valeurs : relever le défi de la santé pour toutes et tous

Didier Jourdan,[1] Carole Faucher[2] et Valérie Ivassenko[3]

1) Titulaire de la Chaire UNESCO Éducations & Santé et directeur du centre collaborateur OMS pour la recherche en éducation et santé. Professeur en Sciences de l'éducation, Université Clermont Auvergne, France

2) Socio-anthropologue affiliée au laboratoire ACTé, Université Clermont Auvergne, France, professeure associée à la Chaire UNESCO Éducations & Santé

3) Directrice de l'Unité Transfert des connaissances, Chaire UNESCO Éducations & Santé

Cet ouvrage collectif a exploré les multiples dimensions de la promotion de la santé, en tant que champ de pratiques sociales et espace d'échanges de savoirs. En croisant des approches historiques, empiriques et théoriques, il met en lumière les apports, les tensions et les potentialités d'un champ en perpétuelle évolution, appelé à jouer un rôle central face aux grands défis sanitaires, sociaux et écologiques contemporains.

Un champ en constante évolution

L'analyse historique présentée dans le premier chapitre a mis en lumière le chemin parcouru depuis la Déclaration d'Alma-Ata et la Charte d'Ottawa jusqu'aux développements récents de la promotion de la santé. Ce retour sur les fondements conceptuels du domaine rappelle que la promotion de la santé est née d'une volonté de dépasser les limites des approches traditionnelles, pour adopter une vision plus globale et sociale de la santé.

L'évolution du champ reflète les mutations épidémiologiques, scientifiques et sociétales des dernières décennies. La transition épidémiologique, avec la prédominance des maladies chroniques, a nécessité de repenser les stratégies d'action sur la santé des populations. La reconnaissance croissante des déterminants sociaux de la santé a élargi le champ d'intervention bien au-delà du système de soins. Les mouvements sociaux ont également influencé le développement d'approches plus participatives et émancipatrices.

Malgré ces évolutions, l'ouvrage souligne que la promotion de la santé peine encore à s'imposer pleinement dans les systèmes de santé publique. La prédominance persistante du modèle biomédical et la tendance au « lifestyle drift » constituent des freins à une mise en œuvre plus ambitieuse des principes de la Charte d'Ottawa. La difficulté à définir clairement les contours du champ et à le distinguer d'autres approches comme la prévention reste un défi pour son institutionnalisation.

Néanmoins, les différentes contributions montrent que la promotion de la santé continue d'évoluer et de s'enrichir de nouveaux concepts et approches. L'intégration de la perspective salutogénique d'Antonovsky, par exemple, a permis de mieux comprendre et valoriser la contribution spécifique de la promotion de la santé, en mettant l'accent sur le renforcement des ressources pour la santé plutôt que sur la seule prévention des risques.

La diversité des pratiques sociales

Les chapitres de cet ouvrage ont illustré la richesse et la diversité des pratiques sociales qui constituent le champ de la promotion de la santé. Ces pratiques se déploient dans une variété de milieux et impliquent une multitude d'acteurs, bien au-delà du seul secteur de la santé.

L'exemple de la lutte contre les violences basées sur le genre en milieu scolaire au Sénégal montre comment les principes de la promotion de la santé peuvent s'appliquer à des enjeux complexes, à l'intersection de l'éducation, de la santé et du développement social. Cette étude de cas souligne l'importance d'une approche holistique, prenant en compte les déterminants structurels et les normes socioculturelles qui sous-tendent ces violences.

Les contributions sur la promotion de la santé en milieu scolaire mettent en évidence la nécessité de modèles d'intervention qui tiennent compte de la complexité des écosystèmes dans lesquels évoluent les enfants et les jeunes. Ces approches dépassent largement le cadre de l'éducation à la santé traditionnelle pour englober des actions sur l'environnement physique et social des écoles, les politiques éducatives, et les partenariats avec la communauté.

L'ouvrage souligne également l'importance croissante des approches par milieu de vie, comme les initiatives d'écoles ou de villes promotrices de santé. Ces stratégies illustrent bien la vision écologique et intersectorielle portée par la promotion de la santé, visant à créer des environnements favorables à la santé dans les lieux où les gens vivent, travaillent et apprennent.

La question de la professionnalisation en promotion de la santé, abordée dans l'un des chapitres, met en lumière les enjeux liés au développement et à la reconnaissance des compétences spécifiques nécessaires pour mener des interventions efficaces et éthiques dans ce domaine. Cette réflexion soulève des questions importantes sur la formation, les parcours professionnels et l'identité des acteurs de la promotion de la santé.

Un espace d'échanges de savoirs

Un des apports majeurs de cet ouvrage est de mettre en évidence comment la promotion de la santé constitue un espace privilégié d'échanges et de co-production de savoirs. Les différentes contributions montrent que ce champ se situe à l'interface entre différents types de connaissances : savoirs scientifiques, expériences communautaires, expertises professionnelles.

L'ouvrage plaide pour une écologie des savoirs en promotion de la santé, reconnaissant la valeur et la complémentarité des différentes formes de connaissances. Cette approche vise à dépasser les hiérarchies traditionnelles qui privilégient souvent les savoirs scientifiques au détriment d'autres formes de savoirs, notamment les savoirs expérientiels des populations.

La nécessité de prendre en compte le point de vue des enfants et des adolescents dans les recherches en promotion de la santé, soulignée dans l'un des chapitres, illustre bien cette volonté d'intégrer des perspectives diverses et de reconnaître l'expertise des populations concernées. Cette approche participative est essentielle pour développer des interventions pertinentes et efficaces.

L'ouvrage met également en lumière les enjeux liés aux inégalités dans la production et la reconnaissance des savoirs, notamment entre les pays du Nord et du Sud. La promotion de la santé, avec son ambition de justice sociale et d'équité, se doit d'être attentive à ces dynamiques de pouvoir dans la production des savoirs. Les contributions appellent à une plus grande valorisation des savoirs locaux et à des approches de recherche plus collaboratives et équitables.

La question des données probantes en promotion de la santé est également abordée de manière critique. Tout en reconnaissant l'importance de fonder les interventions sur des preuves solides, l'ouvrage invite à élargir la conception de ce qui constitue une « évidence » en promotion de la santé. Il s'agit notamment de mieux intégrer les approches qualitatives et les savoirs expérientiels dans l'évaluation des interventions.

Défis et perspectives

À travers les différentes contributions, plusieurs défis majeurs émergent pour le futur de la promotion de la santé :

1. *Renforcer l'institutionnalisation de la promotion de la santé :* Malgré les progrès réalisés, la promotion de la santé peine encore à s'imposer pleinement dans les systèmes de santé publique. Il est nécessaire de continuer à clarifier sa contribution spécifique et à démontrer sa valeur ajoutée par rapport à d'autres approches.
2. *Développer des interventions à la hauteur des ambitions :* Les principes ambitieux de la Charte d'Ottawa restent souvent difficiles à traduire en actions concrètes. Il est crucial de développer et d'évaluer des modèles d'intervention qui reflètent véritablement la vision holistique et émancipatrice de la promotion de la santé.
3. *Renforcer l'action intersectorielle :* La promotion de la santé implique d'agir sur un large éventail de déterminants, ce qui nécessite

une collaboration accrue entre différents secteurs (santé, éducation, urbanisme, etc.). Développer des mécanismes efficaces de gouvernance intersectorielle reste un défi majeur.

4. *Intégrer les enjeux émergents* : La promotion de la santé doit constamment s'adapter aux nouveaux défis de santé publique, qu'il s'agisse des changements climatiques, des pandémies, ou des impacts des technologies numériques sur la santé.

5. *Promouvoir l'équité et la justice sociale :* La réduction des inégalités de santé reste un objectif central de la promotion de la santé. Cela implique de développer des approches ciblées pour les populations les plus vulnérables, tout en agissant sur les déterminants structurels des inégalités.

6. *Renforcer la base de connaissances :* Il est nécessaire de continuer à développer la recherche en promotion de la santé, en privilégiant des approches participatives et interdisciplinaires. L'évaluation des interventions complexes reste un défi méthodologique important.

7. *Former les professionnels :* Le développement de formations adaptées et la reconnaissance des compétences spécifiques en promotion de la santé sont essentiels pour renforcer la qualité des interventions.

Face à ces défis, plusieurs pistes prometteuses se dégagent des contributions de cet ouvrage :

- *Mettre l'accent sur le renforcement des ressources pour la santé*, plutôt que sur la seule prévention des risques, offre des perspectives intéressantes pour renouveler les pratiques en promotion de la santé.
- *Développer des approches participatives et émancipatrices :* Impliquer véritablement les populations dans la définition des problèmes et la recherche de solutions est essentiel pour développer des interventions pertinentes et durables.
- *Renforcer les approches par milieu de vie* : Les stratégies visant à créer des environnements favorables à la santé dans les lieux de vie quotidiens (écoles, villes, lieux de travail) semblent particulièrement prometteuses.
- *Promouvoir une écologie des savoirs :* Valoriser et intégrer différentes formes de connaissances, y compris les savoirs expérientiels et locaux, peut enrichir considérablement les pratiques en promotion de la santé.

- *Développer des approches « Une seule santé » :* Intégrer les liens entre santé humaine, santé animale et santé environnementale offre des perspectives intéressantes pour aborder de manière holistique les défis sanitaires contemporains.
- *Exploiter le potentiel des nouvelles technologies :* Tout en restant vigilant sur les risques potentiels, les outils numériques offrent de nouvelles possibilités pour la promotion de la santé, notamment en termes de participation citoyenne et de personnalisation des interventions.

Cet ouvrage collectif offre ainsi un panorama riche et nuancé de l'état actuel de la promotion de la santé, qui apparaît plus que jamais comme une approche essentielle pour répondre aux enjeux de santé publique du 21e siècle. Sa vision holistique, son ancrage dans les milieux de vie, et son ambition de renforcer le pouvoir d'agir des individus et des communautés en font un levier puissant pour améliorer la santé et le bien-être des populations.

Cependant, pour réaliser pleinement son potentiel, la promotion de la santé doit continuer à se réinventer. Cela passe par un approfondissement de ses fondements théoriques, un renouvellement de ses pratiques, et un renforcement de sa base de connaissances. Il est également crucial de renforcer son positionnement dans les systèmes de santé et les politiques publiques.

L'ouvrage souligne l'importance d'une approche réflexive et critique en promotion de la santé. Il invite les chercheurs, les praticiens et les décideurs à questionner constamment leurs pratiques, à être attentifs aux enjeux éthiques, et à rester ancrés dans les réalités vécues par les populations.

Enfin, cet ouvrage rappelle que la promotion de la santé est intrinsèquement liée à des valeurs de justice sociale, d'équité et de durabilité. Dans un monde confronté à des défis sanitaires, sociaux et environnementaux croissants, ces valeurs sont plus que jamais nécessaires pour guider nos actions collectives vers une société plus saine et plus juste.

AUTEURS

(Par ordre d'apparition des chapitres)

Didier Jourdan est Titulaire de la chaire UNESCO Éducations & Santé et directeur du centre collaborateur OMS pour la « Recherche en éducation et santé ». Il est Professeur en Sciences de l'éducation, ancien directeur de l'ESPE et vice-président de l'université Clermont Auvergne en France. Il a été président de la commission prévention du Haut Conseil de la Santé Publique en France et directeur de la prévention à l'Agence Nationale de Santé Publique. Il travaille sur les questions de prévention, de promotion de la santé et d'éducation à la santé. Ses activités de recherche portent sur l'impact des interventions de promotion de la santé, notamment en ce qui concerne les inégalités de santé, les mécanismes d'implantation, le renforcement des capacités des professionnels et les problématiques éthiques. Didier Jourdan est vice-président de l'IUHPE (International Union for Health Promotion and Education) et membre du conseil d'administration de l'IITE (UNESCO Institute for Information Technologies in Education) de l'UNESCO.

Carole Faucher est Socio-anthropologue affiliée au laboratoire Acté de l'Université Clermont Auvergne. Elle est également professeure associée à la Chaire Unesco Éducations & Santé et enseigne sur la Santé mondiale et environnementale à la Faculté d'apprentissage continu de l'université de Montréal. Ses intérêts de recherche portent principalement sur la promotion de la santé et l'éducation à la santé, le bien-être des enfants et des adolescents en situation de précarité, la santé environnementale et les processus de construction identitaire.

Valérie Ivassenko est Directrice de l'Unité Transfert de connaissances au sein de la chaire UNESCO Éducations & Santé. Nourrie par une pratique infirmière de quinze ans et un parcours académique interdisciplinaire en philosophie pratique, anthropologie et promotion de la santé, elle s'intéresse particulièrement aux enjeux éthiques et anthropologiques des questions de santé. Elle participe actuellement à la mise en œuvre de plusieurs projets internationaux de développement des capacités et de partage des connaissances en promotion de la santé.

Éric Breton est Enseignant-chercheur à l'EHESP, chercheur à Arènes (UMR CNRS 6051 : équipe RSMS INSERM U1309). Professeur associé à la Chaire UNESCO Éducations & Santé. Président de la section "Promotion de la santé" de l'EUPHA.

Rosalie Aduayi-Diop est Enseignante/Chercheure, Laboratoire de Recherche en Population, Société, Droit et Éthique (LPSDE) (ETHOS), Institut de Population Développement et Santé de la Reproduction / Université Cheikh Anta Diop de Dakar (Sénégal).

Fatou Diagne est Enseignante/Chercheure à l'École Normale supérieure d'Enseignement technique et Professionnel (ENSETP), Université Cheikh Anta Diop de Dakar (Sénégal).

Chantal Vandoorne est Chercheure à l'Université de Liège, Plate-forme Interfacultaire ESPRIst - Emancipation Sociale, Santé des Populations, Réduction des Inégalités dans les sociétés en transition (Belgique).

Estelle Georgin est Chercheure en santé publique à l'Université de Liège, Plate-forme Interfacultaire ESPRIst - Émancipation Sociale, Santé des Populations, Réduction des Inégalités dans les sociétés en transition (Belgique).

Christophe Genette est Assistant Chercheur à l'Université de Liège, Faculté de psychologie, Logopédie et Sciences de l'éducation, UR RUCHE (Belgique).

Patrick Berry est Sociologue, consultant en Promotion de la santé et études environnementales.

Gaëtan Absil est Maitre-Assistant à HELMo (Haute Ecole Libre Mosane), Département social, UR LABOCS - Laboratoire pour le Changement Social.

Goof Buijs est Manager de la chaire UNESCO Éducations & Santé (Pays-Bas).

Silvia de Ruiter est Responsable de projet au sein de la chaire UNESCO Éducations & Santé (Pays-Bas).

Philippe Cury est Maître de Conférences en sciences de l'éducation et de la formation, Laboratoire ACTé UR4281, Université Clermont Auvergne (France).

Carine Simar est Maîtresse de Conférences en sciences de l'éducation et de la formation, Laboratoire ACTé UR4281, Université Clermont Auvergne (France).

Marie-Claude Lamarre a été Directrice exécutive de l'IUHPE (International Union for Health Promotion and Education) de 1991 à 2017. Elle est membre de l'équipe opérationnelle de la Chaire UNESCO Éducations & Santé.

Obrillant Damus est Professeur à l'Université d'État d'Haïti, Professeur associé à l'Université de Sherbrooke (Québec, Canada).

Stephanie Alexander est Chercheure en promotion de la santé à la Fondation d'entreprise MGEN pour la santé publique, Paris, France.

Aurélie Maurice est Maîtresse de Conférences en Sciences de l'éducation et de la formation à l'Université Sorbonne Paris Nord, Laboratoire Éducations et Promotion de la Santé UR 3412), Paris, France.

Antonio Iannaccone est Professeur émérite en Psychologie à l'Université de Neuchâtel (Suisse) et professeur ordinaire de Psychologie de l'orientation à l'Université Mercatorum (Rome).

Elisa Angiolini a obtenu son doctorat en psychologie et éducation à l'université de Neuchâtel en 2024. Dans sa recherche, elle a étudié les interactions argumentatives entre enfants et adultes et, en particulier, les sous-discussions qui émergent dans le dialogue.

Hélène Kamdem Kamgno est Maîtresse de Conférences, Université de Yaoundé II (Cameroun).

Olivier Abondo est Assistant de recherche et doctorant, IFORD – Université de Yaoundé II (Cameroun).

Astadjam Yaouba est Assistante de recherche, IFORD – Université de Yaoundé II (Cameroun).

Structures éditoriales du groupe L'Harmattan

L'Harmattan Italie
Via degli Artisti, 15
10124 Torino
harmattan.italia@gmail.com

L'Harmattan Hongrie
Kossuth l. u. 14-16.
1053 Budapest
harmattan@harmattan.hu

L'Harmattan Sénégal
10 VDN SICAP AMITIE 3
BP 45034 Dakar-Fann
direction@senharmattan.com

L'Harmattan Cameroun
Tsinga/Derrière polyclinique FECAFOOT
BP 11486 Yaoundé
Jacques.koukam@harmattan.fr

L'Harmattan Burkina Faso
Villa 281, secteur 23 623, rue 14.32
Ouagadougou
zagbie@outlook.fr

L'Harmattan Guinée
Almamya, rue KA 028 OKB Agency
BP 3470 Conakry
harmattanguinee@yahoo.fr

L'Harmattan RDC
185, avenue Nyangwe
Commune de Lingwala - Kinshasa
matangilamusadila@yahoo.fr

L'Harmattan Congo
219, avenue Nelson Mandela
BP 2874 Brazzaville
deunovmikhael@gmail.com

L'Harmattan Mali
Immeuble Mgr Jean Marie Cissé
Aci Hamadallaye
BP 145 Bamako
syllaka@yahoo.fr

L'Harmattan Togo
Djidjole - Maison Amela
face EPP BATOME
02 BP 20680 Lomé
didieramela11@gmail.com

L'Harmattan Côte d'Ivoire
Résidence Karl - Cité des Arts
Abidjan-Cocody
03 BP 1588 Abidjan
harmattan.ivoire@gmail.com

L'Harmattan Bénin
Rue 604, (Immeuble à l'entrée
de la rue UCAO- Cite de Saint-Jean)
Cotonou
stepcorpus@gmail.com

Nos librairies en France

Librairie internationale
16, rue des Écoles
75005 Paris
librairie.internationale@harmattan.fr
01 40 46 79 11
www.librairieharmattan.com

Librairie des savoirs
21, rue des Écoles
75005 Paris
librairie.sh@harmattan.fr
01 46 34 13 71
www.librairieharmattansh.com

www.ingramcontent.com/pod-product-compliance
Lightning Source LLC
LaVergne TN
LVHW011445061026
849535LV00004BA/951
* 9 7 8 2 3 3 6 5 6 2 0 8 7 *